Sauerstofftherapien
Praxis und Theorie

Gesund und leistungsfähig durch Sauerstoff

Gewidmet Herrn Professor Dr. h. c. mult. Manfred von Ardenne, dem genialen Entdecker und Erfinder, dem "Vater der Sauerstoff-Mehrschritt-Therapien", auch in Dankbarkeit für die Unterstützung und Anregungen zu diesem Buch.

Harald Möckel

Harald Möckel

Sauerstofftherapien Praxis und Theorie

Therapien und Kuren
Grundlagen - Physiologie
Durchführung - Wirkungen

Impressum:

Harald Möckel
Sauerstofftherapien - Praxis und Theorie
Therapien, Kuren, Grundlagen, Physiologie, Durchführung, Wirkungen

1. Auflage 2014

in der Mediengruppe Westarp
Kirchstr. 5 - 39326 Hohenwarsleben
www.westarp.de, www.westarp-bs.de, www.book-on-demand.de
produkthaftung@westarp.de

ISBN: 978-3-86386-783-6

mail@oxyvital.info

Printed in Germany.

Inhaltsverzeichnis

1 Einleitung

Der Wunsch des Menschen, gesund zu sein oder gesund zu werden und in körperlicher und geistiger Frische ein hohes Alter zu erreichen, ist uralt. Sauerstoffkuren und Sauerstofftherapien sind ein äußerst wirkungsvolles Mittel, um zur Erfüllung dieses Wunsches beizutragen.

Professor Dr. h. c. mult. Manfred von Ardenne, genialer Entdecker und Erfinder, "Vater der Sauerstoff-Mehrschritt-Therapie", entdeckte und publizierte 1974 den lang anhaltenden kapillaren Schalteffekt der Blutmikrozirkulation. Bei Energiemangel ist das venöse Ende der Blutkapillaren durch Schwellung verengt. Es kann durch definierte Sauerstoffzufuhr abschwellen und wieder erweitert werden. Dadurch kommt es in der Lunge zu einer Erhöhung der Sauerstoffaufnahme und im Gewebe zu einer verstärkten Sauerstoffausnutzung. Dieser auf Rückkopplung beruhende Schaltmechanismus ermöglicht im Gesamtorganismus eine auch ergometrisch messbare, lang anhaltende Erhöhung des Energiestatus.

Besonders in den Anfangsjahren meiner Tätigkeit erhielt ich von Professor Manfred von Ardenne wertvolle Hilfe bei meiner Arbeit und die Anregung zum Schreiben dieses Buches. Auch sein Sohn, Dr. Alexander von Ardenne, gab mir für die Gestaltung des Buches wertvolle Unterstützung. Dafür möchte ich mich auch an dieser Stelle herzlich bedanken.

Prof. Dr. Ivan Engler begründete 1980 die direkte Ionisation von medizinischem Sauerstoff mit einem Plasma Ionisator zu Inhalationszwecken als "Ionisierte Sauerstoff-Therapie Engler". Auch ihm gebührt mein besonderer Dank für die mir gegebenen Hinweise und seine Unterstützung zu diesem Buch.

Die "Sauerstoff-Mehrschrit-Therapie" nach Professor von Ardenne und die "Ionisierte Sauerstoff-Therapie Engler" sind nicht wie oft fälschlich dargestellt, konkurrierende Verfahren, sondern sie ergänzen sich, da sie auf völlig unterschiedlichen Wirkungsweisen beruhen.

(siehe auch Punkt 10.2 und 10.3)

Erfolgt der Einsatz der Sauerstoffbehandlungen zur Heilung von Krankheiten, so spricht man von Sauerstofftherapien. Bei vorbeugendem Einsatz zur Stärkung des Immunsystems und zur Steigerung der körperlichen und geistigen Leistungsfähigkeit spricht man von Sauerstoffkuren oder Sauerstoffanwendungen. Im Folgenden wird vereinfachend in den meisten Fällen der Begriff Sauerstofftherapie verwendet.

Sauerstofftherapien gehören zu den Naturheilverfahren. Sie können bei einer großen Zahl von Krankheiten vorbeugen, sie lindern oder heilen. Sauerstofftherapien können das Immunsystem stärken und das Leben der Menschen verlängern, indem sie ganzheitlich und auf natürliche Weise auf den gesamten Körper wirken. Durch eine gesunde Lebensweise, in Verbindung mit körperlicher und geistiger Betätigung kann die lang anhaltende Wirkung von Sauerstoffkuren und Sauerstofftherapien unterstützt werden.

Bei Menschen mit gesundheitlichen Problemen, die auf Sauerstoffmangel beruhen, wie dies u. a. bei Stress, vielen Krankheiten und durch das Altern der Fall ist, sind verstärkt positive Wirkungen zu erwarten.

Es erscheint zunächst unwahrscheinlich, dass durch kurzzeitiges Einatmen von Sauerstoff eine auf lange Zeit anhaltende Wirkung zur Erhaltung oder Wiederherstellung der Gesundheit erzielt werden kann. Auch ich hatte zunächst Zweifel an der lang anhaltenden Wirksamkeit. Es wäre jedoch falsch, etwas abzulehnen, nur weil man es nicht kennt, man es somit auch nicht beurteilen kann. Daher begann ich 1987, angeregt durch Professor Manfred von Ardenne, mich theoretisch und praktisch mit Sauerstofftherapien zu beschäftigen. Gemeinsam mit meinem Sohn und Schülern des Martin-Andersen-Nexö-Gymnasiums Dresden entwickelten wir Computerprogramme, welche die Therapiedurchführung unterstützt und exakte Messungen und Auswertungon der Therapieergebnisse gestatten.

Im Ergebnis der durchgeführten Eigenbehandlungen konnte ich auch bei mir durch Messungen feststellen, dass sich die körperliche und geistige Leistungsfähigkeit wesentlich verbessert hatte. Früher jährlich aufgetretene Infekte blieben nach meiner ersten Sauerstoffkur 1988 aus.

Ähnliche Beobachtungen wurden später bei vielen Absolventen von Sauerstoffkuren gemacht. Es kann daraus mit hoher Sicherheit geschlossen werden, dass durch die jährlich absolvierten Sauerstofftherapien das Immunsystem wesentlich gestärkt wurde, obgleich gewöhnlich die Häufigkeit und Schwere von Erkrankungen mit dem Alter zunimmt. Die Erfahrungen bestätigen, dass ordnungsgemäß durchgeführte Sauerstoffkuren und Sauerstofftherapien meist sehr wirkungsvoll und lang anhaltend sind.

Nach der in den USA bereits 1984 durchgeführten Konferenz „ACCP- National Conference on Oxygen Therapy" [13] kamen die teilnehmenden Wissenschaftler zu der einheitlichen Auffassung, dass es an der Wirksamkeit der Sauerstofftherapien keinen Zweifel gibt. Es komme jetzt darauf an, die Therapien so weiterzuentwickeln, dass sie in kürzerer Zeit als bisher, bei gleicher Wirkung, durchgeführt werden können, und somit kostengünstiger werden, damit jeder Mensch, der eine Sauerstofftherapie braucht, sich diese auch leisten kann.

Mein Ziel ist es, die positiven Wirkungen der Sauerstofftherapien durch eigene Messungen und Untersuchungen zu beweisen und einen Beitrag dazu zu leisten, dass Sauerstofftherapien allgemein anerkannt zum Bestandteil der Schulmedizin werden.

Im Folgenden möchte ich viele eigene Ergebnisse, neue Erkenntnisse und Erfahrungen übermitteln. Bei den von mir gehaltenen Vorträgen zeigt sich immer wieder ein großes Interesse der Zuhörer an den physiologischen Vorgängen. Auch aus diesem Grund wurden für Sauerstofftherapien relevante Teilgebiete der Physiologie in das Buch aufgenommen.

Das Buch wendet sich an Therapeuten und Interessenten, welche eine Sauerstoffkur absolvieren oder eine Heimkur selbst durchführen möchten. Sie sollen einschätzen können, worauf es ankommt und woran man eine seriöse Sauerstofftherapiedurchführung erkennt.

Es wurde versucht, den Stoff so darzustellen, dass man ihn auch ohne medizinische Vorkenntnisse verstehen kann.

2 Sauerstoff - Leben und Gesundheit

2.1 Sauerstoff

Sauerstoff ist die Grundvoraussetzung für das Leben überhaupt. Ohne Sauerstoff gibt es keine Verbrennung in der Zelle. Die Anzahl der im menschlichen Körper zu versorgenden Zellen beläuft sich auf ca. 70 Billionen.

Leben erfordert die Zellatmung. Dies bedeutet die ständige Aufnahme von Sauerstoff und die Abgabe von Kohlendioxid. Ein Speichern oder „Tanken" von Sauerstoff ist nicht möglich.

Jedes Organ des Körpers benötigt für seine Funktion eine bestimmte Sauerstoffmenge. Bei Sauerstoffmangel können die einzelnen Organe des Körpers ihre Funktion nicht mehr optimal erfüllen. Es kann zum allgemeinen Versagen der Organe kommen. Eine Unterbrechung der Sauerstoffzufuhr zum Gehirn führt bereits nach 10 Sekunden zur Bewusstlosigkeit und nach wenigen Minuten zum Gehirntod.

Sauerstoffmangel kann die primäre Ursache für viele Beschwerden und Krankheiten sein. Vergesslichkeit, Müdigkeit, Nachlassen der Konzentrationsfähigkeit, Seh- und Schlafstörungen und Kurzatmigkeit sind oft ein Anzeichen für Sauerstoffmangel. Eine gute Sauerstoffversorgung aller Organe ist die Grundvoraussetzung für die Gesundheit, das Wohlbefinden, für ein leistungsfähiges Immunsystem sowie für körperliche und geistige Leistungsfähigkeit bis ins hohe Alter.

2.2 Sauerstoff - Formen und Begriffe

Molekularer Sauerstoff mit der chemischen Formel O_2 ist ein völlig geruch- und geschmackloses Gas. Der Mensch kann nicht empfinden, ob er Luft oder reinen Sauerstoff einatmet. Das ist ausschließlich durch Messungen oder chemische Untersuchungen möglich.

Es gibt 5 Sauerstoffformen, die bei Sauerstofftherapien eingesetzt werden können.

- Neutraler, molekularer Sauerstoff O_2
  (Triplet Zustand)
- Polarer, negativ ionisierter Sauerstoff O_2-
  (Sauerstoff-Anion, Radikal)
- Polarer, positiv ionisierter Sauerstoff O_2^+
  (Sauerstoff-Kation)
- Neutraler Singulett Sauerstoff $^1O_2$
  (physikalisch chemisch angeregter)
- Ozon O_3

Zum Verständnis der Zusammenhänge im menschlichen Körper bei Sauerstofftherapien, besonders bei Sauerstofftherapien mit ionisiertem Sauerstoff, sind Grundkenntnisse folgender Begriffe nützlich:

Atom: Ein Atom ist ein elektrisch neutrales Teilchen eines chemischen Elementes, welches mit chemischen Mitteln nicht teilbar ist.

Atomaufbau: Ein Atom besteht aus dem elektrisch positiv geladenen Atomkern mit den Protonen und Neutronen und der negativ geladenen Elektronenhülle mit den Elektronen.

Molekül: Ein Molekül besteht aus mehreren Atomen.

Elektronen: Elektronen sind elektrisch negativ geladene Teilchen, die auf vorgegebenen Bahnen um den Atomkern laufen. Beim Übergang auf ein höheres oder niedrigeres Niveau (Bahn - Quantensprung) erfolgt die Emission oder Absorption von Photonen bestimmter Frequenz.

Photon: Ein Photon ist ein Lichtquant, ein stabiles Elementarteilchen mit der Ruhemasse Null. Jeder elektromagnetischen Strahlung, z. B. Licht, entspricht ein Photon mit einer bestimmten Energie und einem bestimmten Impuls.

Ionen: Ionen sind elektrisch geladene Atome oder Moleküle, die aus neutralen Atomen oder Molekülen durch Abgabe oder Aufnahme von Elektronen entstehen. Negative Ionen nennt man Anionen, positive Ionen nennt man Kationen.

Anionen: Negativ geladene Ionen

Kationen: Positiv geladene Ionen

Spin: Der Spin ist ein Eigendrehimpuls von Elementarteilchen und Atomen.

Sauerstoff: Molekularer Sauerstoff besteht aus Molekülen mit zwei Sauerstoffatomen mit der chemischen Formel O_2. Er ist Bestandteil der Luft.

Ozon: Ozon ist ein Molekül mit drei Sauerstoffatomen. Die chemische Formel ist O_3. Es ist farblos, aggressiv, wirkt stark oxidierend, stark desinfizierend und tötet Viren, Bakterien und Pilze ab. Ozon-Luft-Gemische sind giftig, da durch den in der Luft enthaltenen Stickstoff giftige Nitroverbindungen entstehen. Ozon-Sauerstoffgemische, aus reinem Sauerstoff hergestellt, sind in der Naturheilkunde äußerlich angewandt gewebefreundlich, jedoch über die Atemwege aufgenommen giftig.

3 Physiologische Grundlagen des Blutkreislaufes

3.1 Herz

Das Herz ist der Motor des Lebens, ein Hohlmuskel, der den Blutkreislauf aufrechterhält. Das Herz wirkt dabei als Pumpe, die durch das Ausstoßen und Ansaugen des Blutes im Zusammenspiel mit dem Gefäßsystem ein geordnetes und weitgehend gleichmäßiges Strömen des Blutes hervorruft.

Das Herz eines erwachsenen Menschen hat etwa die Größe einer Männerfaust. Bei Sportlern, aber auch durch Krankheiten, kann sich das Herz auf ein Mehrfaches vergrößern. Das Herz besteht aus einer durch eine Scheidewand getrennten linken und einer rechten Hälfte. Man spricht auch kurz vom linken und rechten Herzen. Das linke Herz ist der kräftigere Teil, weil von ihm aus das Blut in den großen Körperkreislauf (siehe Abb. 3.7) gepumpt werden muss. Jede der beiden Herzhälften hat einen Vorhof und eine Kammer, auch Ventrikel genannt. Zwischen Vorhof und Kammer befindet sich eine Herzklappe, die als Ventil wirkt und das Zurückströmen des Blutes in die Vorhöfe verhindert. Das Herz benötigt für seine Funktion selbst große Mengen an Energie. Über die Herzkranzgefäße, auch Koronararterien genannt, wird dem Herzmuskel mit dem Blut Energie bzw. der lebenswichtige Sauerstoff zugeführt.

Das Herz ist in der Lage, sich den unterschiedlichsten Anforderungen anzupassen. Es vermag dabei die Erregungen, die für seine Tätigkeit erforderlich sind, selbst zu bilden. Diese automatische Erregungsbildung kann im gesamten Herzen erfolgen, sie ist jedoch unter normalen Bedingungen an ein bestimmtes Zentrum, den Sinusknoten, gebunden. Er bildet in rhythmischer Folge elektrische Erregungen, die in seinen Zellen nach bestimmten Gesetzmäßigkeiten entstehen und gibt sie an das übrige Gewebe des Herzens ab. Jede Erregung des Sinusknotens bewirkt ein Zusammenziehen des gesamten Herzens. Da der Sinusknoten die Tätigkeit des Herzens steuert, wird er auch als der Schrittmacher des Herzens bezeichnet. Die Frequenz des Herzens, also die Anzahl der Erregungen pro Minute, wird als Puls bezeichnet. Das Zählen des Pulses ist die einfachste Methode, um die Herzfrequenz zu bestimmen, die in der Anzahl der Schläge innerhalb einer Minute angegeben wird.

3.2 Puls

Der Puls beträgt bei körperlicher Ruhe bei:

- Neugeborenen etwa 140 Schläge je Minute
- Erwachsenen etwa 80 Schläge je Minute
- alten Menschen etwa 60 Schläge je Minute

Durch körperliches Ausdauertraining können jedoch auch junge Menschen und Sportler eine sehr niedrige Pulsfrequenz haben. Frauen haben in der Regel eine höhere Pulsfrequenz als Männer.

Der Puls unterliegt verschiedenen Einflüssen:

- fällt mit steigendem Lebensalter
- ist von der Tageszeit abhängig
- nimmt mit steigender Temperatur des Blutes, zum Beispiel bei Fieber, zu
- erhöht sich bei körperlicher Arbeit
- verändert sich nach der Nahrungsaufnahme
- verändert sich mit der Körperhaltung (Liegen, Sitzen, Stehen)
- verändert sich nach der Einnahme von Medikamenten, Kaffee, Alkohol und Nikotin
- erhöht sich durch psychische Einflüsse wie Angst, Schreck oder Freude

Der Puls ist außerdem abhängig vom Gesundheitszustand des Menschen. Sich anbahnende Erkrankungen können den Ruhepuls um 6-8 Schläge pro Minute erhöhen.

Bestimmte körperliche Tätigkeiten erfordern entsprechende körperliche Leistungen modifiziert nach [3], die in Watt (W) angegeben werden (Abb. 3.1).

Bewegungsart		**Watt**
Langsames Gehen	4,2 km/h	**25**
Spazierengehen	7,0 km/h	**40**
Radfahren	15,0 km/h	**70**
Radfahren	20,0 km/h	**85**
Gymnastik		**60**
Tanzen (mittelschnell)		**66**
Tischtennis		**70**
Treppensteigen 60 Stufen (je 17cm/min 70kg Körpergewicht)		**116**
Brustschwimmen	50 m/min	**175**

Abb. 3.1 Bewegungsart und Leistung

Bei guter Sauerstoffversorgung ist die körperliche Leistungsfähigkeit wesentlich größer als bei zu geringer Sauerstoffversorgung. Stress, Krankheiten und Altern führen zu Sauerstoffmangel und zur Verminderung des Leistungsvermögens. Bestimmte Tätigkeiten können dann nicht mehr ausgeführt werden.

Der **maximale Puls** (maximale Herzfrequenz) ist altersabhängig und die höchstmögliche Schlagzahl, zu der das Herz des gesunden Menschen je Minute fähig ist. Es gilt: maximaler Puls = 220 minus Alter. Die maximale Herzfrequenz darf nur bei Anwesenheit eines Arztes mit einem Wiederbelebungsgerät (Defibrillator), niemals jedoch bei Sauerstofftherapien, erreicht werden (Abb. 3.2).

Alter	max. Puls	Alter	max. Puls
20	200	55	165
25	195	60	160
30	190	65	155
35	185	70	150
40	180	75	145
45	175	80	140
50	170	85	135

Abb. 3.2 Maximaler Puls

Die Herzfrequenz kann altersabhängig in **Trainingszonen,** auch **Zielzonen** der Herzfrequenz genannt, eingeteilt werden. Wird die Tabelle Abb. 3.2 altersabhängig unter Berücksichtigung der maximalen Herzfrequenz als Tabelle Abb. 3.3, dargestellt so ergibt sich das Diagramm Abb. 3.4. Dieses Diagramm gilt nicht bei koronaren Erkrankungen.

Redline Zone	90 -100 %
anaerobe Zone	85 - 90 %
aerobe Zone	70 - 85 %
Fettverbrennungszone	60 - 70 %
Rehabilitationszone	50 - 60 %

Abb. 3.3 Trainingszonen der maximalen Herzfrequenz in %

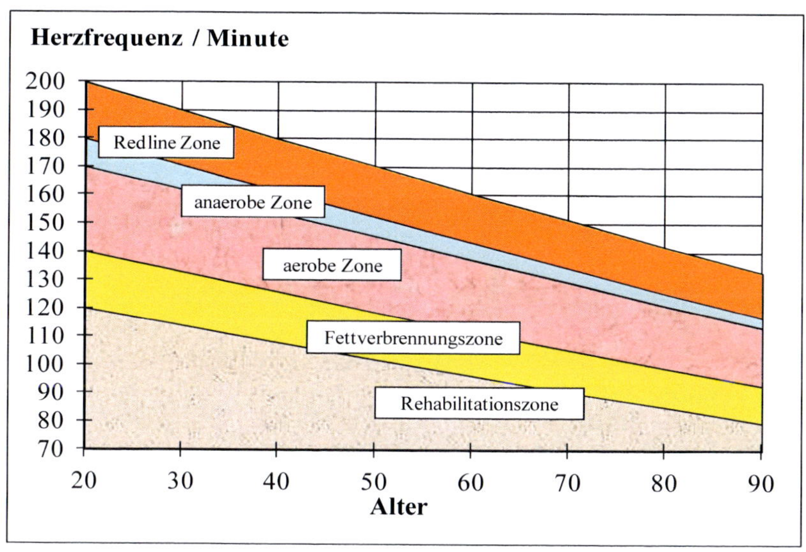

Abb. 3.4 Zielzonen der Herzfrequenz

Entsprechend dem Ziel der Pulserhöhung wird die körperliche Belastung so gewählt, dass sich der gewünschte Puls ergibt.

- Die **Rehabilitationszone** dient lediglich der Rehabilitation.
- Nur in der **Fettverbrennungszone** wird erfolgreich Fett abgebaut. Die Fettverbrennung beginnt allerdings erst 25 Minuten nach Trainingsbeginn. Kürzere Trainingszeiten sind für den Fettabbau wirkungslos. Auch eine höhere Leistung führt nicht zur Fettverbrennung.
- In der **aeroben Zone** erfolgt eine Verbesserung der Fitness. Die Sauerstoffzufuhr deckt dabei den Sauerstoffbedarf der Zellen. Die Zellen werden gut mit Sauerstoff versorgt, die Laktatbildung ist sehr gering.
- Die **anaerobe Zone** dient der sportlichen Leistungssteigerung. Hier werden vorwiegend Kohlenhydrate aus der Leber und der Muskulatur abgebaut. Das dabei entstehende Laktat verhindert den Fettabbau. Es dauert ca. 4 – 6 Wochen, bis sich das Herz auf die gesteigerte Belastung eingestellt hat. Eine schnelle Anpassung entspricht einem guten Trainingszustand.

- Die **Redlinezone** darf bei untrainierten Personen nur kurzzeitig in Anwesenheit eines Arztes mit Wiederbelebungsgeräten erreicht werden. Das ist z. B. zur Ermittlung der mechanischen Leistungsreserve (ML) erforderlich. Nur bei sehr gut trainierten Sportlern kann die Redlinezone der weiteren Steigerung der sportlichen Leistung dienen.

Beispiel: Trainingszonen der Herzfrequenz einer 50- jährige Person

Rehabilitationszone:	von Ruhepuls	bis Puls 102
Fettverbrennungszone:	von Puls 102	bis Puls 119
Aerobe Zone:	von Puls 119	bis Puls 145
Anaerobe Zone:	von Puls 145	bis Puls 153
Redlinezone:	von Puls 153	bis Puls 170

Bei Sauerstofftherapien mit Ergometerbelastung (Heimtrainer mit Wattanzeige) wird in der Regel der Bereich der Fettverbrennungszone oder der aeroben Zone verwendet.

Während der Sauerstofftherapie mit körperlicher Belastung sollte der Puls ständig, möglichst mit dem Computer, überwacht und aufgezeichnet werden, sodass Störungen rechtzeitig erkannt und Komplikationen weitestgehend ausgeschlossen werden können.

Körperliche Belastungen werden bei normaler Atemregulation mit Sauerstoff besser vertragen als ohne Sauerstoff.

Als Faustformel für die Trainingsherzfrequenz (TrHf), auch bei Sauerstofftherapien mit Ergometerbelastung, gilt für untrainierte Personen der Wert 180 minus Lebensalter.

Die exaktere Formel für die Trainingsherzfrequenz (TrHf) berücksichtigt neben dem Alter noch die Ruheherzfrequenz (RHf):

$$\text{TrHf} = \text{RHf} + [(220 - \text{Alter}) - \text{RHf}] \times 0{,}6$$

Die sich daraus ergebenden Werte sind im Diagramm Abb. 3.5 dargestellt. Das bedeutet, dass bei der Durchführung von Sauerstofftherapien mit Ergometerbelastung diese Werte nicht überschritten werden dürfen.

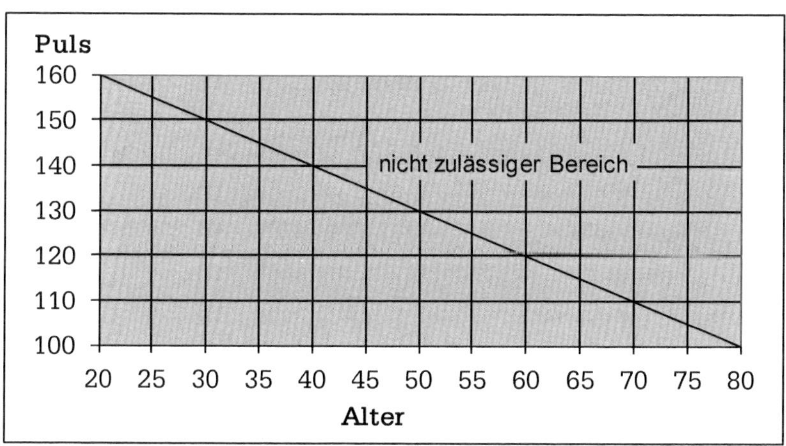

Abb. 3.5 Bei Sauerstofftherapien mit Ergometerbelastung maximal zulässige Pulsfrequenz bzw. Trainingsherzfrequenz

Anzeichen für eine körperliche Überlastung sind:

- Überschreiten der Blutdruckkriterien (siehe Kapitel Abbruchkriterien bei Ergometerbelastung).
- Bei konstanter Belastung erfolgt nach dem normalen Anstieg der Pulsfrequenz kein Übergang zu einer konstanten Pulsfrequenz, sondern der Puls steigt ständig langsam weiter an. Die Belastung ist in diesem Fall so zu senken, dass sich bei der verminderten Belastung eine zeitlich konstante Pulsfrequenz ergibt.
- Bei konstanter Belastung ohne und mit Sauerstoffgabe erfolgt nach dem normalen Anstieg der Pulsfrequenz plötzlich ein starker Abfall. In diesem Fall liegt eine Überlastung vor. Die Belastung ist sofort abzubrechen. Nach einer Wartezeit von einigen Minuten kann vorsichtig erneut belastet werden. Bei Sauerstoffgabe kann bei dem zweiten Versuch durchaus die vorher unverträgliche Belastung vertragen werden.

Laktat (Milchsäure) ist ein Stoffwechselprodukt, das bei körpereigener Energiebereitstellung ohne ausreichende Sauerstoffzufuhr (anaerober Vorgang) entsteht. Die Laktatkonzentration nimmt bei körperlicher Belastung infolge des sich vergrößernden Sauerstoffmangels mit steigender Pulsfrequenz zu. Während sie im aeroben Bereich bei einer Herzschlagfrequenz von 140 ca. 1 mmol/l (Millimol pro Liter) beträgt, erfolgt im Übergangsbereich zwischen aerob zu anaerob bei einer Herzschlagfrequenz von 160 ein Anstieg des Laktatwertes auf 2,5 mmol/l. Im anaeroben Bereich ist ein Anstieg des Laktatwertes bis auf 12 mmol/l bei höchster Pulsfrequenz zu erwarten.

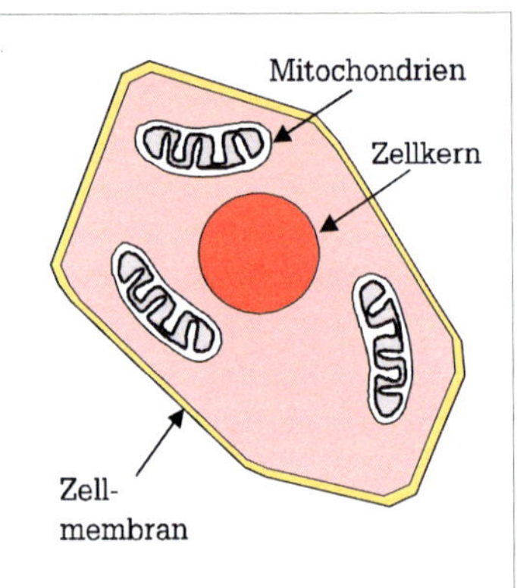

Abb. 3.6 Zelle mit Zellmembran, Zellkern und Mitochondrien

Bei Laktatkonzentration unter körperlicher Belastung ab 7 mmol/l- und gleichzeitiger Abnahme der ATP- (Adenosintriphosphat) Werte in den Mitochondrien ist eine Schädigung der Membranen der Mitochondrien bei untrainierten Personen nicht auszuschließen (Abb.3.6). Die biologische Oxidation, d. h., die Bildung von ATP in den Mitochondrien ist dann gestört. Damit ist die Entstehung von Energie durch ATP-Aufspaltung in den Mitochondrien nicht mehr ausreichend möglich. Bei Übersäuerung, d. h. bei erhöhter Laktatkonzentration, sterben vermehrt Mitochondrien ab. Hohe Laktatkonzentrationen hinterlassen gravierende Negativeffekte im Stoffwechsel und im Funktionszustand des Organismus. Auch Dr. Engler weist in seinem Buch [3] auf die schädigende Wirkung des Laktats auf mitochondriale Strukturen im Muskel hin.

Daraus ergibt sich, dass ein Training mit zu hoher Belastung bzw. zu hoher Herzfrequenz nicht nur sinnlos, sondern auch schädlich ist.

Bei körperlicher Belastung und gleichzeitiger Sauerstoffaufnahme nimmt der Laktatwert ab, die körperliche Belastung ist energetisch besser abgesichert.

3.3 Blut

Die Gesamtmenge des Blutes beträgt etwa 1/12 des Körpergewichtes, das sind bei einem 70 kg schweren Menschen ca. 6 Liter. Das Blut besteht zu 55 % aus flüssigem Blutplasma und zu 45 % aus festen Bestandteilen, den Blutkörperchen. Die Blutkörperchen sind nach Größe, Form und Funktion sehr verschieden. Man unterscheidet zwischen den **roten Blutkörperchen (Erythrozyten),** die die Hauptmasse der Blutkörperchen bilden, den **weißen Blutkörperchen (Leukozyten)** und den **Blutplättchen (Thrombozyten).**

Die **roten Blutkörperchen** bestehen hauptsächlich aus dem roten Blutfarbstoff, dem Hämoglobin. Das Hämoglobin ist ein eisenhaltiger Eiweißkörper, der für den Sauerstofftransport im Blut verantwortlich ist. Durch das Hämoglobin wird dem Blut die Fähigkeit verliehen, in Abhängigkeit vom Sauerstoffdruck, Sauerstoff zu binden und wieder abzugeben. Dieser Druck wird als Sauerstoffpartialdruck bezeichnet. Je höher der Sauerstoffpartialdruck ist, umso mehr bindet das Hämoglobin Sauerstoff. Bei absinkendem Sauerstoffdruck gibt das Hämoglobin Sauerstoff an die Zelle ab. Rote Blutkörperchen haben keine eigene Bewegungskraft und werden vom Blutstrom befördert.

Weiße Blutkörperchen sind im Blut wesentlich weniger enthalten als rote Blutkörperchen. So kommt auf 700 rote Blutkörperchen nur ein einziges weißes Blutkörperchen. Weiße Blutkörperchen besitzen eine eigene Mobilität, die sie als „Gesundheitspolizei" unbedingt brauchen. Bei jeder Infektion nimmt die Anzahl der weißen Blutkörperchen zu. Sie begeben sich zur Infektionsstelle, um die eingedrungenen Fremdstoffe zu beseitigen.

Die **Blutplättchen** leiten die Blutgerinnung ein, sobald das Blut an einer beliebigen Stelle aus dem geschlossenen Blutkreislauf austritt, um eine anhaltende Blutung zu verhindern.

Der Blutkreislauf verbindet als universelles Transportsystem alle Zellen im Organismus miteinander. Die Aufgaben des Blutes sind: Versorgung der Zellen mit Sauerstoff und Nährstoffen, Abtransport von Kohlendioxid und Stoffwechselprodukten sowie Transport von Wärme aus dem Körperinneren zur Körperoberfläche.

3.4 Blutkreislauf

Schon durch das Wort Kreislauf wird gesagt, dass sich das Blut beim Menschen in einer Bahn bewegt, die mit einem Kreis vergleichbar ist. Das Blut fließt über Herz, Lunge und die anderen Organe des Körpers in einem geschlossenen Gefäßsystem, welches aus den Arterien und den Venen besteht. Der Fluss des Blutes wird durch die Tätigkeit des Herzens aufrechterhalten. Der Blutkreislauf sichert über das Blut auch den Transport der Atemgase zwischen den Austauschflächen der Lunge und den einzelnen Körperzellen.

Der Blutkreislauf (Abb. 3.7) wird entsprechend seiner spezifischen Aufgaben unterteilt in den **großen Kreislauf,** der auch als **Körperkreislauf** bezeichnet wird, und den **kleinen Kreislauf**, der auch **Lungenkreislauf** genannt wird.

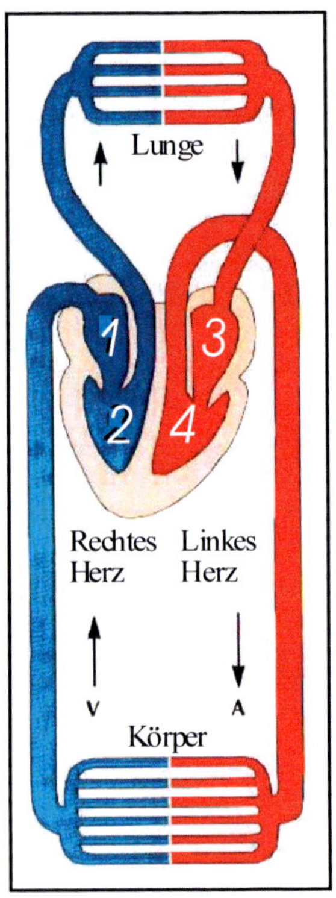

Abb. 3.7 Blutkreislauf

Der **Lungenkreislauf** beginnt in der rechten Herzkammer (2) und führt sauerstoffarmes, dunkelrotes und kohlendioxidreiches Blut über die Lungenschlagader in die Alveolen, die Lungenbläschen.

In der Lunge findet der Austausch der Blutgase statt. Die roten Blutkörperchen nehmen in den Alveolen Sauerstoff auf und geben aus der eingeatmeten Luft Kohlendioxid (CO_2) ab.

Das mit Sauerstoff frisch beladene nunmehr hellrote Blut fließt in den Lungenvenen zum linken Vorhof (3) und anschließend in die linke Herzkammer (4).

Der **Körperkreislauf** beginnt in der linken Herzkammer. Aus der linken Herzkammer (4) wird das Blut über die Aortenklappe in die Körperschlagader, die Aorta gepumpt. Das Blut fließt von der Aorta in die sich verästelnden Arterien. Die Arterien verzweigen sich zu immer feineren Gefäßen, bis zu den feinsten Haargefäßen, den Kapillaren. In den Kapillaren vollzieht sich der Sauerstoffaustausch zwischen dem Blut und den Zellen. Der Sauerstoff des Blutes wird an die Zellen abgegeben, aus den Zellen wird Kohlendioxid aufgenommen. Das Blut wird sauerstoffarm, dunkelrot und kohlendioxidreich. In den Venen wird das Blut mit Unterstützung der Venenklappen und einer Pumpwirkung der Muskeln zurück in den rechten Vorhof des Herzens (1) und dann in die rechte Herzkammer (2) transportiert. Damit ist der Kreislauf geschlossen.

3.5 Blutdruck

Der Blutdruck ist eine der wichtigsten physiologischen Größen des Menschen. Bei der Sauerstofftherapie entscheidet sein Wert mit, ob eine Therapievariante mit körperlicher Belastung durchgeführt werden kann oder nicht. Ziel der Sauerstofftherapie kann auch die Normalisierung des Blutdruckes sein, also eine Absenkung des Blutdruckes bei Bluthochdruck oder eine Blutdruckerhöhung bei zu geringem Blutdruck.

Durch die Kontraktion des Herzmuskels entsteht ein Druck, der Blutdruck. Die Kontraktion bezeichnet man als **Systole.** Dies ist der erste Wert, der bei Blutdruckmessungen angegeben wird. Während der Systole tritt der höchste Druck auf, das Blut strömt dadurch in die Arterien. Der dabei auftretende Druckstoß des Herzens pflanzt sich als Druckwelle über das arterielle System fort und ist als Puls an den oberflächlich liegenden Arterien tastbar. Der Strömungswiderstand der Gefäße, der abhängig vom Querschnitt der Gefäße ist, hat einen wesentlichen Einfluss auf die Höhe des Blutdruckes. Eine Verengung des Gefäßquerschnittes bedeutet, dass der Widerstand und somit der Blutdruck steigt. Die Fähigkeit der Gefäßmuskulatur, ihren Querschnitt zu verändern und sich anzupassen, ist eine wichtige Funktion der Regulation des Blutkreislaufes.

Die nach der Systole erfolgende Erschlaffung des Herzmuskels wird als **Diastole** bezeichnet. Dies ist der zweite Wert, der bei Blutdruckmessungen angegeben wird.

Der Blutdruck wird angegeben in mmHg (Millimeter Quecksilber). 120 mmHg bedeuten zum Beispiel, dass das Herz die Kraft hat, eine Quecksilbersäule auf 120 mm ansteigen zu lassen. Quecksilber ist 13,6-mal so schwer wie Wasser. Das bedeutet, dass durch die Muskelkontraktion des Herzens eine Wasser- oder Blutsäule auf 1632 mm ansteigt. Dadurch wird gesichert, dass das Blut bis zum Kopf oder bei einem Kopfstand bis in die Füße gepumpt wird.

Beträgt der systolische Blutdruck 120 mmHg, der diastolische 80 mmHg, so wird die Blutdruckangabe kurz „RR 120/80" geschrieben. Die Bezeichnung RR steht für den Namen Riva-Rocci, den Entdecker des Blutdruck-Messverfahrens mit Manschette. Der „ideale" Blutdruck (WHO) für jedes Lebensalter wäre 120/80, er kommt meist nur bei jüngeren Menschen vor.

Der optimale diastolische Blutdruck wird berechnet nach:

Optimaler diastolischer Blutdruck =
Systolischer Blutdruck geteilt durch 2 +15mmHg
[Heilpraktikerschule Mehner Bußhard GmbH]

Wichtig ist neben den genannten Blutdruckwerten die **Blutdruckamplitude**. Als Blutdruckamplitude bezeichnet man die Differenz zwischen dem systolischen und dem diastolischen Blutdruckwert. Bei einem Blutdruck von z. B. 120/80 beträgt die Blutdruckamplitude also 40. Eine Blutdruckamplitude von 40 bis 50 gilt als gut. Bei Blutdruckamplituden von weniger als 30 spricht man von einer Krise.

Bei älteren Menschen ist die Blutdruckamplitude besonders wichtig.

Bei Menschen ab 50 Jahren gewinnt nach neuen Studien die Blutdruckamplitude an Bedeutung. Je höher diese ist, desto größer scheint das Herz-Kreislauf-Risiko zu sein. Studien haben ergeben, dass 19 Prozent der 50- bis 60-jährigen mit einer Blutdruckamplitude von 70 mmHg eine Herz-Kreislauf-Erkrankung entwickelten. Bei denen mit einer Blutdruckamplitude von unter 60 mmHg erkrankten jedoch nur 6,7 Prozent.

Der durchschnittliche systolische und diastolische Ruheblutdruck ist abhängig vom Lebensalter [National Health Survey]. Zwischen dem Blutdruck von Frauen und Männern bestehen Unterschiede (Abb. 3.8 und 3.9) [36].

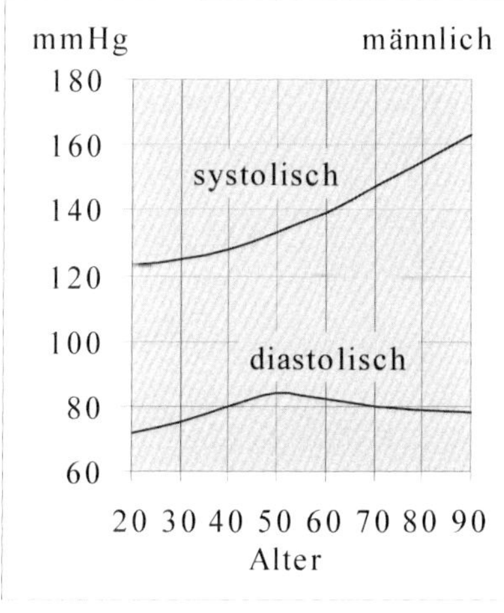

Abb. 3.8 Abhängigkeit des Blutdruckes männlich vom Lebensalter

Abb. 3.9 Abhängigkeit des Blutdruckes weiblich vom Lebensalter

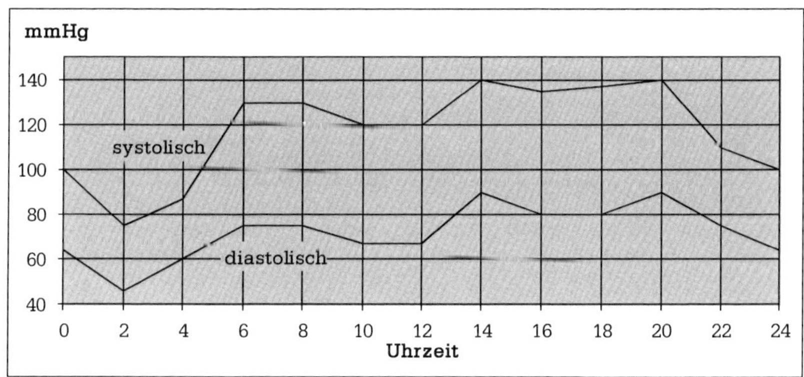

Abb. 3.10 Der Blutdruck ist starken Schwankungen im Tagesablauf unterworfen [37]

Starke Abweichungen der Blutdruckwerte nach oben bezeichnet man als Bluthochdruck oder **Hypertonie**, zu niedrigen Blutdruck bezeichnet man als **Hypotonie.** Vorübergehende Blutdruckerhöhungen durch psychische oder physische Belastungen sind unbedeutend. Früher galt für den Blutdrucknormalwert die Beziehung:

Blutdruck Normalwert systolisch = 100 + Alter

Langzeitstudien haben aber ergeben, dass bei nach dieser Formel berechneten Normalwerten ein erhöhtes Herz- Kreislaufrisiko besteht. Nach WHO-Studien ist, **unabhängig vom Alter und dem Geschlecht,** bei Überschreiten des Wertes von 140 mmHg die Gefahr für Herzinfarkt und Schlaganfall bedeutend erhöht.

Hypertonie

Tabelle 3.11 stellt entsprechend der "Deutschen Hochdruckliga" die Blutdruckstufen in mmHg in Ruhe (ohne Belastung) dar. Die Werte der „WHO“ weichen davon nur geringfügig ab.

Kategorie	systolisch	diastolisch
Optimal	< 120	< 80
Normal	120-129	80-84
Noch normal	130-139	85-89
Stufe 1 Hypertonie	140-159	90-99
Stufe 2 Hypertonie	160-179	100-109
Stufe 3 Hypertonie	= > 180	= >110
Isolierte systolische Hypertonie	= > 140	< 90

Abb.3.11 Blutdruckstufen für Bluthochdruck in mmHg

Quelle: Deutsche Hochdruckliga: Leitlinie und Behandlung der arteriellen Hypertonie (www.hochdruckliga.de/Hypertonie -Leitlinie 05.pdf v.10.01.2006)

Eine Erhöhung des diastolischen Blutdruckes muss immer als ernstes Zeichen gewertet werden. Die Ursachen hierfür können Veränderungen der Gefäßelastizität bzw. die Erhöhung des peripheren Widerstandes zum Beispiel durch Ablagerungen in den Arterien sein.

Hypotonie

Für Hypotonie gibt es unterschiedliche Angaben für Grenzwerte:

für Männer unter 110/70 mmHg, für Frauen unter 100/60 mmHg nach anderen Quellen z. B. (USA) unter 90/60 mmHg.

Hypotonie ist nicht gefährlich, wenn keine erkennbaren Ursachen oder Symptome vorliegen, sie kann sogar ein Zeichen für eine hohe Lebenserwartung sein.

Die Blutdruckgrenzwerte stellen nur grobe Richtwerte dar und müssen stets in Zusammenhang mit der gesamten Person gesehen werden. Eine zu enge Auslegung sollte daher nicht erfolgen.

Der Blutdruck soll stets unter gleichen Bedingungen gemessen werden. Kaffee, unterschiedliche Tageszeiten, körperliche Anstrengungen oder Aufregung können das Messergebnis erheblich beeinflussen.

3.6 Diffusion der Atemgase

Die Diffusion ist das gegenseitige Durchdringen von Gasen und Flüssigkeiten. Die Diffusion bewirkt eine Bewegung von Molekülen entlang eines Konzentrationsgefälles vom Ort des höheren Druckes zum Ort des niedrigeren Druckes. Man gibt die Konzentration der Moleküle eines Gases als Druck an, wobei in einem Gemisch von Gasen jedes Gas seinen eigenen Druck, den sogenannten Teildruck oder **Partialdruck** ausübt. An den großen Austauschflächen der Lunge und des übrigen Körpergewebes erfolgt die Be- und Entladung des Blutes mit den Atemgasen entsprechend den jeweils herrschenden Druckdifferenzen dieser Gase. Der Ablauf ist ein reiner Diffusionsvorgang. In der Lunge (Lungenkreislauf) treten die Gasmoleküle durch die Wandungen der Alveolen und Kapillaren in das Blut. Das sauerstoffarme venöse Blut wird dadurch zum sauerstoffreichen arteriellen Blut. Im Körperkreislauf treten die Gasmoleküle aus dem Blut durch die Wandungen der Kapillaren in die Körperzellen. Das sauerstoffreiche arterielle Blut wird dann zum sauerstoffarmen venösen Blut.

3.7 Sauerstoffpartialdruck

Der Sauerstoffpartialdruck, angegeben in mmHg oder kPa (Kilopascal), ist für die Sauerstofftherapie eine der wichtigsten physiologischen Messgrößen. Abb. 3.12 zeigt die pO_2art. (arterielle) Standardkurve nach Loew-Thews [40] und die pO_2ven. (venöse) Standardkurve nach Mithoefer [42] mit der arteriovenösen Sättigungsdifferenz η (Eta).

Die Zelle verbraucht im Prozess der biologischen Oxidation zur Gewinnung von Energie ständig Sauerstoff. Die Zelle wird dadurch zu einem Ort niedrigen O_2-Druckes. Die O_2-Moleküle wandern abhängig vom Sauerstoffpartialdruck, kurz pO_2, vom Blut in die Zelle. Der Sauerstoffgehalt des arteriellen Blutes nimmt ab. Außerdem entsteht in der Zelle bei der biologischen Oxidation CO_2. Hier sind die Druckverhältnisse bezogen auf das Gewebe umgekehrt: Der CO_2-Druck ist in der Zelle höher als im Blut. Dadurch tritt CO_2 von der Zelle in das Blut ein und wird zur Lunge transportiert.

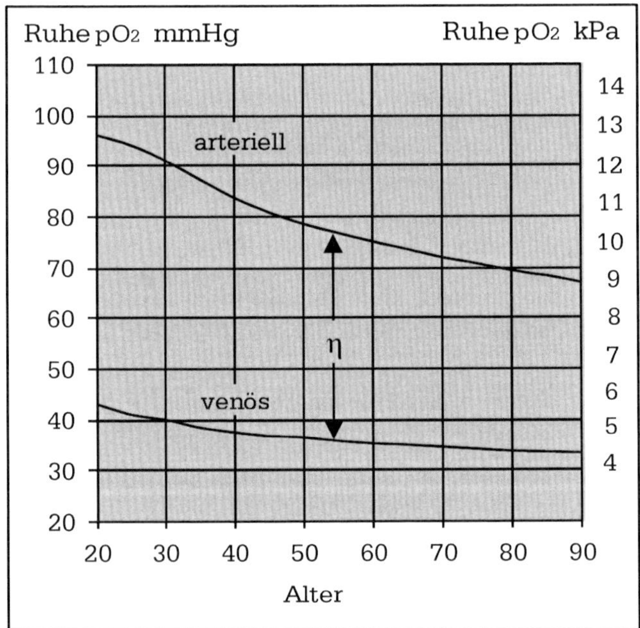

Abb. 3.12 Sauerstoffpartialdruck des Blutes in Abhängigkeit vom Alter

3.8 Arteriovenöse Sättigungsdifferenz

Die **arteriovenöse Sättigungsdifferenz** η in % ist der Ausnutzungsfaktor der Bindungskapazität des Blutes. Der η- Wert bestimmt im Wesentlichen die Größe des O_2-Transportes in das Körpergewebe. Die Ermittlung des η Wertes ist wichtig für die diagnostische Einschätzung der energetischen Situation des Patienten, für die Beurteilung von Stressfolgen und für den Nachweis von Therapieerfolgen.

Abb. 3.13 zeigt die O_2-Bindungskurve des Blutes unter Normalbedingungen. T=37° C und pH=7,4 [5]. Durch Messung des arteriellen und venösen pO_2 in Ruhe und Aufsuchen der beiden Arbeitspunkte in Abb. 3.13 lässt sich der η- Wert aus dem Diagramm ermitteln.

Im Diagramm Abb. 3.13 sind als Beispiele die Werte einer durch Grippe oder Chemotherapie geschwächten Person (rot markiert) und einer gesunden Person (schwarz markiert) eingetragen.

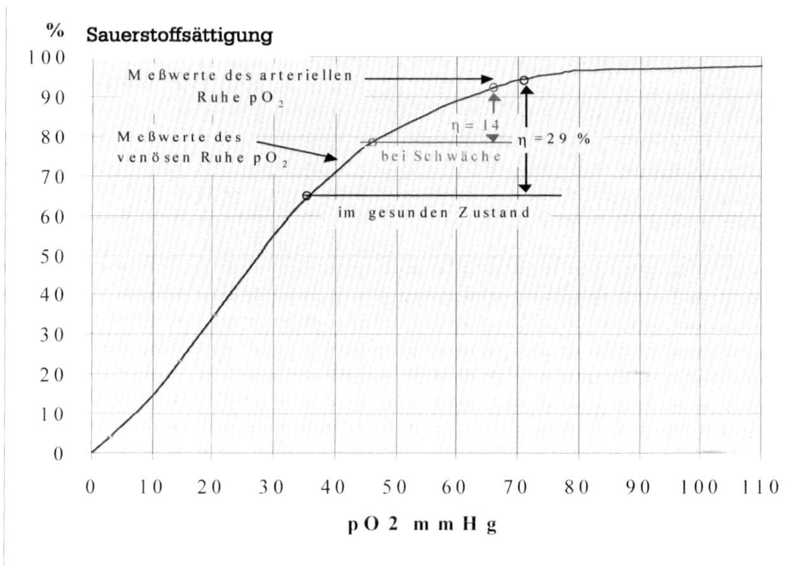

Abb. 3.13 Sauerstoffbindungskapazität des Blutes mit zwei Beispielen: Gesunder Zustand und Schwäche (rot)

Ziel der inhalativen Sauerstofftherapien, insbesondere der Sauer-soff-Mehrschritt-Therapien nach Prof. von Ardenne, ist es, den arteriellen Sauerstoffpartialdruck (Ruhe- pO_2art) lang anhaltend anzuheben und den venösen Ruhe-Misch-Sauerstoffpartialdruck (Ruhe- Misch-pO_2ven) lang anhaltend abzusenken. Dadurch wird die arteriovenöse Sättigungsdifferenz η vergrößert und somit die Sauerstoffversorgung des Gewebes verbessert.

4 Physiologische Grundlagen der Atmung

4.1 Atmung

Unter Atmung versteht man nicht nur die Lungenatmung, sondern auch die Zellatmung. Die Atmung ist ein Teil des Stoffwechsels der Zelle und umfasst im Prozess der biologischen Oxidation die Aufnahme von O_2 und die Abgabe von CO_2. Die biologische Oxidation ist die Gewinnung von Energie durch Reaktion von Sauerstoff mit organischen Stoffen. Die ständige O_2-Aufnahme und CO_2-Abgabe wird als Wechsel der Atemgase bezeichnet.

Während manche Lebewesen diesen Gaswechsel unmittelbar mit ihrer Umgebung vollziehen können, ist beim Menschen der Gasaustausch über Hilfseinrichtungen notwendig. Diese Hilfseinrichtungen sind die Lungenventilation und der Blutkreislauf. Sie sorgen dafür, dass Sauerstoff aus der Atmosphäre bis in jede einzelne Zelle gelangt und dass andererseits das im Stoffwechsel entstehende CO_2 von der Zelle an die Atmosphäre abgegeben wird.

Die Lungenventilation ist der Austausch der Atemgase zwischen dem Lungeninneren und der Atmosphäre. Die Phase des Einströmens von Luft in die Lunge, die Einatmung, wird als Inspiration bezeichnet. Es wird dabei viel O_2 und wenig CO_2 aufgenommen. Die Phase des Ausströmens von Luft aus der Lunge in die Atmosphäre, die Ausatmung, wird als Exspiration bezeichnet. Bei der Ausatmung wird weniger O_2 und mehr CO_2 gegenüber der Einatmung ausgeatmet.

4.2 Zusammensetzung der Atemluft

Die eingeatmete Luft entspricht in ihrer Zusammensetzung der atmosphärischen Luft. Sie enthält:

Sauerstoff O_2:	21 Vol.%	Stickstoff N_2:	78 Vol.%
Kohlendioxid CO_2:	0,03 Vol.%	Edelgase:	0,97 Vol.%

Die ausgeatmete Luft kann in ihrer Zusammensetzung stark schwanken, weil es immer eine Mischung von atmosphärischer Luft und Luft aus den Alveolen ist. Die ausgeatmete Luft enthält etwa:

Sauerstoff O2:	16 Vol.%	Stickstoff	78 Vol.%
Kohlendioxid CO_2:	5 Vol.%	Edelgase	0,97 Vol.%

4.3 Ventilierte Luftmengen und Begriffe

Die zur Lunge bewegten Luftmengen (Volumina) können je nach Tätigkeitszustand des Organismus in einem gewissen Umfang verändert werden.

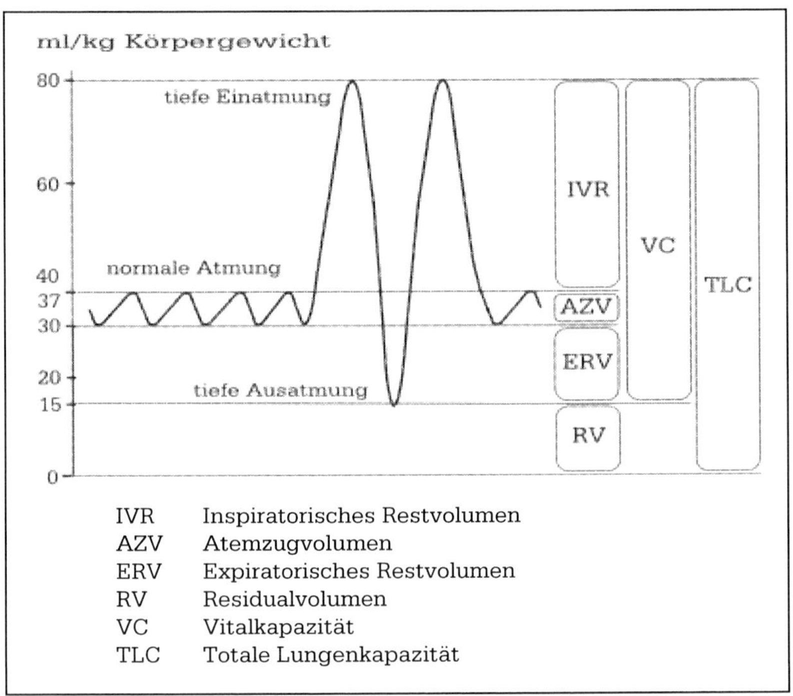

Abb. 4.1 Funktionelle Anteile der Luftvolumen der Lunge

Das in Ruhe ventilierte Volumen AZV nimmt nur einen sehr kleinen Teil des Fassungsvermögens der Lunge ein. Abb. 4.1 zeigt schematisch die funktionellen Anteile der in der Lunge befindlichen Luft.

Die einzelnen Volumina variieren stark, sie sind besonders vom Alter und dem Gesundheitszustand des Menschen abhängig.
Das Fassungsvermögen der Lunge wird folgendermaßen unterteilt (Abb. 4.1):

- **IVR**: Das **inspiratorische Restvolumen** ist das Volumen, welches am Ende einer ruhigen Einatmung durch bewusst tiefes Einatmen zusätzlich aufgenommen werden kann. Dieses inspiratorische Restvolumen ist etwa 4-mal so groß wie das Atemzugvolumen in Ruhe, also etwa 2000 ml je Atemzug.

- **AZV**: Das **Atemzugvolumen** ist das bei jeder Ein- oder Ausatmung bewegte Luftvolumen. Es beträgt bei körperlicher Ruhe etwa 500 ml je Atemzug.

- **ERV**: Das **exspiratorische Restvolumen** ist das Volumen, welches am Ende einer ruhigen Ausatmung durch bewusst tiefes, verstärktes Ausatmen zusätzlich ausgeatmet werden kann. Dieses exspiratorische Restvolumen beträgt etwa die 3- fache Menge des Ruhe-Atemzugvolumens, also etwa 1500 ml je Atemzug.

- **RV**: Das **Residualvolumen** ist die konstante Luftmenge die, wenn auch im ständigen Austausch befindlich, nach bewusstem tiefen Ausatmen in der Lunge verbleibt.

- **VC**: Die **Vitalkapazität** ist die Summe der drei genannten Volumina. Sie stellt die maximal bewegliche Luftmenge der Lunge dar und ist ein Maß für die Anpassungsfähigkeit der Lun genventilation an die Bedürfnisse des Organismus, abhängig von Alter, Geschlecht, Körperbau und Trainingszustand. Die Messung der Vitalkapazität erfolgt mit einem Spirometer, sie ist ein wichtiger diagnostischer Wert.

  Vitalkapazität = Atemzugvolumen + inspiratorisches- + exspiratorisches Restvolumen.

- **TLC**: Die **Totalkapazität** ist die Vitalkapazität einschließlich des Residualvolumens.

4.4 Atemtechnik und Hyperventilation

Die **Atemfrequenz** wird vom Atemzentrum im Gehirn gesteuert. Die Atmung kann jedoch vom Menschen bewusst gesteuert werden. Im Ruhezustand atmet der Mensch 12 bis 18 mal in der Minute ein und aus. Während körperlicher Anstrengung kann sich die Atemfrequenz mehr als verdoppeln, um den erhöhten Sauerstoffbedarf zu decken. Dabei erhöht sich auch das Atemvolumen. Für Atemübungen, die täglich mehrmals durchgeführt werden können, wird aufgrund empirischer Messungen des Sauerstoffpartialdruckes und der Sauerstoffsättigung empfohlen:

Durch die Nase einatmen	3 Sekunden
Luft anhalten	4 Sekunden
Durch den Mund ausatmen	5 Sekunden

Dabei kann die Zeit beliebig verändert werden. Entscheidend ist, dass das Verhältnis der Zeiten zueinander etwa eingehalten wird. Ähnliches gilt auch für Sauerstoffkuren, um auch hier den Sauerstoff optimal auszunutzen. Eine Optimierung kann durch Variieren der Atemtechnik bei gleichzeitiger Kontrolle des Sauerstoffpartialdruckes und der Sauerstoffsättigung erfolgen.

Eine **Hyperventilation** ist eine über den Bedarf gesteigerte, beschleunigte und vertiefte Atmung. Diese Störung der Atemfunktion ist meist psychisch bedingt durch Angst, Panik, Erregung, Schmerzen oder Depressionen. Auch ein übertriebenes Atmen, um bei der Sauerstoffkur möglichst viel Sauerstoff aufzunehmen, kann zur Hyperventilation führen. Dabei nimmt der Kohlendioxid-Partialdruck (CO_2) ab und es kommt zu einem pH-Anstieg im Blut. Als Symptome können auftreten: starke Luftnot, Brustengegefühl, Zittern, Muskelschmerzen, Kopfschmerzen, Übelkeit, Schwindel, Sehstörungen, Benommenheit, Herzstechen und Herzklopfen. Bei akuter Hyperventilation steht im Vordergrund der Behandlung eine Beruhigung des Betroffenen mit Anleitung zur ruhigen, bewusst langsamen und verminderten Atmung. Wenn dies nicht ausreichend ist, so sollte eine Rückatmung in eine Folientüte erfolgen. Durch das mehrmalige Ein- und Ausatmen der eigenen CO_2-haltigen Atemluft steigt die CO_2-Konzentration im Blut des Betroffenen wieder an und die vorher verengten Hirngefäße weiten sich wieder.

5 Vegetatives Nervensystem

Das vegetative Nervensystem (VNS) regelt die Organfunktionen und das innere Milieu im Körper und passt sie den jeweiligen Bedürfnissen an. Bei diesem System handelt es sich um das autonome, unwillkürliche Nervensystem. Unwillkürlich heißt, es kann normalerweise durch den Willen des Menschen nicht beeinflusst werden. Das VNS hat entscheidenden Einfluss auf die Gesundheit, Konzentration, Ausgeglichenheit, die körperliche und psychische Leistungsfähigkeit und die Lebenserwartung.

Durch das VNS werden biokybernetisch reguliert:

- das Bewusstsein, die Atmung, das Herz-Kreislaufsystem und die Verdauung,
- alle Organ- und Systemfunktionen,
- das innere Milieu mit Wasser, Sauerstoff, Ionen und Temperatur,
- der Säure- Basen- und Zuckerhaushalt,
- der Ablauf von Stressreaktionen.

5.1 Sympathisches und vagotonisches Nervensystem

Das vegetative Nervensystem besteht aus 2 Teilen:

- dem sympathischen Nervensystem, mit dem Sympathikus (S)
- dem parasympathischen auch vagotonischem Nervensystem, mit dem dem Vagus (V)

Beide Teile des Systems wirken gleichzeitig auf die Organe des Körpers. Der Sympathikus aktiviert, der Vagus dämpft die Organfunktionen. Auf einen inneren oder äußerer Reiz reagiert das VNS durch eine regulierende Antwort. Die vegetative Regulationslage (VRL) kann kurzfristig, langfristig oder für das gesamte Leben andauern. Je nach dem Zustand des vegetativen Nervensystems unterscheidet man zwischen der **Sympathikotonie** und der **Vagotonie**. Anzustreben ist ein Gleichgewicht zwischen Vagus und Sympathikus. Dieser gesunde, normale Zustand des VNS wird als **Normotonie** bezeichnet. Dementsprechend gibt es Sympathikotoniker, Vagotoniker und Normotoniker. Gestresste gehören meist zu den Sympathikotonikern, erschöpfte und meist auch Senioren gehören zu den Vagotonikern.

5.2 Vegetative Dystonie

Bei Gesundheit pendelt Vegetativum harmonisch zwischen Sympathikus und Vagus. Bei stärkeren Abweichungen von der Normotonie also **Sympathikotonie** oder **Vagotonie** spricht man von vegetativer Dystonie, die neuerdings als **autonome Dysregulation** bezeichnet wird.

Ursachen der vegetativen Dystonie können sein:
Stress, Konflikte, Reizüberflutung, Partnerschafts-, Familien-, Nachbarschafts- und Arbeitsplatzprobleme, Probleme nach Trennungen, Krankheiten, Einsamkeit und Angst vor bevorstehenden Ereignissen. Seelische Belastungen, Stress und Hektik werden durch den Körper zunächst durch seine Leistungsreserven kompensiert. Wenn diese verbraucht sind, können Unregelmäßigkeiten im vegetativen Nervensystem auftreten, die funktionelle Beschwerden der Organe auslösen, aber ohne organischen Befund sind. Häufig findet sich ein diffuses Ineinanderfließen von körperlichen Beschwerden und rein seelisch empfundenen Symptomen. Daher ist es oft schwer, eine vegetative Dystonie gegenüber anderen Erkrankungen abzugrenzen.

Symptome einer vegetativen Dystonie können sein: Nervosität, Unruhe, Reizbarkeit, Schlaflosigkeit, Schwindelgefühl, klimakterische Beschwerden, Kurzatmigkeit, flache Atmung, Kopfschmerzen, Verkrampfungen der Muskulatur (Wadenkrämpfe, Zehenkrämpfe, Muskelzittern, Muskelzucken), Herzbeschwerden (unregelmäßiger Schlag, Herzstolpern, Herzjagen, Herzschmerz, Beklemmungsgefühl in der Brust), Krämpfe in den Blutgefäßen (kalte Hände), Krämpfe im Magen, Magendrücken, Verstopfung, Leber-Galle-Beschwerden (starke Blähungen), Verlust der sexuellen Lust.

Im Vordergrund stehen häufig Organbeschwerden wie Kopfschmerzen, Muskelverspannungen, Abdominalbeschwerden (abdominal zum Unterleib gehörend), Beschwerden im Hals- und Herzbereich. Auch Angst, Unruhe, übersteigerte Erregbarkeit Müdigkeit, Antriebslosigkeit, Erschöpfungszustände und Niedergeschlagenheit können häufig Symptome vegetativer Dystonie sein.

In all diesen Fällen der vegetativen Dystonie wird den Patienten organische Gesundheit diagnostiziert.

Die Tabelle Abb. 5.1 zeigt verschiedene Zustände und Symptome der Sympathikotonie und der Vagotonie. [3]

bei Sympathikotonie	**bei Vagotonie**
• Morgenmensch • Pupillen weit • Schweiß warm, dünn • Wärme unangenehm • Kälte angenehm • Pykniker (gedrungen, gemütlich) • Azidose (pH-Wert niedrig - d. h. sauer) • Mineralien salzreich, basedoid • Spastisch (verspannt) • Ladung des Körpers positiv	• Abendmensch • Pupillen eng • Schweiß kalt, klebrig • Wärme angenehm • Kälte unangenehm • Astheniker (zart, empfindlich) • Alkalose (pH-Wert hoch – d. h. alkalisch) • Mineralien salzarm, tetanoid • Adynamisch (kraftlos, schwach) • Ladung des Körpers negativ

Abb. 5.1 Zustände bei Sympathikotonie und Vagotonie

Die Tabelle Abb. 5.2 zeigt Therapien, die zur Normalisierung der vegetativen Regulationslage angewendet werden können. [3]

Therapien bei Sympathikotonie	**Therapien bei Vagotonie**
• **negativ ionisierter Sauerstoff** • Magnesium • Vitamin C • Farbtherapie violett, blau, grün • Mittelgebirgsaufenthalt • wenig salzen • vegetarische Diät • Aderlass • Karlsbader Salz • mineralarmes Wasser • Kälteanwendung	• **positiv ionisierter Sauerstoff** • Kalzium • Vitamin C • Impletol • Farbtherapie gelb, orange, rot • Meeresaufenthalt • Meersalz • Vollwertkost • mineralreiches Wasser • Wärmeanwendung

Abb. 5.2 Therapien bei Sympathikotonie und Vagotonie

bei Sympathikotonie	bei Vagotonie
• akute Entzündungen (Bakterien-, Viren-, Pilz-Infektionen) • Fieber, Sonnenbrand • Traumata • Apoplexie • Myom • Prostatahypertrophie • Hypernephrom, Seminom • Prächromozytom • Ovarial-Ca • Lymphogranulom • Nervosität • Managersyndrom • atonische Obstipation • Hypertonie • Zentrale und periphere Durch-Blutungsstörungen • Herzinfarkt • Migräne • Vertigo • Schlaflosigkeit • Asthma cardiale • Kinderkrankheiten • Diabetes mellitus • Schilddrüsenüberfunktion • Myopie • Netzhautblutung • Glaskörpertrübung Erforderlich: Therapie mit **negativ** ionisiertem Sauerstoff	• chronische Entzündungen • Venenentzündungen • Ulcus ventriculi • Colitis, M. Crohn • Gelosen • Arthrosen • Rheuma • Beherdung • Präneoplasie • Mamma-, Ventriculus-Ca • Pankreas-, Pulmu- Ca • Myeloische Leukämie • Ca-Terminalstadium • Erschöpfung • spastische Obstipation • Hypotonie • Angina Pectoris • Asthma bronchiale- allerg. • Geriatrie- beschleunigte Alterung • Schilddrüsenunterfunktion • Hyperopie • Grüner Star, Glaukom • Akne • Psoriasis • Ekzem Erforderlich: Therapie mit **positiv** ionisiertem Sauerstoff

Abb. 5.3 Die Tabelle zeigt Krankheiten, Neigungen zu Krankheten und Zustände, die der betreffenden vegetativen Lage zugeordnet werden können. [3]

6 Altern

Altern ist ein natürlicher Vorgang, der etwa ab dem 25. Lebensjahr zunächst unbemerkt beginnt. Die natürliche Regeneration, d. h. der Wiederaufbau, kann mit der sich verstärkenden Degeneration, d. h. mit dem Abbau, immer weniger Schritt halten.

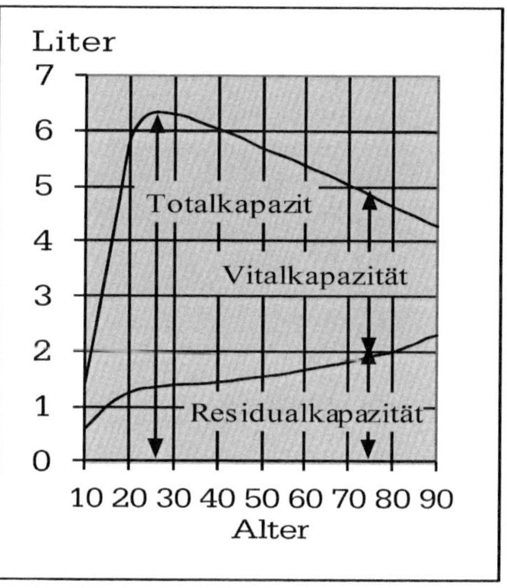

Abb. 6.1 Vitalkapazität

Einen wesentlichen Einfluss auf das Altern hat die Lungenfunktion. Mit zunehmendem Alter nimmt die **Vitalkapazität stark** ab. (Abb. 6.1)

Sauerstoffaufnahme und Alter stehen in enger Beziehung zueinander. Die Lunge nimmt mit zunehmendem Alter immer weniger Sauerstoff aus der Atemluft auf. In der Lunge können die roten Blutkörperchen weniger mit Sauerstoff beladen werden.

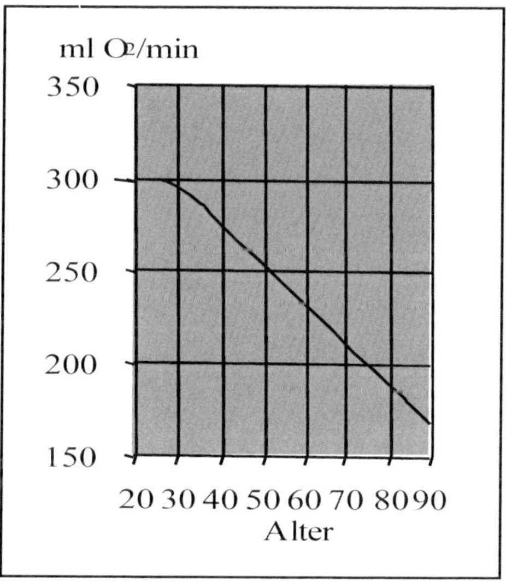

Abb. 6.2 Ruhe O_2- Aufnahme

Die **Ruhe-Sauerstoffaufnahme** Abb. 6.2 [5] und besonders die **maximale Sauerstoffaufnahme** Abb. 6.3 [5], die unter der höchstmöglichen Belastung gemessen wird, nehmen mit zunehmendem Alter ab. Die Diagramme gelten für Normalpersonen (70 kg), welche keine Sauerstofftherapie absolviert haben.

Die Anhebung der Werte der Ruhe- Sauerstoffaufnahme und der maximalen Sauerstoffaufnahme auf Werte früherer Lebensjahre durch die Sauerstoff-Mehrschritt-Therapie ist in den Diagrammen Abb. 11.7 und Abb. 11.8 auf Seite 119 dargestellt. Daraus ist zu erkennen, dass eine Reduzierung des biologischen Alters um fast 15 Jahre möglich ist.

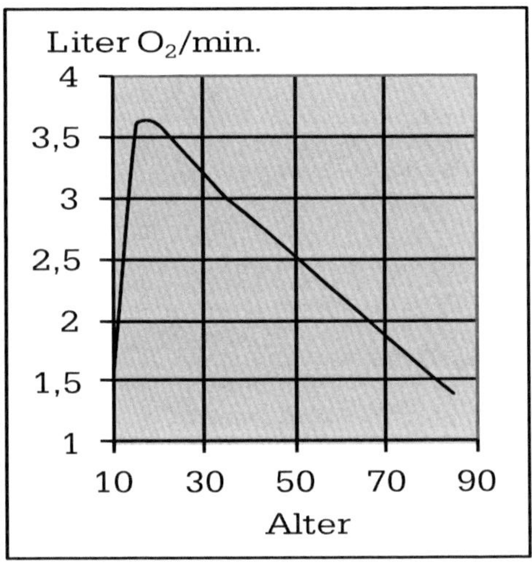

Abb. 6.3 max. O_2-Aufnahme

Mit zunehmendem Alter nimmt auch der **Sauerstoffpartialdruck** ab, er kann durch die Sauerstoff-Mehrschritt-Therapie auf Werte früherer Lebensjahre erhöht werden. In Abb. 6.4 ist die Standardkurve nach Loew-Thews als Linie dargestellt, die den Standardwerten ohne SMT entspricht. Die gestrichelte Linie stellt die nach der SMT mögliche Kurve dar, die eine Herabsetzung des biologischen Alters um im Mittel 15 Jahre erkennen lässt.

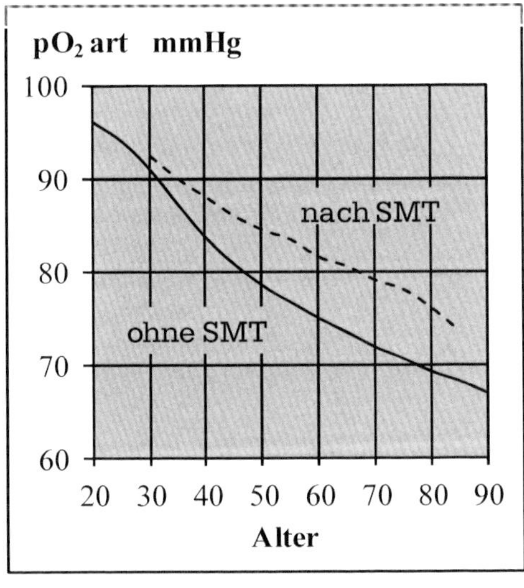

Abb. 6.4 arterieller Sauerstoff-Partialdruck

Die **mechanische Leistungsreserve (ML)** ist die in Watt angegebene körperliche Leistung, die ein Mensch über eine Zeitdauer von 2 Minuten maximal erbringen kann. Sie nimmt gleichfalls mit dem Alter stark ab.

Diagramm Abb. 6.5 entsprechend [17] modifiziert zeigt die mechanische Leistungsreserve von männlichen und weiblichen untrainierten Normalpersonen (70 kg Gewicht). Als Faustformel gilt, dass sich etwa ab dem 30. Lebensjahr die körperliche Leistungsfähigkeit bei Männern jährlich um 1 %, bei Frauen um 0,8 % verringert.

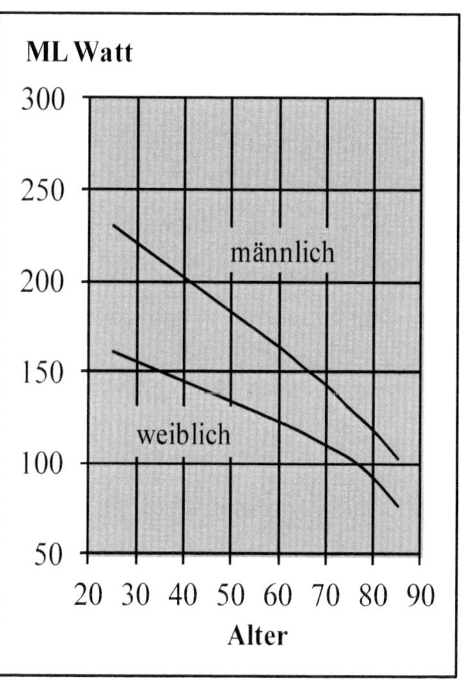

Abb. 6.5 Mechanische Leistungsreserve

Durch die SMT ist es entsprechend Abb. 11.6 Seite 118 möglich, die maximale Leistungsreserve so weit zu erhöhen, dass dies einer Verjüngung, bzw. Reduzierung des biologischen Alters um 15 Jahre entspricht.

In Einzelfällen konnte das biologische Alter sogar um 25 Jahre abgesenkt werden. Das bedeutet, dass ein 75-jähriger, der eine Sauerstoff-Mehrschritt-Therapie absolviert hatte, die körperliche Leistung eines 50 jährigen erbringen konnte.

Auch das **Gehirn** wird mit zunehmendem Alter schlechter mit Sauerstoff versorgt. Die geistige Leistungsfähigkeit, das Gedächtnis und die Reaktionsfähigkeit lassen nach, die Vergesslichkeit nimmt zu.

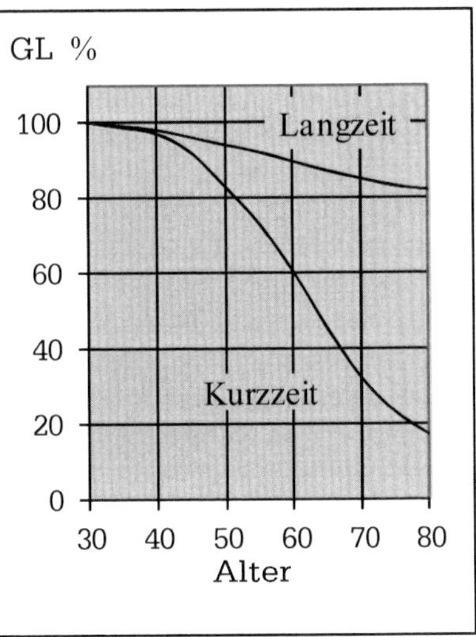

Abb. 6.6 Abnahme der Gedächtnisleistung

In Abb. 6.6 [6] ist die Abnahme des Lang- und Kurzzeitgedächtnisses für eine Normalperson 70 kg dargestellt. Während das Langzeitgedächtnis mit dem Alter nur wenig abnimmt, ist bei dem Kurzzeitgedächtnis eine sehr starke Abnahme mit dem Alter zu verzeichnen.

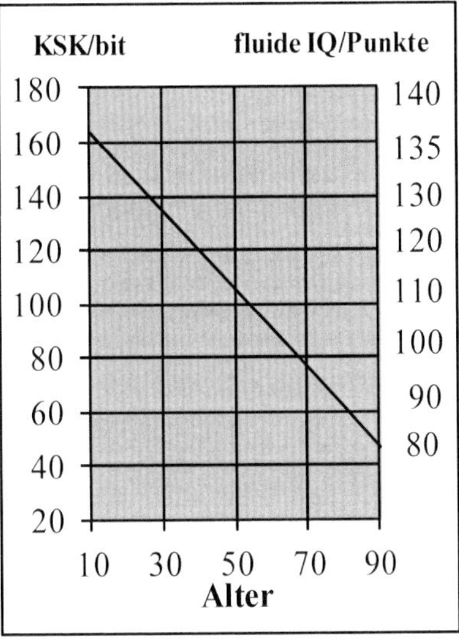

Abb. 6.7 Altersabhängigkeit der Kurzzeitspeicherkapazität

In Abb. 6.7 [6] sind die mittleren Werte der Kurzzeitspeicherkapazität (KSK) in bit dargestellt. Diese Werte korrelieren mit den an der rechten Diagrammseite aufgetragenen zugehörigen Werten des sog. fluiden oder aktuellen Intelligenzquotienten (IQ). Die individuellen Werte streuen sehr stark. So kann ein 40-Jähriger die Werte eines 75-Jährigen haben. Gleichfalls ist es möglich, dass ein 75-Jähriger die Werte eines 55-Jährigen hat. Durch die Sauerstofftherapie kann die geistige Leistungsfähigkeit verbessert werden. Nach Sauerstofftherapien konnte eine Zunahme der Kurzzeitspeicherkapazität um 20 bit festgestellt werden. [5]

Auch die körpereigene Abwehr, das **Immunsystem**, wird mit zunehmendem Alter schwächer. Abb. 6.8 [2] zeigt, dass die Möglichkeit von Infektionskrankheiten, aber auch von anderen schweren Krankheiten befallen zu werden, mit zunehmendem Alter wesentlich größer wird. Die gleiche Krankheit, die von einem jungen Menschen gefahrlos überwunden wird, kann für einen älteren Menschen wegen der kritisch abgesunkenen geringen Leistungsreserve nicht mehr überstanden werden. Die jährliche Sauerstofftherapie und die Gabe von Sauerstoff bei Infekten in der Fieberphase, besonders während des Fieberanstieges, kann für einen älteren Menschen lebensrettend sein.

Das kalendarische Alter eines Menschen stimmt nicht immer mit dem **biologischen Alter** des Menschen überein. Es kann sowohl nach oben als auch nach unten vom kalendarischen Alter abweichen. So gibt es krass ausgedrückt „jugendliche Greise" und „greise Jugendliche".

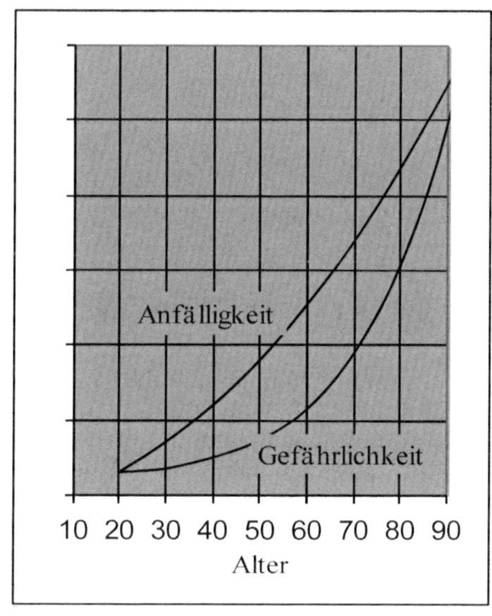

Abb. 6.8 Anfälligkeit und Gefährlichkeit von Krankheiten [42]

Jeder Mensch kann, abgesehen von erblichen Anlagen, wesentlich dazu beitragen, dass er ein hohes Alter bei guter Lebensqualität erreicht. Besonders Alterssportler haben ein biologisches Alter, das weit unter ihrem kalendarischen Alter liegt.

Durch eine kraftvolle Lebensweise mit geistiger Betätigung kann die Wirkung der Sauerstofftherapie unterstützt und für lange Zeit aufrechterhalten werden.

Sauerstofftherapien wirken dem Altern entgegen, sie können das biologische Alter herabsetzen, der Körper kann in einen früheren, jüngeren Zustand zurückversetzt werden.

7 Stress

Stress ist nicht unbedingt etwas Negatives. Stress ist sogar eine Bedingung für das Leben überhaupt. Nur ein Zuviel oder Zuwenig ist, wie meist in der Natur, schädlich. Dieser Überstress oder Disstress ist jedoch nicht nur eine zu starke Belastung durch Beruf, Familie oder Schicksalsschläge. Auch Infektionskrankheiten, Operationen, Unfälle, Vergiftungen, psychische Schocks und Bewegungsmangel können als Disstress wirken. Dieser ruft viele schädliche Wirkungen im Körper hervor. Dabei sinken der Sauerstoffpartialdruck des Blutes und die mechanische Leistungsreserve plötzlich und manchmal für längere Zeit ab. Besonders kritisch ist dies, wenn zum Alter Distress hinzukommt. Beträgt zum Beispiel die mechanische Leistungsreserve bei einem alten Menschen nur noch 50 Watt und kommt Distress in Form einer Grippe mit Fieber hinzu, die 60 Watt erfordert, so führt dieses Überschreiten der mechanischen Leistungsreserve zum Erschöpfungstod. Bei Durchführung einer Sauerstofftherapie vor dem grippalen Infekt hätte die mechanische Leistungsreserve z. B. auf 90 Watt erhöht werden können. Dadurch hätte diese Person die Erkrankung überlebt.

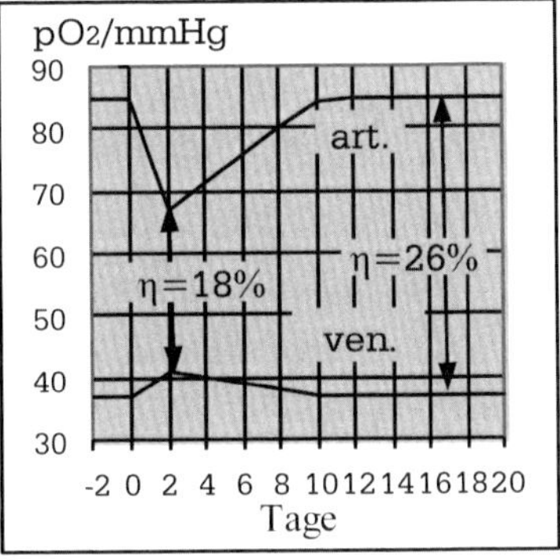

Abb. 7.1 Erkältung

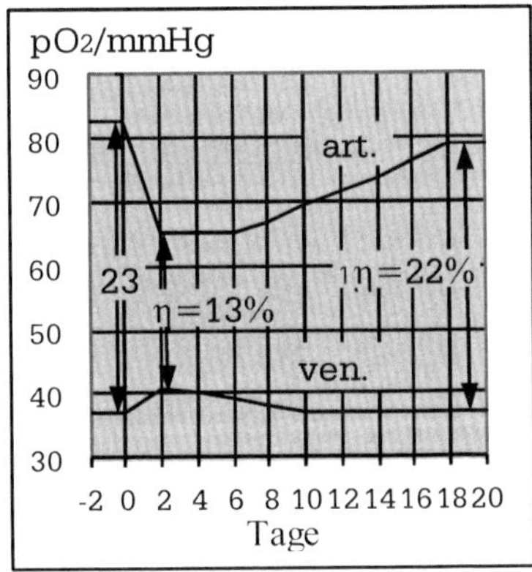

Abb. 7.2 grippaler Infekt

Die Abbildungen 7.1 bis 7.7 [2] zeigen Beispiele von Stresseinwirkungen und die sich daraus ergebende starke Verschlechterung des Ruhe-Sauerstoffpartialdruckes arteriell und venös sowie die dazugehörigen η- Werte.

Abb. 7.1 zeigt für eine Erkältung in Ausgangssituation einen η - Wert von 26 % (ermittelt über Diagramm Abb. 3.13). Mit Beginn einer Erkältung am Tag 0 sinkt der arterielle Sauerstoffpartialdruck (obere Kurve) ab, der venöse Sauerstoffpartialdruck (untere Kurve) steigt an. Daraus ergibt sich für den 2. Tag ein η von nur noch 18 %. Nach 12 Tagen normaler Rehabilitation ist die Erkältung überwunden, die ursprünglichen Werte wurden wieder erreicht.

Abb. 7.2 zeigt einen grippalen Infekt, bis zum 18. Tag folgt die normale Rehabilitation.

In Abb. 7.3 ist ein Fall von sehr starkem Bewegungsmangel dargestellt. Am 17. Tag beginnt die Rehabilitation durch Aufnahme körperlicher Betätigung.

In Abb. 7.4 ist der Verlauf einer Manager-Überlastung dargestellt. Vom Tag 0 bis zum 34.Tag wirkte starker Distress durch Management. Dies führte zu einem Absinken des arteriellen Sauerstoffpartialdruckes und Ansteigen des venösen Sauerstoffpartialdruckes. Dadurch ergab sich ein η- Abfall von 28 % auf 15 %. Am 31. Tag machten sich Kreislaufstörungen bemerkbar, die Arbeitsfähigkeit war beeinträchtigt. Ab 35. Tag erfolgt durch Urlaub eine normale Rehabilitation.

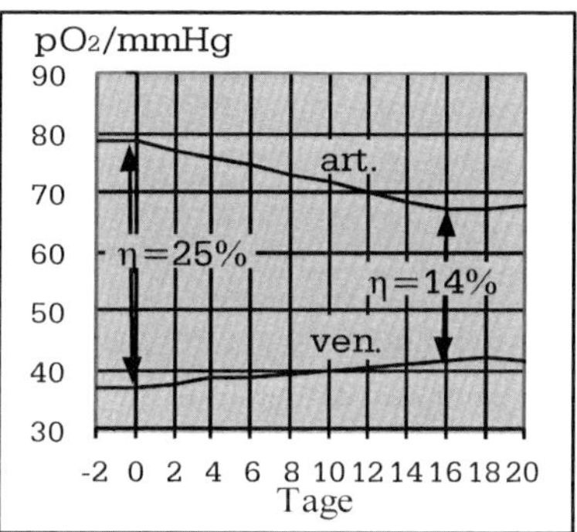

Abb.7.3 sehr starker Bewegungsmangel

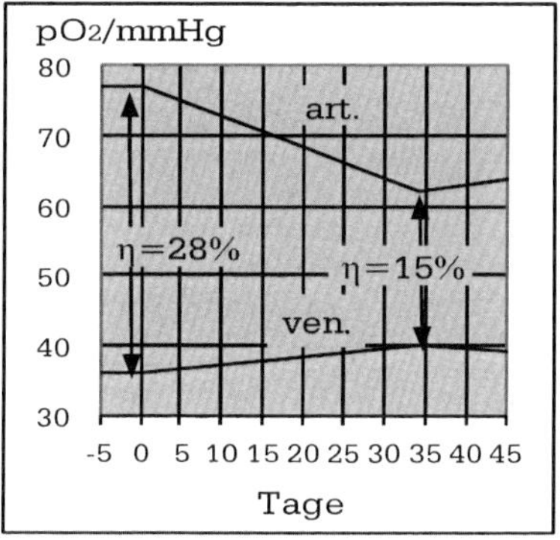

Abb.7.4 Manager-überlastung

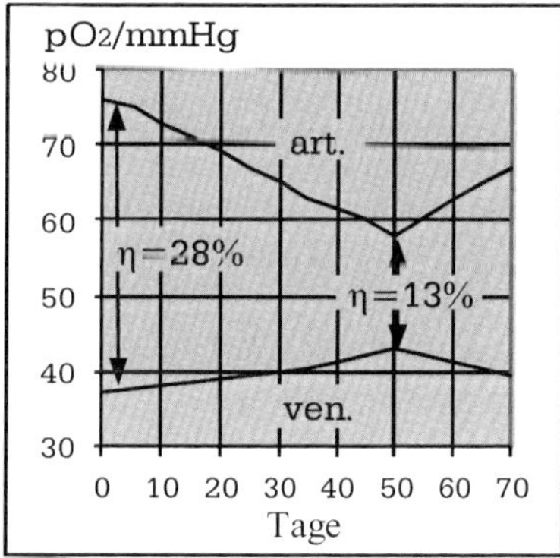

Abb. 7.5 Chemotherapie

In allen erläuterten Fällen kann die normale Rehabilitationszeit durch Sauerstofftherapien bedeutend verkürzt werden.
(siehe Abb. 11.17 Seite 127).

Die Abbildungen 7.5 bis 7.7 zeigen die stressorischen Wirkungen der konventionellen Krebstherapien.

Bei der Chemotherapie (Abb. 7.5) ergibt sich durch die Gabe von Zytostatika vom Tag 0 bis zum 50. Tag eine sehr starke toxische Belastung. Dadurch sinkt der η-Wert von anfänglich 28 % auf 13 % ab. Danach erfolgt nur eine natürliche, langsame Rehabilitation.

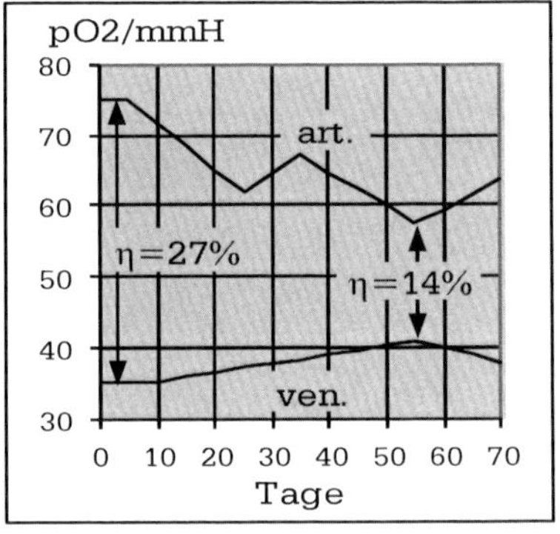

Abb. 7.6 Strahlentherapie

Bei der fraktionierten Strahlentherapie (Abb. 7.6) mit einer Bestrahlung vom Tag 0 bis zum 15. Tag und vom 30. Tag bis zum 45. Tag sinkt der η- Wert durch toxische Abbauprodukte jeweils stark ab. Auch hier erfolgt wie bei der Chemotherapie nur eine langsame Rehabilitation. Um eine gute Ausgangsbasis zu schaffen, sollte vor den konventionellen Krebstherapien eine Sauerstofftherapie absolviert werden. Werden dann begleitend zu den konventionellen Krebstherapien Sauerstofftherapien durchgeführt, so werden die Nebenwirkungen der konventionellen Krebstherapien wesentlich besser vertragen.

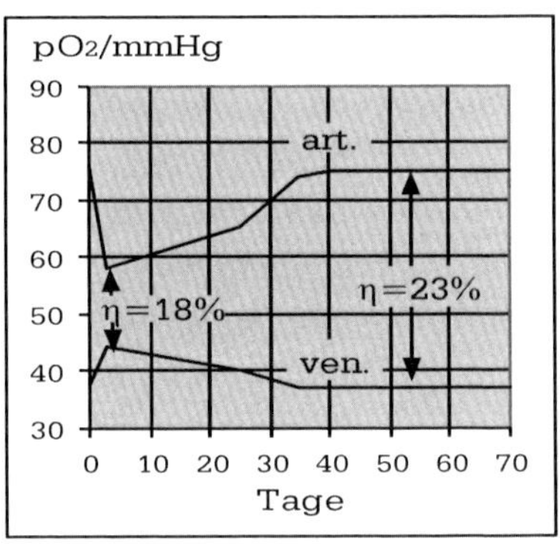

Abb. 7.7 Operation

Sauerstofftherapien können vor Stresseinwirkungen vorbeugend wirken und Stressfolgen beseitigen oder mildern.

8 Technische Voraussetzungen

Neben den zu erfüllenden personellen Voraussetzungen erfordert jede Sauerstofftherapie ein Minimum an technischen Ausrüstungen. Technische Grundvoraussetzungen sind das Vorhandensein eines Sauerstoffkonzentrators oder einer Sauerstoffflasche mit Reduzierventil, eines Sprudelbefeuchters (entfällt bei Sauerstoffkuren mit ionisiertem Sauerstoff), eines Sauerstoffflussmessers und einer Atemmaske, möglichst mit Atembeutel. Weiterhin werden Pulsmesser, Blutdruckmesser, ein Sauerstoff-Partialdruck-Messgerät und ein Gerät zur Messung der Sauerstoffsättigung benötigt. Sollen Therapien mit körperlicher Belastung und Therapieerfolgsnachweis durchgeführt werden, so wird auch ein Fahrradergometer mit Wattanzeige benötigt. Für Sauerstofftherapien mit ionisiertem Sauerstoff ist zusätzlich ein Ionisator erforderlich. Für gehobene Ansprüche und einen exakten Nachweis der Therapieerfolge sind ein Sauerstoff-Aufnahmemessgerät, ein EKG-Gerät und ein Computer mit Software für die Messwerterfassung und -auswertung empfehlenswert. Die Kostenangaben sind grobe Durchschnittswerte, sie können je nach Anbieter beachtlich schwanken.

Minimalausrüstung für Heimkuren

- Sauerstoffkonzentrator 5 Liter oder Sauerstoffflaschen 10 Liter
- Sauerstoffflussmesser, Sprudelbefeuchter (gehören meist zum Lieferumfang des Sauerstoffkonzentrators).
- Sauerstoffmaske mit Atembeutel und Verbindungsschlauch

Kosten: ca. 1800.- Euro (für Variante mit Sauerstoffkonzentrator)

Normalausrüstung für 18 Tage Standardvariante

- Sauerstoffkonzentrator 5 bis 6 Liter oder Sauerstoffflasche 10, besser 20 Liter,
- Sauerstoffflussmesser, Sprudelbefeuchter (gehören meist zum Lieferumfang des Sauerstoffkonzentrators),
- Sauerstoffmaske mit Atembeutel und Verbindungsschlauch,
- Blutdruckmessgerät mit Pulsmesser,
- Sauerstoff-Partialdruck-Messgerät,
- Fakultativ: Ionisationsgerät zur Verbesserung der Wirkungen und zur Verkürzung der Anwendungszeiten.

Kosten ca. 5500.- Euro (ohne Ionisationsgerät)

Normalausrüstung für Varianten mit körperlicher Belastung

- Sauerstoffkonzentrator(en) mindestens 15 Liter und (oder) eine Sauerstoffflasche 20 Liter,
- Harte Sauerstoffmaske, dichte Ausführung mit Atembeutel 3 Liter und Verbindungsschlauch,
- Sauerstoffflussmesser, Sprudelbefeuchter (gehören meist zum Lieferumfang des Sauerstoffkonzentrators),
- Blutdruckmessgerät mit Pulsmesser,
- Sauerstoff-Partialdruck-Messgerät und Gerät zur Messung der Sauerstoffsättigung,
- Fakultativ: Ionisationsgerät zur Verbesserung der Wirkungen und zur Verkürzung der Anwendungszeiten,
- Ergometer,
- Computer zur Messwerterfassung, Puls- und Sauerstoffpartialdrucküberwachung.

Kosten ca. 8500.- Euro (für Variante mit Sauerstoffkonzentrator)

Maximalvariante

- Sauerstoffkonzentratoren mindestens 30 Liter/Minute und (oder) eine Sauerstoffflasche 20 Liter,
- Harte Sauerstoffmaske dichte Ausführung mit einem 3 Liter-Atembeutel und Verbindungsschlauch,
- Sauerstoffflussmesser, Sprudelbefeuchter (gehören meist zum Lieferumfang des Sauerstoffkonzentrators),
- Sauerstoff-Partialdruck-Messgerät,
- Ergometer mit automatischer Blutdruckmessung,
- Computer zur Messwerterfassung, Puls- und Sauerstoffpartialdrucküberwachung,
- EKG-Gerät (Patientenmonitor) mit automatischem Auswerteprogramm,
- Ionisationsgerät zur Bereitstellung von negativ oder positiv ionisiertem Sauerstoff zur Verbesserung der Wirkungen sowie der Beeinflussung der vegetativen Lage,
- Messgerät zur Messung der Situation des vegetativen Nervensystems.

Kosten ca. 25 000.- Euro

8.1 Sauerstoffbereitstellung

Für die Bereitstellung von Sauerstoff für Sauerstofftherapien gibt es für die unterschiedlichen Anwendungen und Bedürfnisse verschiedene Möglichkeiten. Große Kliniken verfügen über einen zentralen Tank mit flüssigem Sauerstoff. Dieser wird gasförmig über Rohrleitungen an die einzelnen Abnahmestellen geleitet. Für die übrigen Anwender kommen Sauerstoffkonzentratoren und Sauerstoffflaschen infrage.

8.2 Sicherheitshinweise für den Umgang mit Sauerstoff

Beim Umgang mit Sauerstoff ist unbedingt darauf zu achten, dass der Kontakt mit Schmierstoffen, Ölen und Fetten vermieden wird, da Explosionsgefahr besteht. Sauerstoff brennt zwar nicht, hat jedoch eine ungeheure brandfördernde Wirkung. Kleinste brennbare Partikel, z. B. Staub, Fettspuren, können beim schnellen Öffnen des Flaschenventils eine Entzündung und Verpuffung bewirken.

- Es darf daher nie in der Nähe von Sauerstoff mit Fett und offenem Feuer oder brennenden Zigaretten hantiert werden.

- Besonders dürfen Gewinde, Ventile und Armaturen von Sauerstoffflaschen und Sauerstoffkonzentratoren nicht gefettet werden, sie sind stets fettfrei zu halten.

- Während der Sauerstoffkur ist Hautcreme an Händen oder Gesicht unbedingt zu vermeiden.

- Sauerstoffflaschen haben einen Druck von bis zu 200 bar. Daher ist äußerste Vorsicht beim Transport und der Lagerung der Flaschen geboten.

- Der Transport von Sauerstoffflaschen darf nur mit aufgeschraubter Sicherungskappe erfolgen.

- Die Sauerstoffflaschen sind in einem Ständer oder durch eine Wandhalterung gegen Umfallen zu sichern.

- Die Wartungsvorschriften, z. B. für Druckminderer, sind unbedingt einzuhalten.

8.3 Sauerstoffkonzentratoren

Sauerstoffkonzentratoren, auch Sauerstoffselektoren genannt, sind komplizierte, netzbetriebene Geräte, welche über Molekularfilter, auch Molekularsiebe genannt, aus der Luft Sauerstoff ausfiltern. Sauerstoffkonzentratoren sind in der Anwendung wesentlich bequemer als Sauerstoffflaschen. Sauerstoffkonzentratoren werden meist mit einer Leistung von 5, 6 oder 15 Litern Sauerstofffluss je Minute angeboten. Nachteilig ist der im Vergleich zu Sauerstoffflaschen relativ hohe Anschaffungspreis. Ein Konzentrator mit einem maximalen Sauerstofffluss von 5 Litern/min. kostet etwa das 10-fache einer 20-Liter-Sauerstoffflasche. Die laufenden Kosten sind bei Sauerstoffkonzentratoren relativ gering, während bei der Sauerstoffflasche die Kosten für jede Füllung beachtlich sind. Langfristig gesehen ist der Einsatz von Sauerstoffkonzentratoren gegenüber Sauerstoffflaschen ökonomischer und bezüglich der Sicherheit unproblematisch.

Für die Sauerstoffgewinnung durch Sauerstoffkonzentratoren ist das Grundprinzip das Druckwechselverfahren. Zunächst wird Umgebungsluft von einem Kompressor angesaugt und in einem Behälter mit Molekularfilter verdichtet. Die großen Stickstoffmoleküle werden vom Molekularfilter zurückgehalten, während die kleineren Sauerstoffmoleküle den Molekularfilter passieren. Danach wird mit einem Teil des gewonnenen Sauerstoffs, der vom Molekularfilter zurückgehaltene Stickstoff, ausgespült. Bei Sauerstoffkonzentratoren mit 2 Molekularfiltern muss sich erst der Speicher mit konzentriertem Sauerstoff füllen. Daher sollte man nach dem Einschalten derartiger Sauerstoffkonzentratoren einige Minuten warten, bis die volle Konzentration erreicht wird.

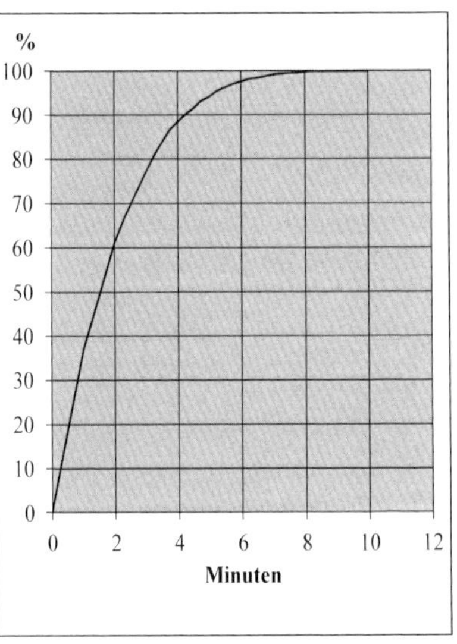

Abb. 8.1 Einlaufkurve eines Sauerstoffkonzentrators

Abb. 8.1 zeigt für einen 15-Liter-Sauerstoffkonzentrator die Einlaufkurve. Vom Einschalten des Gerätes bis zum Erreichen der vollen Sauerstoffkonzentration dauert es in diesem Fall etwa 6 bis 8 Minuten. Der Sauerstoffgehalt des von Sauerstoffkonzentratoren abgegebenen Sauerstoff-Luftgemisches ist geringer als bei Sauerstoffflaschen. Er nimmt mit zunehmender Sauerstoffentnahme, d. h. mit zunehmendem Sauerstofffluss, ab.

Die Kurve "normal" Abb. 8.2 gilt für einen 15-Liter-Sauerstoffkonzentrator. Daraus resultiert, dass der Sauerstoffgehalt bei einem Fluss von 15 Litern schon so weit abgefallen ist, dass er für Sauerstofftherapien mit Ergometerbelastung nicht mehr ausreicht. Um Sauerstoff mit der erforderlichen Konzentration entnehmen zu können, sollte diesem Konzentrator für Sauerstofftherapien nicht mehr als 9 Liter/Minute entnommen werden, auch wenn er als 15-Litergerät gekennzeichnet ist.

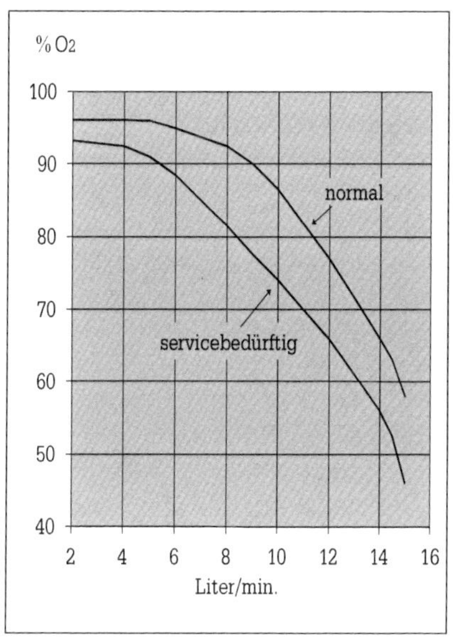

Abb. 8.2 Sauerstoffkonzentration eines 15 Liter- Sauerstoffkonzentrators

Zu beachten ist, dass die Sauerstoffkonzentration im Laufe der Zeit abnehmen kann, z. B. auf die Werte der Kurve "servicebedürftig" (Abb. 8.2). Daher sollte von Zeit zu Zeit die Sauerstoffkonzentration mit einem Sauerstoffmessgerät überprüft werden.

Ist ein Sauerstoffmessgerät nicht vorhanden, besteht die Möglichkeit, die Sauerstoffkonzentration mit einem Sauerstoff-Partialdruck-Messgerät zu überprüfen. Dazu wird das pO_2-Messgerät auf 37 °C eingestellt. Die Sonde des Messgerätes wird in einen Folienbeutel gelegt, in den man über einen Schlauch Sauerstoff aus einer Sauerstoffflasche einleitet. Nachdem die Luft aus dem Folienbeutel durch den Sauerstoff verdrängt wurde, ist die Sauerstoffzufuhr zu unterbrechen, um eine Kühlung der Sonde durch den Sauerstoffstrom zu vermeiden. Der nun angezeigte pO_2-Wert wird = 100 % gesetzt und mit dem Wert des zu bestimmenden Sauerstoffs verglichen.

Sauerstoffgehalt des Konzentrators in Volumen % = Messwert Konzentrator x 100 / Messwert O_2Flasche

Berechnungsbeispiel: Das pO_2- Messgerät zeigt, nachdem Sauerstoff aus der Sauerstoffflasche in einen Folienbeutel mit der darin befindlichen Sonde eingeleitet wurde, einen Wert von 778 mmHg an. Danach wird Sauerstoff aus dem zu prüfenden Sauerstoffkonzentrator in den Folienbeutel mit der darin befindlichen Sonde eingeleitet. Erfolgt eine Anzeige von 681 mmHg, so ergibt sich eine Sauerstoffkonzentration von: 681x100/778 = 87,5 %.

Wird mehr Sauerstoff benötigt, als ein einzelner Selektor abgeben kann, können mehrere Sauerstoffkonzentratoren über T-Verbinder parallel betrieben werden. Eine weitere Möglichkeit besteht darin, einen oder mehrere Sauerstoffkonzentratoren gemeinsam mit einer Sauerstoffflasche zu verwenden.

Wenn ein Konzentrator ausgeschaltet ist, muss unbedingt vermieden werden, dass von anderen Konzentratoren über den Sprudelbefeuchter Wasser in das ausgeschaltete Gerät gedrückt wird. Das kann durch Rückschlagventile oder leere Sprudelbefeuchter verhindert werden. Die leeren Sprudelbefeuchter werden zwischen dem normalen Sprudelbefeuchter und dem Konzentrator eingebaut. Dabei müssen bei dem Sprudelbefeuchter gegenüber der normalen Anwendung Eingang und Ausgang vertauscht werden.

Sauerstoffkonzentrator Precise 6000

Die Sauerstoffkonzentratoren **Precise 6000** der **Firma medicap** arbeiten mit moderner 3- Säulentechnik (Abb. 8.3). Dabei wird wechselweise und zyklisch immer eine Säule gefüllt, in einer weiteren Säule der Stickstoff vom Sauerstoff getrennt und in der dritten Säule der Stickstoff aus dem Molekularfilter zurückgespült.

Durch dieses Verfahren wird ohne zusätzlichen Sauerstoffspeicher ein annähernd kontinuierlicher Sauerstofffluss und ein sehr schneller Sauerstoffkonzentrationsaufbau nach dem Einschalten des Gerätes erzielt.

Ein verschleißfreier Ultraschallsensor überwacht die Sauerstoffkonzentration, die über das Display abgelesen werden kann. Bei dem Sauerstoffkonzentrator Medicap Précise 6000 M beträgt die Sauerstoffkonzentration bis zu einem Sauerstofffluss von 3 Litern je Minute 95 %, bei einem Sauerstoff Flow (Fluss) von 4 Litern je Minute 90 %.

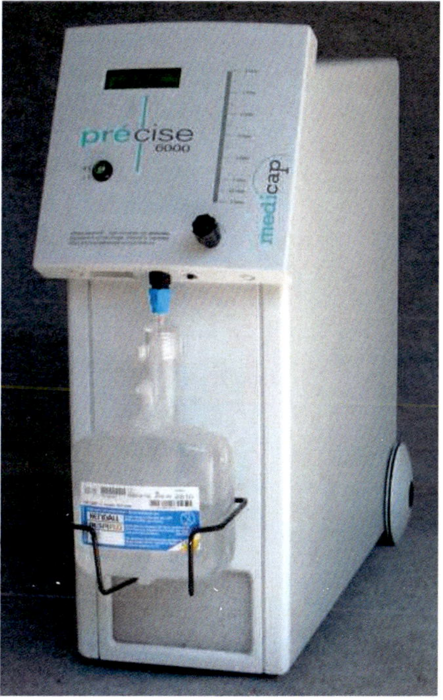

Abb. 8.3 Sauerstoffkonzentrator Medicap Précise 6000 M

Vorteile gegenüber der herkömmlichen Technik sind zum Beispiel:

- Erstes Gerät mit alphanumerischem Klartextdisplay
- Sauerstoffkonzentrationsüberwachung mit digitaler Anzeige
- Moderne 3- Säulentechnik
- Schnelles Erreichen der maximalen Sauerstoffkonzentration nach dem Einschalten
- Überwachung aller Betriebsdaten und Anzeige per Knopfdruck
- Kontinuierliche Floweinstellung von 0 bis 5 Liter/min mit elektronischer Anzeige
- Geringer Geräuschpegel

8.4 Bereitstellung von ionisiertem Sauerstoff

Zunehmend wird bei Sauerstofftherapien auch ionisierter Sauerstoff eingesetzt, wobei zurzeit vorwiegend negativ ionisierter Sauerstoff Anwendung findet.

Für Sauerstoffanwendungen, bei denen ionisierter Sauerstoff eingesetzt werden soll, muss der molekulare Sauerstoff durch spezielle Geräte (Sauerstoffionisatoren) negativ oder positiv ionisiert werden. Man spricht dabei auch vom Aktivieren des Sauerstoffes. Diese Sauerstoffionisatoren sind selbstständige, netzbetriebene Geräte, die zwischen Sauerstoffquelle und Maskenapplikator angeschlossen werden.

Eine weitere Möglichkeit ionisierten Sauerstoff zu erzeugen besteht darin, handelsübliche Sauerstoffkonzentratoren mit integrierten Ionisationsgeräten einzusetzen, die jedoch ausschließlich negativ ionisierten Sauerstoff bereitstellen.

Ionisationsgeräte für negativ ionisierten Sauerstoff arbeiten mit einer hohen regelbaren Gleichspannung von etwa 2000 bis 6000 Volt, die dem Ionisationskopf zugeführt wird. Der Ionisationskopf, in welchem die Ionisation des Sauerstoffes über eine koronare Spitzenentladung erfolgt, soll sich möglichst dicht an der Sauerstoffmaske befinden, um Rekombinationsverluste klein zu halten.

Entsprechend einem Gutachten von Dr. Varga entstehen bei dem Ionisationsgerät „Vargator" bei einer Spannung von 5,5 kV etwa $4x10^6$ Ionen/cm^3.

In 1 cm^3 Luft befinden sich etwa 10^{19} Atome. Werden je cm^3 Luft etwa 10^6 Atome ionisiert, so ist dies ein Verhältnis von $1:10^{13}$ an nicht ionisierten Atomen. Das bedeutet, dass nur jedes zehnbillionste Atom ionisiert wird.

Als unerwünschte Nebenprodukte können 0,015 ppm Ozon (O_3) und 0,02 ppm Stickoxid (NO_2) entstehen. Wenn die Elektroden aus V2A-Stahl gefertigt werden, entstehen keine gefährlichen Metallionen. Die zulässigen MAK-Werte (**m**aximal zulässige **A**rbeitsplatz**k**onzentration) liegen bei Ozon 7-mal höher und bei Stickstoffoxid 250-mal höher.

Ionisationsgeräte, z. B. das Oxygen Ion 3000 nach Dr. Engler, welche negativ und positiv ionisierten Sauerstoff liefern können, arbeiten mit der Überdruck-Kammer-Plasma-Methode, bei der durch Stoßionisation eine partielle positive oder negative Ionisation des medizinischen Sauerstoffs erreicht wird.

Da der Mensch auf physikalische Umweltreize, wie Felder und Ionen, erst nach 12 bis 16 Minuten reagiert, sollten die ersten Messungen nach einer Ionenbehandlung erst nach ca. 20 Minuten durchgeführt werden.

Sprudelbefeuchter sind bei Sauerstoffanwendungen mit ionisiertem Sauerstoff grundsätzlich nicht anzuwenden

Für Vagotoniker ist negativ ionisierter Sauerstoff nicht geeignet (Kapitel 5).

8.5 Sauerstoffflaschen

Sauerstoffflaschen sind im Handel als Eigentumsflaschen erhältlich oder können ausgeliehen werden.

Die Konzentration des abgegebenen Sauerstoffs ist sehr hoch, sie beträgt über 99,5 Volumen- %.

Sauerstoffflaschen für Sauerstofftherapien haben meist ein Volumen von 10 oder 20 Litern. Flaschen größer als 20 Liter sind zwar ökonomisch günstiger, jedoch von Hand kaum zu transportieren. Kleinere Sauerstoffflaschen sind für Sauerstofftherapien nicht geeignet, jedoch auch im privaten Bereich bei Unfällen und Notfällen zur Überbrückung der Zeit bis zum Eintreffen der Rettungskräfte sinnvoll.

Der Sauerstoff in der Sauerstoffflasche ist gasförmig. Bei einem Druck von 200 bar ergeben sich für die 10l-Flasche 2000 Liter bzw. für die 20l-Flasche 4000 Liter Sauerstoff. Das bedeutet, dass für eine 18-Tage-Therapie mehr als zwei 20 Liter Flaschen benötigt werden. Die Füllung einer 20-Liter-Sauerstoffflasche kostet mehr als 70.- Euro, sodass diese Art der Sauerstoffbereitstellung ökonomisch ungünstig ist.

Für eine 18 Tage- bzw. 36 Std.- Therapie ohne körperliche Belastung benötigt man bei dem üblichen Sauerstofffluss von 4 Litern in der Minute eine Sauerstoffmenge von:

18 x 120 min. x 4 l/min. = 8640 Liter

Für eine 3 Tage Aktivtherapie mit Ergometerbelastung benötigt man bei einem Sauerstofffluss von 28 Litern in der Minute eine Sauerstoffmenge von:

3 x 30 min. x 25 l/min. = 2100 Liter

Zu jeder Sauerstoffflasche wird ein Druckminderer mit einem Manometer benötigt, welches den Innendruck der Flasche anzeigt. Der Druckminderer setzt den hohen Innendruck der Flaschen auf den niedrigen Arbeitsdruck herab. Weiterhin ist ein Flussmesser erforderlich, nach dem der jeweils erforderliche Sauerstofffluss eingestellt werden kann.

Letztlich wird ein mit destilliertem Wasser gefüllter Sprudelbefeuchter benötigt, der den trockenen Sauerstoff der Sauerstoffflasche oder des Konzentrators soweit anfeuchtet, dass bei der Inhalation während der Therapie die Schleimhäute nicht austrocknen.

Um ein Übersprudeln des Wassers im Sprudelbefeuchter mit dem sich daraus ergebendem Eindringen des Wassers in die Sauerstoffmaske zu vermeiden, darf der Sprudelbefeuchter, besonders bei hohem Sauerstofffluss, nicht mehr als bis zu ca. 2/3 mit destilliertem Wasser gefüllt werden.

8.8 Chemische Sauerstoff-Erzeugungsgeräte

Die chemischen Sauerstoffentwicklungsgeräte wurden vor Jahren häufig für über 1000 DM, meist bei „Kaffeefahrten" angeboten. Die Geräte werden auch heute noch vertrieben, wenn auch zu wesentlich niedrigeren Preisen.

Die **chemische Sauerstofferzeugung** erfolgt in kaffeemaschinenähnlichen Behältern. Je eine Doppelpackung von 10 mitgelieferten Chemikalien (Mangandioxid und Natriumkarbonat mit Wasserstoffperoxid) wird in die mit Wasser zu füllenden Kammern des Gerätes gegeben. Abb. 8.5 zeigt ein Beispiel eines solchen Gerätes. Aus Diagramm Abb. 8.4 ist zu erkennen, dass von dem Sauerstoffentwicklungsgerät in den ersten 8 Minuten nur 0,4 Liter Sauerstoff je Minute abgegeben werden, danach nimmt die abgegebene Menge innerhalb der nächsten 18 Minuten auf null ab. Bei der chemischen Sauerstofferzeugung entstehen je Füllung nur ca. 6 Liter Sauerstoff.

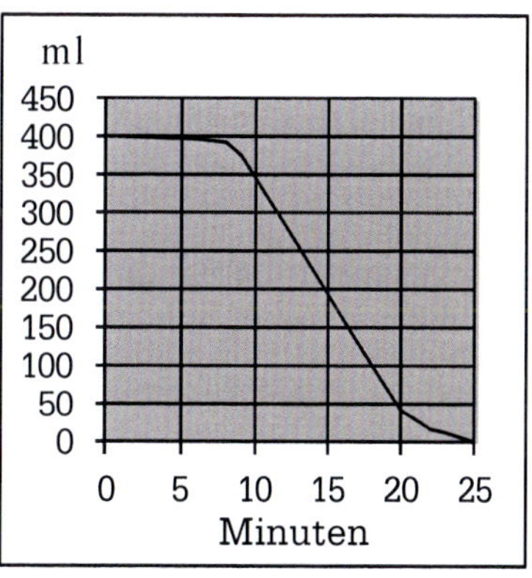

Abb. 8.4 Sauerstoffabgabe bei chemischer Sauerstofferzeugung

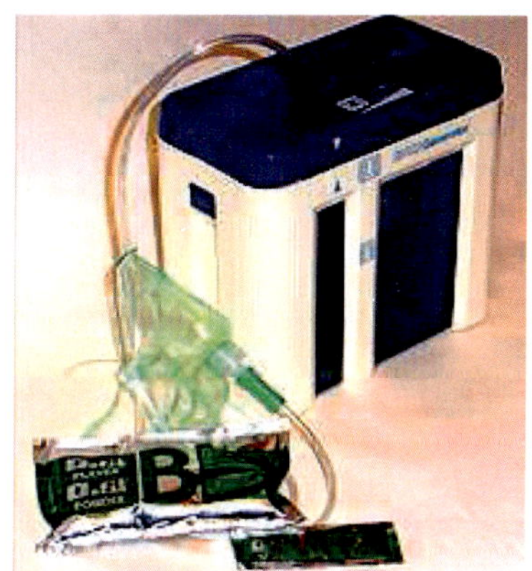

Abb. 8.5 Chemisches Sauerstofferzeugungsgerät

Zum Vergleich werden bei der 18-Tage-Sauerstoff-Mehrschritt-Therapie täglich 2 Stunden lang 4 Liter Sauerstoff je Minute benötigt, d. h. pro Sauerstofftherapie 8640 Liter! Durch die bei der chemischen Sauerstofferzeugung viel zu geringe Sauerstoffmenge ist diese Art der Sauerstoffbereitstellung für Sauerstofftherapien ungeeignet und völlig wirkungslos. Versuchsmessungen zeigen, dass der Sauerstoffpartialdruck nicht im geringsten gegenüber dem Ausgangswert bei normaler Luftatmung ansteigt!

8.6 Sauerstoffmasken

Bei Sauerstoff-Inhalations-Therapien erfolgt die Sauerstoffaufnahme meist über Sauerstoffmasken, in einigen Fällen auch über Sonden bzw. Düsenapplikatoren.

Abb. 8.6 zeigt einen Düsenapplikator. Hierbei handelt es sich um ein sogenanntes offenes System mit großen Sauerstoffverlusten. Bei Dauerhilfen in der Wohnung oder im Krankenhaus ist sein Einsatz aus Bequemlichkeitsgründen angebracht. Dieser Applikator sollte jedoch bei Sauerstofftherapien nicht eingesetzt werden.

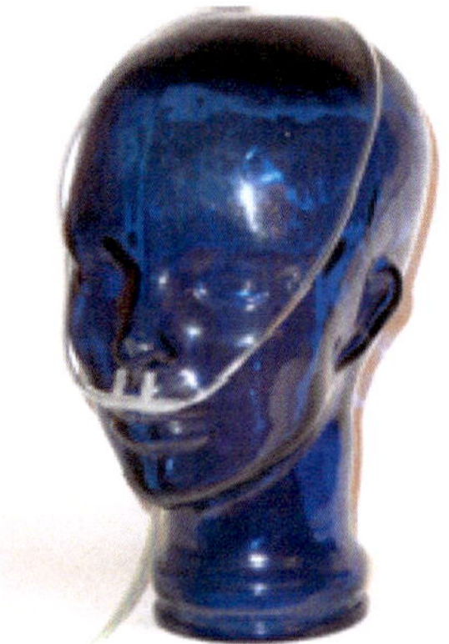

Abb. 8.6 Düsenapplikator

Abb. 8.7 zeigt eine Maske ohne Atembeutel aus weichem Kunststoff. Diese Maske kann mit einem oder zwei Ventilen bestückt werden. Diese Ventile dienen der Ausatmung. Beim Einatmen verhindern sie, dass zu viel Raumluft eingeatmet wird. Liegt die Maske nicht dicht genug am Gesicht an, geht Sauerstoff verloren und Raumluft wird eingeatmet. Man spricht hier von einem halb offenen System.

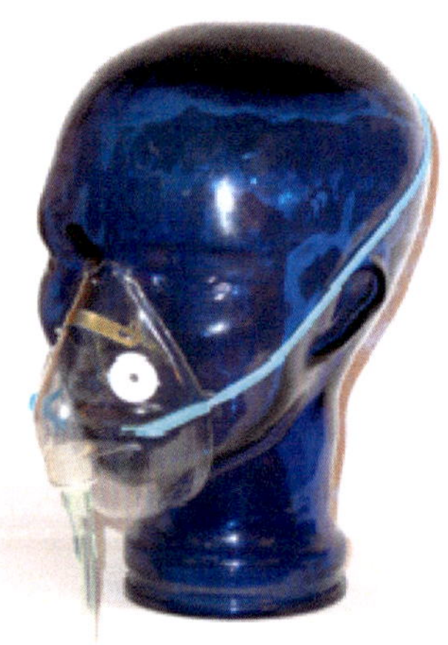

Abb. 8.7 Weiche Maske ohne Atembeutel

Eine bessere Ausnutzung des Sauerstoffes ist mit einem Maskenapplikator aus weichem Kunststoff mit Atembeutel (Abb. 8.8) möglich, der wiederum mit Ventilen bestückt werden kann. Die Ausnutzung des Sauerstoffes verbessert sich gegenüber der Maske ohne Atembeutel aber erst dann entscheidend, wenn mit zwei Ventilen gearbeitet wird und wenn der Sauerstofffluss über 4 Liter liegt. Erst dann ist deutlich zu sehen, dass sich die Speicherblase sichtbar beim Einatmen entleert und beim Ausatmen füllt. Diese Maskenart wird für Sauerstofftherapien ohne körperliche Belastung empfohlen.

Bei einem Sauerstofffluss ab 10 Liter je Minute, wie er bei Sauerstofftherapien mit körperlicher Belastung üblich ist, sollte stets eine große, völlig dicht am Gesicht anliegende Maske aus hartem Kunststoff verwendet werden. Die am Gesicht anliegende, aufblasbare Wulst der Maske passt sich den Konturen des Gesichtes gut an. Diese harten Masken Abb. 8.9 arbeiten mit je einem Einatem- und einem Ausatemventil und einem großen Atembeutel mit meist 3 Liter Volumen. Das Einatemventil verhindert, dass ausgeatmete Luft zurück in den Beutel gelangt und gestattet, dass aus dem Atembeutel hochprozentiger Sauerstoff eingeatmet werden kann. Das Ausatemventil bewirkt, dass ungehindert ausgeatmet werden kann, jedoch beim Einatmen keine Raumluft aufgenommen wird.

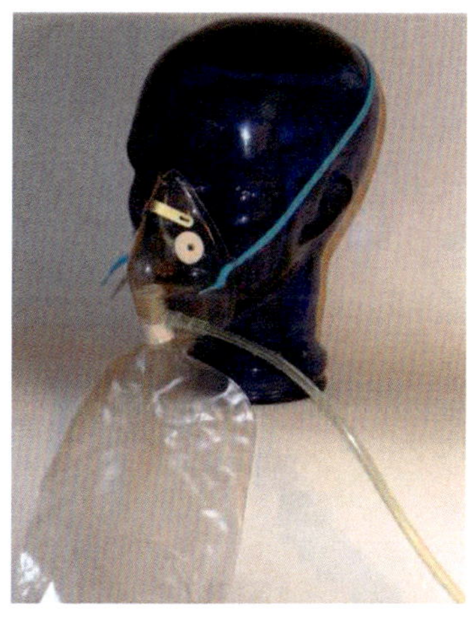

Abb.8.8 Weiche Maske mit Atembeutel

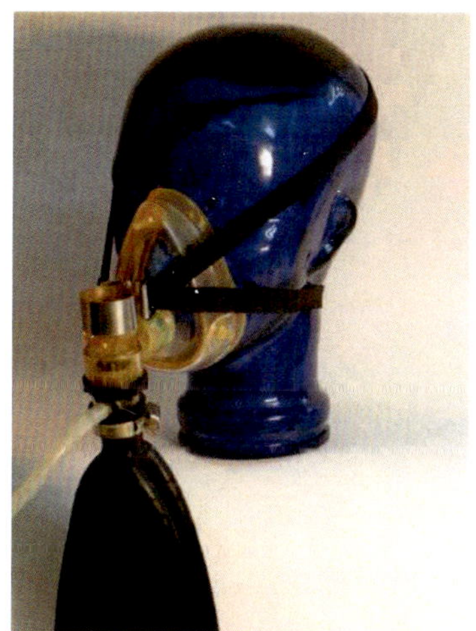

Abb. 8.9 Harte Maske mit Atembeutel

Einen Vergleich der einzelnen Masken zeigt Abb. 8.10. Die Umgebungsluft wurde gleich 100 % gesetzt. Die Messungen wurden einmal mit einem Flow von 4 Liter je Minute sowie einem Flow von 8 Liter je Minute durchgeführt. Während bei einem Sauerstofffluss von 8 Litern je Minute mit dem Düsenapplikator der Sauerstoffpartialdruck im Körper gegenüber der normalen Lufteinatmung nur um 45 % erhöht wird, erreicht man bei gleichem Sauerstofffluss mit der harten Sauerstoffmaske mit Speicherblase eine Erhöhung auf 578 % gegenüber normaler Luft.

Aus den Messungen ergibt sich:

- Der Düsenapplikator bringt gegenüber den Masken ein wesentlich schlechteres Ergebnis. Er sollte nur für Langzeitanwendungen benutzt werden, bei denen Masken aus Bequemlichkeitsgründen nicht infrage kommen.
- Für Sauerstofftherapien mit einem Flow von 4 - 5 Liter je Minute sollten weiche Masken mit Beutel und einem oder zwei Ventilen verwendet werden. Harte, dichte Masken scheiden aus, da ein Mensch in Ruhe ein Atemvolumen von mehr als 4 Liter/Minute benötigt.
- Für Sauerstofftherapien mit körperlicher Belastung sollten ausschließlich harte Masken mit Atembeutel verwendet werden, auch wenn diese im Gebrauch wegen ihrer Größe etwas unbequem sind. Mit anderen Masken erreicht man nicht den für den Therapieerfolg erforderlichen hohen Sauerstoffpartialdruck.

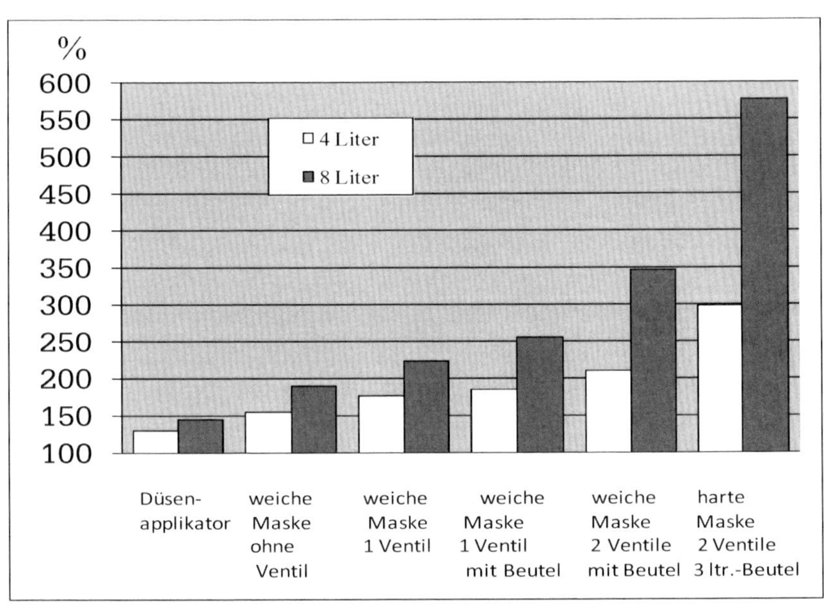

Abb. 8.10 Anstieg des Sauerstoffpartialdruckes im Körper gegenüber Luftatmung in % bei einem Sauerstofffluss von 4 und 8 Liter

8.7 Veränderung der Durchblutung der Organe durch körperliche Belastung

Die Durchblutung der Organe des Körpers verändert sich entsprechend der körperlichen, in Watt (W) angegebenen Belastung (Abb. 8.11) modifiziert nach [43]. Soll die Sauerstofftherapie auf bestimmte Organe bevorzugt wirken, so ist dies bei der Ergometerbelastung zu berücksichtigen.

Eine hohe Ergometerbelastung ergibt allgemein eine bessere Durchblutung besonders der Muskulatur. Auch die Gehirndurchblutung (Abb. 8.12) ist stark von der gewählten körperlichen Belastung abhängig. [Nach Hollmann]

Sollen der Verdauungstrakt oder die Nieren besonders gut mit Sauerstoff versorgt werden, so muss die Sauerstoffaufnahme ohne körperliche Belastung in Ruhe erfolgen.

Gebiet	Durchblutung ml/min		
	Ruhe	50W	150W
Verdauung	1400	1100	600
Nieren	1100	900	600
Gehirn	750	880	1000
Herz (coronar)	250	350	750
Skelettmuskel	1200	4500	12500
Haut	500	1500	1900
Andere Organe	600	400	400

Abb. 8.11 Organdurchblutung bei Ruhe und unterschiedlicher körperlicher Belastung

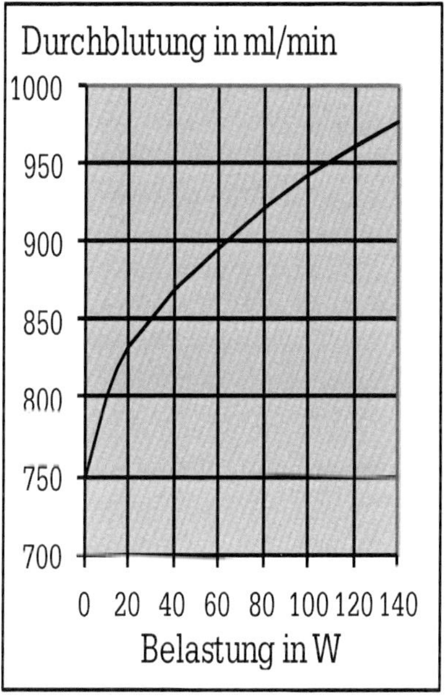

Abb. 8.12 Gehirndurchblutung bei Ruhe und unterschiedlicher körperlicher Belastung

8.8 Grenzwerte und Sollwerte des Sauerstoffflusses

Therapeutische Grenzwerte sind dadurch gegeben, dass ein unterer Grenzwert des Sauerstoffpartialdruckes überschritten werden muss, um einen lang anhaltenden Therapieerfolg zu erreichen. Zum anderen darf ein oberer Grenzwert des Sauerstoffpartialdruckes unter Beachtung der Therapiedauer nicht überschritten werden, um toxische Wirkungen mit Sicherheit auszuschließen (Kapitel 21.1).

Zum Überschreiten des **unteren Grenzwertes** muss der Sauerstofffluss so gewählt werden, dass für den 18-Tage-Standard-Prozess ohne körperliche Belastung (siehe Kapitel 11.3) ein arterieller Sauerstoffpartialdruck von mindestens 120 mmHg erreicht wird. Dadurch wird die „Schaltschwelle" (siehe Kapitel 11) überschritten, sodass eine lang anhaltende Wirkung eintritt. Für die Intensivvarianten (Varianten mit Ergometerbelastung) muss ein unterer Grenzwert des Sauerstoffpartialdruckes von mindestens 350 mmHg erreicht werden, um die Schaltschwelle zu überschreiten. **Dieser Wert kann nicht transcutan gemessen werden, da transcutan gemessene Werte niedriger liegen** (vergl. Kapitel 9.5).

Der **obere Grenzwert** wird bei der 18-Tage-Kur nicht überschritten, wenn die Sauerstoffkonzentration ca. 50 Volumenprozent beträgt. Diese Sauerstoffkonzentration wird erreicht, wenn eine weiche Maske mit Speicherblase bei einem Sauerstofffluss von etwa 4 Liter/Minute eingesetzt wird. Bei zu hoher Sauerstoffkonzentration mit sehr hohen arteriellen Sauerstoffpartialdruckwerten ohne körperliche Belastung, also mit normalem Atemzeitvolumen, kann wie bei Tauchern eine Gegenregulation des Lungensystems eintreten.

Bei den Intensivvarianten mit körperlicher Belastung kommt es durch die kurze Prozessdauer und dem der körperlichen Belastung entsprechenden hohen Atemzeitvolumen nicht zu gesundheitlichen Störungen oder Problemen. Trotz des oft hohen Sauerstoffflusses von 30 Litern bei höchster Sauerstoffkonzentration ergeben sich weder eine Gegenregulation des Lungensystems mit einem entsprechenden Abfall des Sauerstoffpartialdruckes noch irgendwelche toxische Wirkungen. Sogar ein Einatmen von Sauerstoff mit einer Konzentration von 100 % bis zu 6 Stunden wirkt normalerweise nicht toxisch.

Der **Sollwert des Sauerstoffflusses** bei der Intensivvariante mit körperlicher Belastung ergibt sich aus dem Sauerstoffbedarf des Patienten, der entscheidend von der jeweiligen Ergometerleistung abhängig ist. Der Atembeutel der in diesem Fall verwendeten dichten, harten Maske muss stets gefüllt sein. Eine zu starke Füllung führt zu Sauerstoffverlusten, der überschüssige Sauerstoff wird über die Ventile der Maske abgeblasen. Ein gelegentliches Nachregeln des Sauerstoffflusses während der Therapiedurchführung ist wegen der meist nicht gleichmäßigen Atmung erforderlich.

8.9 Hygiene bei Beatmungsgeräten

Die korrekte Desinfektion von Zubehör hat einen hohen Stellenwert. Nach Prof. Dr. med. Wille, Leiter des Institutes für Krankenhaushygiene und Infektionskontrolle Gießen, sind Empfehlungen mancher Hersteller von Heimbeatmungsgeräten, für die Desinfektion handelsübliche Spülmittel zu verwenden, nicht nachvollziehbar. Auch vor alkohol- oder chlorhaltigen Substanzen, Bleichmitteln oder aromatischen Lösungen wird gewarnt.

Zur täglichen Reinigung der Masken und der wöchentlichen Reinigung von Schläuchen sollten Mittel angewendet werden, wie sie auch in Kliniken verwendet werden. Diese geprüften Mittel sind in einer Liste der Deutschen Gesellschaft für Hygiene und Mikrobiologie enthalten.

9 Messtechnik und Messmethoden

Bei der Vorbereitung, der Durchführung und bei der Auswertung von Sauerstofftherapien sind Messungen unerlässlich. Der Sinn der Messungen bei Sauerstofftherapien ist:

Sicherung einer hohen, lang anhaltenden Wirkung der Therapie.

Durch Messung des Sauerstoff-Partialdruckes arteriell wird die ausreichende Sauerstoffaufnahme, die zum Überschreiten der Schaltschwelle führt, kontrolliert (siehe Seite 102 Kapitel 11). In Abb. 9.1 zeigt die obere Kurve für die ersten 30 Minuten einer 36-Stunden-Therapie das Ansteigen des Sauerstoffpartialdruckes von der normalen Atmung zur Atmung von 4 Liter Sauerstoff je Minute über eine weiche Maske. Die Schaltschwelle wird überschritten, der Therapieerfolg ist bei genügend langer Therapiedauer gesichert.

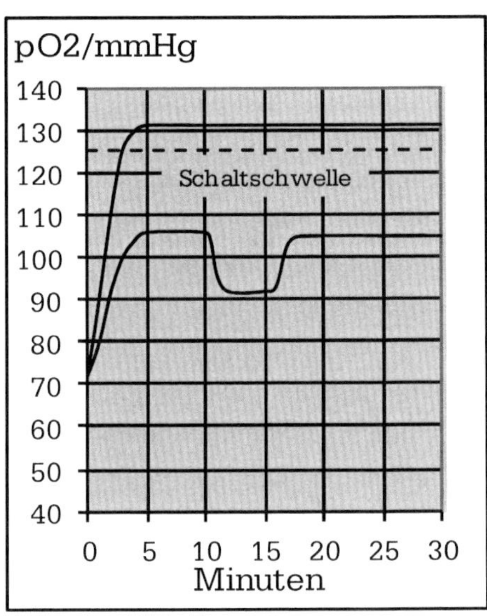

Abb. 9.1 Schaltschwelle bei der 36- Stunden- Therapie

Die untere Kurve in Abb. 9.1 zeigt den Verlauf des Sauerstoffpartialdruckes unter sonst gleichen Bedingungen, jedoch für einen zu geringen Sauerstofffluss von 2,5 Liter mit zeitweise (10. bis 17. Minute) verrutschter Maske.

Die Schaltschwelle wird in diesem Fall nicht überschritten, die Therapie bleibt wirkungslos.

Sicherung einer guten Verträglichkeit der Therapien.

Durch die Messung des Pulses und des Blutdruckes wird erreicht, dass die bei Ergometerbelastung einzuhaltenden Abbruchkriterien für Puls und Blutdruck (Kapitel 20) nicht überschritten werden.

Durch Messung des Sauerstoffpartialdruckes wird geprüft, ob die Atemregulation des Körpers bei Sauerstoffinhalation normal ist oder ob in seltenen Fällen der Sauerstoffpartialdruck nach anfänglichem normalem Anstieg durch Gegenregulation stark abfällt. Abb. 9.2 zeigt diesen Loeschke-Effekt [9, 10] mit zeitweiligem Abfall des Sauerstoff- Partialdruckes auf Werte unterhalb des Ausgangswertes. Ein sofortiger Abbruch der Sauerstoffgabe und der körperlichen Belastung ist bei Beginn des pO_2-Abfalles erforderlich.

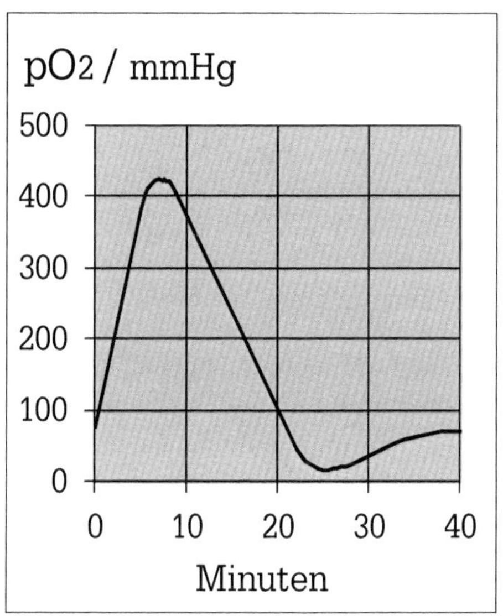

Abb. 9.2 Loeschke-Effekt

Nachweis des Erfolges der Therapien.

Diese Messungen während der Therapie, nach Monaten oder Jahren sind vielfältig. Als Beispiel sei an dieser Stelle die Zunahme der körperlichen Leistungsfähigkeit durch die Sauerstofftherapien erläutert. Gemessen wird die Verringerung der Pulsfrequenz nach den einzelnen Behandlungen bei stets gleicher Ergometerbelastung. Abb. 9.3 zeigt die jeweilige Pulsfrequenz mit Belastungsbeginn zum Zeitpunkt 0 und Belastungsende nach 25 Minuten. Kurve 1 stellt den Ausgangszustand während der 1. Behandlung dar. Kurve 2, aufgenommen am 2. Behandlungstag während der Behandlung, zeigt gegenüber der Kurve der 1. Behandlung trotz gleicher körperlicher Belastung auf dem Ergometer eine niedrigere Pulsfrequenz. Das bedeutet, dass die körperliche Leistungsfähigkeit zugenommen hat. Kurve 3 gilt für den 3. Behandlungstag, während Kurve K die Wirkung der 3. Behandlung durch eine Kontrollmessung nach 14 Tagen zeigt.

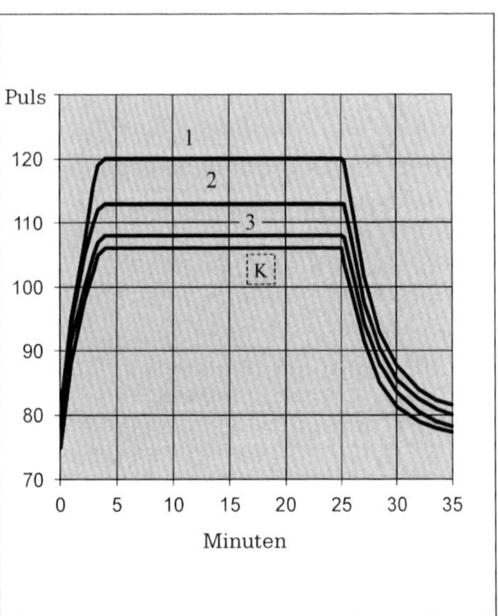

Abb. 9.3 Pulsabnahme durch SMT bei stets gleicher Belastung

Bei Therapien mit körperlicher Belastung sollte die Pulsfrequenz ständig gemessen und registriert werden, um den Leistungsgewinn nachzuweisen. Eine andere Methode des Leistungsnachweises ist der PWC-Test (siehe Seite 87 Kap. 9.12).

Für die exakte Durchführung und Auswertung der Sauerstofftherapien mit Nachweis des Therapieerfolges ist der Einsatz eines Computers mit einem entsprechenden Programm zweckmäßig. Durch dieses Programm wird der Behandelnde von Schritt zu Schritt über den gesamten Therapieablauf geführt. Des Weiteren werden mit dem Programm die relevanten Daten registriert. Der Therapieerfolg kann damit objektiv nachgewiesen werden.

Von den Messungen und Untersuchungsverfahren wird verlangt:

- Objektivität der Messungen,
- Freiheit von subjektiven Beurteilungen,
- Reproduzierbarkeit der Messungen (wiederholte Messungen führen zu gleichen Ergebnissen),
- Verschiedene Untersucher müssen zu gleichen Ergebnissen kommen.

Im Folgenden werden verschiedene Messungen, ihre Durchführung und die durch die Messungen nachweisbaren Therapieergebnisse beschrieben.

9.1 Schwankungen physiologischer Werte während des 24-Stunden-Zyklus

Zur Ermittlung der Wirksamkeit von Sauerstofftherapien ist es erforderlich, die Messungen vergleichbar zu machen. Die Werte für den Blutdruck, die O_2-Sättigungsdifferenz und die physiologische Leistungsbereitschaft ändern sich im 24-Stundenzyklus. Beachtlich ist die Tatsache, dass die Maxima und Minima der Diagramme Abb. 9.4 Abb., 9.5 [37], und Abb. 9.6 [38] nach O. Graf gut miteinander korrelieren:

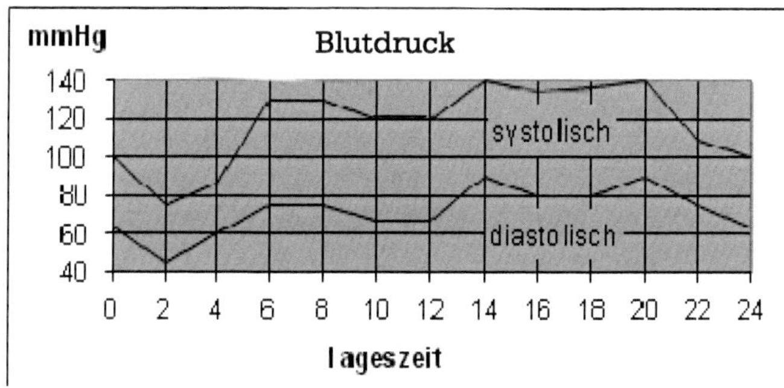

Abb. 9.4

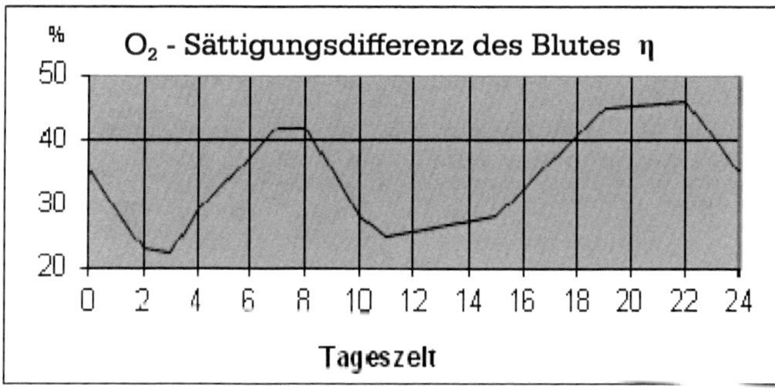

Abb. 9.5

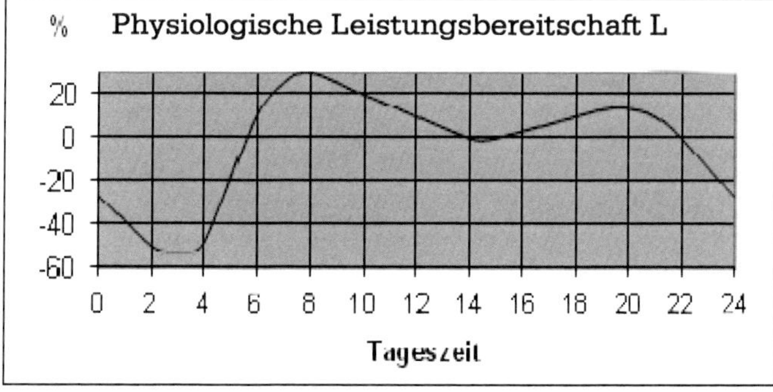

Abb 9.6

9.2 Pulsmessung

Die Pulsmessung ist vor, während und nach Sauerstofftherapien, besonders mit körperlicher Belastung, eine der wichtigsten Messungen. Die manuelle Pulsmessung ist am Handgelenk oder am Hals möglich. Elektronische Messverfahren sind bequemer, genauer und gestatten kontinuierliche, computergestützte Messungen mit Darstellung des Pulses über der Zeit auf dem Computermonitor. Die Pulskurven können während der Messungen betrachtet, registriert, auf dem Monitor dargestellt oder später ausgedruckt werden. Durch die akustische Pulskontrolle werden Herzrhythmusstörungen und gerätebedingte Störungen erkannt.

Elektronische Blutdruckmesser mit integrierter Pulsanzeige werten die Druckschwankungen der um den Oberarm oder um das Handgelenk gelegten Blutdruckmanschette aus und liefern exakte Messergebnisse, die jedoch nicht kontinuierlich und nicht über Computer auswertbar sind.

Elektronische Pulsmesser mit opto-elektronischen Messverfahren werten die durch die Druckwellen des Blutes sich verändernde Dichte des Fingers oder des Ohrläppchens aus. Dabei durchstrahlt eine Lichtemitterdiode das Gewebe. Die in der Nähe der Lichtemitterdiode angebrachte Fotodiode nimmt die durch den Puls verursachten Durchblutungsschwankungen, die zu Helligkeitsschwankungen führen, am Finger oder am Ohr auf. Eine computergestützte Auswertung mit Betrachtung des Pulsverlaufes in Abhängigkeit von der Zeit auf dem Computermonitor mit anschließendem Ausdruck ist möglich.

Bei der **Messung mit Fingeraufnehmern** kann es zu Störungen kommen, wenn der Finger zu wenig durchblutet ist, eine zu starke Hornhaut vorhanden ist oder bei der Bewegung auf dem Ergometer die Messergebnisse durch Muskelkontraktionen verfälscht werden.

Bei der **Messung am Ohr mit Ohrclip** muss die günstigste Stelle am Ohrläppchen gesucht werden. Falls dabei trotzdem kein sauberes Signal zustande kommt, empfiehlt es sich, das Ohrläppchen zur Verbesserung der Durchblutung mit zum Beispiel Finalgoncreme einzureiben.

Der elektronische telemetrische Pulsmesser arbeitet nach dem EKG-Prinzip. Ein Brustgurt mit zwei integrierten Elektroden sendet drahtlos die Pulswerte an den meist im Ergometer integrierten Empfänger oder an eine Pulsuhr als Empfänger. Das Verfahren ist äußerst exakt und störungsunanfälliger als die opto-elektronischen Pulsmessverfahren. Die Pulsanzeige erfolgt am Ergometer oder computergestützt.

Ziel der Messung: Erkennen und Vermeiden einer Überlastung auf dem Ergometer. Damit ergibt sich eine hohe Sicherheit bei der Behandlung. Als Therapieerfolg werden die Ruhepulsabnahme und die Belastungspulsabnahme nachgewiesen.

9.3 Blutdruckmessung

Die Blutdruckmessung ist eine der wichtigsten Messungen vor, während und nach der Sauerstofftherapie, besonders mit Ergometerbelastung. Die Messung sollte einmal vor der Sauerstofftherapie in Ruhe und einmal während der Sauerstoffaufnahme mit Ergometerbelastung erfolgen. Bei Feststellung eines gegenüber den Normalwerten erhöhten Ruheblutdruckes sind während der Ergometerbelastung weitere Blutdruckmessungen durchzuführen, um unzulässige Blutdruckerhöhungen frühzeitig zu erkennen bzw. zu vermeiden.

Bei dem **klassischen Blutdruckmessverfahren** verwendet man eine aufblasbare, mit einem Quecksilbermanometer verbundene Manschette. Diese wird um den Oberarm gelegt und aufgepumpt. Wird beim Aufpumpen der Manschettendruck größer als der Blutdruck in der Arterie, sind die Pulsgeräusche über das Stethoskop nicht mehr hörbar, es fließt kein Blut in der Arterie. Durch langsames Ablassen der Luft wird der Manschettendruck so weit gesenkt, dass die Blutströmung wieder hörbar ist. In diesem Moment entspricht der Manschettendruck dem systolischen Blutdruck, der an der Quecksilbersäule des Manometers abgelesen werden kann. Durch weiteres Absinken des Manschettendruckes ist der Puls im Stethoskop nicht mehr hörbar, d. h., der diastolische Blutdruck ist erreicht. Das bedeutet, dass wieder ein durchgängiger Blutfluss in den Arterien gegeben ist. Quecksilbermanometer werden nur noch selten verwendet und durch mechanische Manometer mit Zeiger ersetzt.

Moderne Blutdruckmessgeräte gibt es in verschiedenen Ausführungen. Diese Blutdruckmessgeräte arbeiten elektronisch. Bei älteren, preisgünstigen, halb automatischen Geräten erfolgte das Aufpumpen von Hand mit einem Gummiball. Vollautomatische Geräte verfügen über eine elektrische Pumpe. Bei ihnen läuft die Messung einschließlich Aufpumpen und Druckablassen vollautomatisch ab. Zur Messstelle sei gesagt, dass die Messung umso genauer wird, je näher sie an dem Herzen liegt. Die elektronischen Blutdruckmessgeräte werden überwiegend am Oberarm angelegt. Am Handgelenk angelegte Messgeräte sind etwas ungenauer als die Geräte mit Oberarmmanschette. Nicht zu empfehlen sind die zwar handlichen, aber ungenaueren Blutdruckmessgeräte, bei denen am Finger gemessen wird.

Blutdruckmessung - was ist zu beachten

- Verwenden Sie ein geeichtes Messgerät.
- Messen Sie nach 5 – 10 Minuten Ruhe ohne Bewegungen im Sitzen.
- Messen Sie möglichst stets zur gleichen Uhrzeit, da sich der Blutdruck im 24-Stundenrhythmus stark verändert (siehe Abb. 9.4).
- Messen Sie stets am gleichen Arm. Zwischen beiden Armen können Blutdruckunterschiede bestehen.
- Benutzen Sie eine Blutdruck-Messmanschette, die dem Armumfang entspricht. Der Armumfang ist auf der Manschette vermerkt. Normalmanschetten sind für einen Armumfang von 22 cm bis 32 cm mit einer Breite von 13 – 14 cm zu verwenden. Für 33 cm bis 41 cm Armumfang ist die nächst größere Manschette mit einer Breite von 18 cm zu verwenden. Bei Problemen wegen zu großen Oberarmumfanges kann ersatzweise am Unterarm gemessen werden. Bei geringem Armumfang und bei Kindern sollten kleinere Manschetten eingesetzt werden.
- Legen Sie beengende Kleidung ab, damit ein ordnungsgemäßes Anlegen der Manschette möglich ist.
- Legen Sie die Manschette so an, dass der untere Manschettenrand etwa 2 – 3 cm oberhalb der Armbeuge abschließt.
- Platzieren Sie die Manschette so, dass die Markierung der Manschette (oft Schlauchaustritt) auf der Arterie des Oberarmes liegt. Der Metallbügel der Manschette darf

niemals über der Arterie des Oberarmes liegen, da sonst die Blutdruckmesswerte verfälscht werden.

- Legen Sie die Manschette nur so straff an, dass zwei Finger zwischen Manschette und Arm passen.
- Legen Sie den Arm so auf, dass sich die Manschette etwa in Herzhöhe befindet.
- Pumpen Sie bei Geräten ohne Automatik die Manschette um etwa 30 mmHg über den zu erwarteten systolischen Wert auf.
- Halten Sie den Arm nach Beendigung des Aufpumpens völlig ruhig und entspannt. Ein Bewegen des Armes kann zu Messfehlern oder zum Abbruch der Messung bei automatischen Blutdruckmessgeräten führen.
- Innere Erregung kurz vor oder während der Messung kann zu Blutdruckanstieg und damit zu Falschmessungen führen.
- Falls bei Automatikgeräten die Druckvorwahl zu niedrig war und das Gerät mehr als einmal nachpumpt, ist mit Messfehlern zu rechnen. Brechen Sie die Messung ab und erhöhen Sie die Druckvorwahl.
- Lassen Sie den Druck so ab, dass er je Sekunde um 2-3 mmHg sinkt. Automatikgeräte regeln den Druckablass selbstständig. Prüfen Sie, ob die Automatik ordnungsgemäß arbeitet.
- Zwischen aufeinanderfolgenden Messungen muss eine Pause von mindestens 2 Minuten eingelegt werden.

Ziel der Messungen:

- Vermeiden unzulässiger Blutdruckerhöhungen während der Therapie,

- Nachweis von Blutdruckreduzierung bei Hypertonie sowie Blutdruckerhöhung bei Hypotonie durch die Sauerstofftherapie.

9.4 Sauerstoffsättigungsmessung - Pulsoxymeter

Während der gesamten Zeitdauer einer Sauerstofftherapie ist es empfehlenswert, die Sauerstoffsättigung zu überwachen. Dies geschieht mit dem Pulsoxymeter. Die Sauerstoffsättigung SpO_2 (oder sO2) gibt den prozentualen Anteil der Sättigung des Hämoglobins (roter Blutfarbstoff) mit Sauerstoff an. Die Sauerstoffsättigung ist abhängig vom Sauerstoffpartialdruck (pO_2) sowie vom pH-Wert des Blutes.

Zur Bestimmung der Sauerstoffsättigung werden Pulsoxymeter (elektronische Messgeräte) verwendet. Die Durchführung der Messung erfolgt mittels Fingerclip, der auf den Finger (meist der Zeigefinger) aufgesteckt wird. Das Prinzip der Messung ist einfach: Zwei Lichtquellen im Rotbereich (Leuchtdioden) mit unterschiedlicher Wellenlänge durchstrahlen den Finger. Entsprechend der Absorption durch das Hämoglobin des Blutes durchdringen unterschiedliche Anteile des Lichtes den Finger. Daraus errechnet die Elektronik des Messgerätes die Sauerstoffsättigung. Die Normalwerte der Sauerstoffsättigung liegen bei normaler Atmung bei 94 bis 98 %.

Bei folgenden Erkrankungen liegen die Sauerstoffsättigungswerte gegenüber den Normalwerten zu niedrig:

- Lungenemphysem
- Asthma
- Zu geringe, flache Atmung
- Zu niedrigem Sauerstoffgehalt der Luft, zum Beispiel im Hochgebirge
- Kreislaufstörungen
- Herzfehler
- Hoher Sauerstoffverbrauch bei zu starker körperlicher Anstrengung

Zu hoch liegen die Sauerstoffsättigungswerte gegenüber den Normalwerten bei:

- Zu schneller oder zu tiefer Atmung (Hyperventilation)
- Als Therapieziel bei Sauerstofftherapien

Bei einfachen Geräten, wie Abb. 9.7 zeigt, ist der Fingerclip mit der Elektronik in einem Pulsoxymetergehäuse untergebracht. Bei den übrigen Geräten ist der Fingerclip über ein Kabel mit dem Pulsoxymeter verbunden. Abb. 9.8 zeigt ein komfortables Gerät. Beide Geräte zeigen die Sauerstoffsättigung, den Puls und das Plethysmogramm (entspricht der Pulswelle) an.

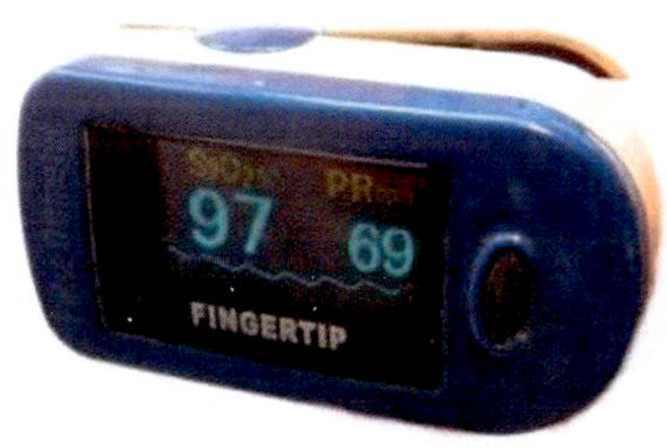

Abb. 9.7 Pulsoxymeter „Fingertip" (etwa Originalgröße)

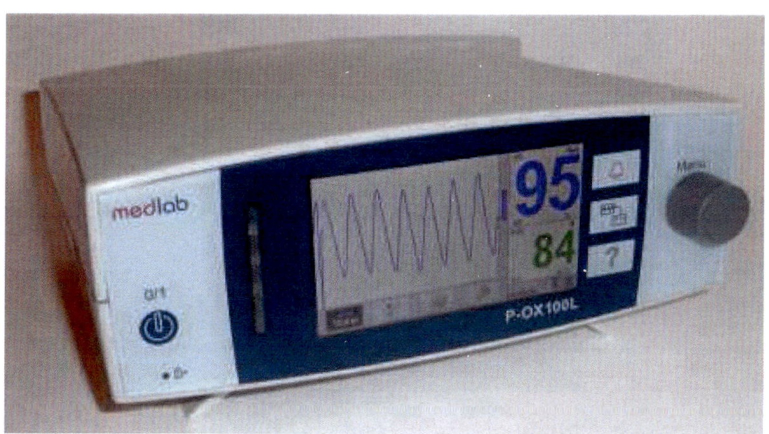

Abb. 9.8 Medlab Pulsoxymeter PEARL P-OX100L

Ziel der Messung:

- Überwachung der Sauerstoffsättigung zum Nachweis des Sauerstoffanstieges während der Therapie
- Exakte Pulsmessung (auch zur Auswertung am Computer)
- Darstellung des Plethysmogramm zur Erkennung von Störungen und Arrhythmien

9.5 Sauerstoff-Partialdruckmessung

Die **Messung des Sauerstoffpartialdruckes** ist eine der wichtigsten Messungen vor, während und nach der O_2-Therapie. Der Sauerstoffpartialdruck des Blutes pO_2 ist eine physiologische Größe von erheblicher Aussagekraft für die Beurteilung des Gesundheitszustandes des Menschen. Durch die Messung des arteriellen und venösen Sauerstoffpartialdruckes ist es möglich, die arteriovenöse Sättigungsdifferenz η über die Sauerstoffbindungskapazitätskurve des Blutes (Abb. 3.13) zu bestimmen. Daraus ergeben sich unmittelbar die Größen des Sauerstofftransportes in das Körpergewebe und der energetische Status des Patienten.

Die Messung erfolgt mit einem Sauerstoff-Partialdruckmessgerät über die zugehörige Sonde. Abb. 9.9 zeigt das Universal-Sauerstoff-Partialdruck-Messgerät MO10 (Produktion ausgelaufen). Entsprechend dem Ziel der Messung wählt man zwischen der „blutigen“ und der „unblutigen“, d. h. transcutanen Messung (durch die Haut hindurch).

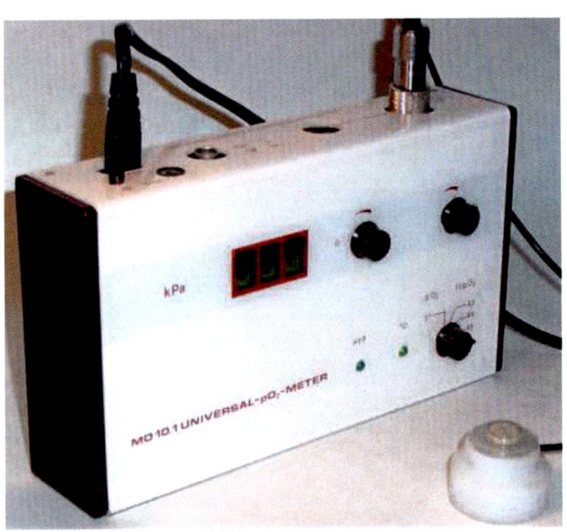

Abb. 9.9 Universal pO2-Meter "MO 10"

- **Die Messung des venösen Sauerstoffpartialdruckes pO_2ven.** erfolgt, nachdem das Sauerstoff-Partialdruck-Messgerät auf eine Sondentemperatur von 37°C eingestellt und geeicht wurde. Das Blut wird durch Punktion aus der nicht gestauten Vena cubitalis (Hautvene Nähe Ellenbeuge) entnommen und direkt vom Kanülenende in ein Kapillarröhrchen mindestens zu ¾ gefüllt. Der Inhalt des Kapillarröhrchens muss dann sofort auf die Mitte der Messfläche der Sonde gegeben werden. Um die Messgenauigkeit nicht zu beeinträchtigen, sollten zwischen Blutentnahme und Messung nicht mehr als 2 Minten vergehen. Nach ca. 1,5 Minuten wird ein konstanter Wert angezeigt, der auf dem Monitor des Partialdruckmessgerätes abgelesen werden kann.

Da die Messung aufwendig ist, wird sie nicht routinemäßig bei jeder Sauerstoffbehandlung, sondern nur in Ausnahmefällen durchgeführt. Die Messung ist erforderlich, wenn die arteriovenöse Sättgungsdifferenz η bestimmt werden muss.

- **Die exakte Messung des arteriellen Sauerstoffpartialdruckes pO_2art.** erfolgt durch Blutentnahme aus einer Arterie. Eine weitere Möglichkeit, die weniger aufwendig ist, ist die Messung des arteriellen Sauerstoffpartialdruckes am Ohrläppchen. Mit letztgenannter Messung ist es möglich, den arteriellen Sauerstoffpartialdruck hinreichend genau, reproduzierbar und mit der Standardkurve nach Loew-Thews vergleichbar zu ermitteln. Dazu muss das Sauerstoff-Partialdruck-Messgerät auf eine Sondentemperatur von 37 °C eingestellt und bei aufgesetzter Klimakappe geeicht werden. Die Blutentnahmestelle, das Ohrläppchen, wird durch Auftragen von Finalgon oder mit einem Hyperämisator 15-20 Minuten hyperämisiert (erwärmt). Nachdem sich der Patient mindestens 5 Minuten nicht bewegt und nicht gesprochen hat, wird am Ohr, z. B. mit einer Automatiklanzette, ein Blutstropfen entnommen. Damit wird ein Kapillarröhrchen blasenfrei zu mindestens ¾ gefüllt. Sofort danach wird der Inhalt des Röhrchens blasenfrei auf die Mitte der Sonde gegeben und die Klimakappe aufgesetzt. Luftblasen im Kapillarröhrchen und auf der Sonde führen zu falschen, d. h. zu hohen Messwerten. Diese Messung wird nur in Ausnahmefällen vor und nach der Therapie durchgeführt, wenn die exakte Ermittlung des mit der Standardkurve nach Loew-Thews vergleichbaren arteriellen Sauerstoffpartialdruckes erforderlich ist, oder der Therapieerfolg durch den Anstieg des Sauerstoffpartialdruckes nachgewiesen werden soll.

- **Die Messung des transcutanen arteriellen Sauerstoffpartialdruckes $tcpO_2$art** liefert nur bedingt reproduzierbare Messwerte, die individuell und nicht vergleichbar sind. Die Messwerte sind abhängig von der Beschaffenheit der Haut des Menschen und der gewählten Hautstelle. Trotzdem ist die Durchführung dieser Messungen bei Sauerstofftherapien von größtem Wert.

Bei diesen unblutigen Messungen wird transcutan, d. h. durch die Haut hindurch, gemessen. Das Sauerstoff-Partialdruck-Messgerät wird auf 45 °C eingestellt und geeicht. Die Messstelle, es sollte der Unterarm, Nähe der Armbeuge sein, wird mit Alkohol gereinigt, evtl. vorhandene Haare werden abrasiert. Die Messsonde wird mit Kleberingen oder Heftpflaster befestigt. Nach ca. 15 Minuten kann der $tcpO_2$art-Wert abgelesen werden. Zweckmäßig ist die computergestützte Registrierung der Sauerstoffpartialdruckkurve während der gesamten Zeit der Sauerstoffaufnahme.

Die transcutan gemessenen Werte liegen meist um ca. 20 % unter den arteriellen, blutig gemessenen „wahren Werten". In Einzelfällen waren die Differenzen zwischen den transcutan ermittelten und den arteriell gemessenen Werten wesentlich größer. Wenn also z. B. bei Veranstaltungen mit den Worten „Hier messen wir ihren exakten Sauerstoffpartialdruck" geworben wird und lediglich transcutan Messungen durchgeführt werden, handelt es sich um unseriöse Geschäftspraktiken.

- **Das Sauerstoffpartialdruck-Messgerät "Precise 8002 D"** (Abb. 9.10) ist eine Neuentwicklung von medicap Ullrichstein für die schnelle transkutane Messung. Das Gerät arbeitet mit einer innovativen Messmethode auf Fluoreszenzbasis. Der optische Sauerstoffsensor ist wartungsfrei und verschleißfrei. Das aufwendige Reinigen der Elektroden früherer Systeme entfällt, das Wechseln von Membran und Elektrolyt ist nicht mehr erforderlich.

  Mit dem Gerät können 2 Messungen gleichzeitig ausgeführt werden, ein großes Display informiert über alle wichtigen Parameter, ein Drucker ist integriert.

  Die Handhabung ist denkbar einfach: Gerät einschalten, Hautstelle desinfizieren und falls nötig enthaaren, einen Tropfen Kontaktflüssigkeit auf die Haut geben und Sauerstoffsensor mit Klebering auf der Haut fixieren. Das Messergebnis ist unabhängig vom pH-Wert und dem Salzgehalt der Haut. Nach etwa 8 Minuten kann der Sauerstoffpartialdruck abgelesen und ausgedruckt werden.

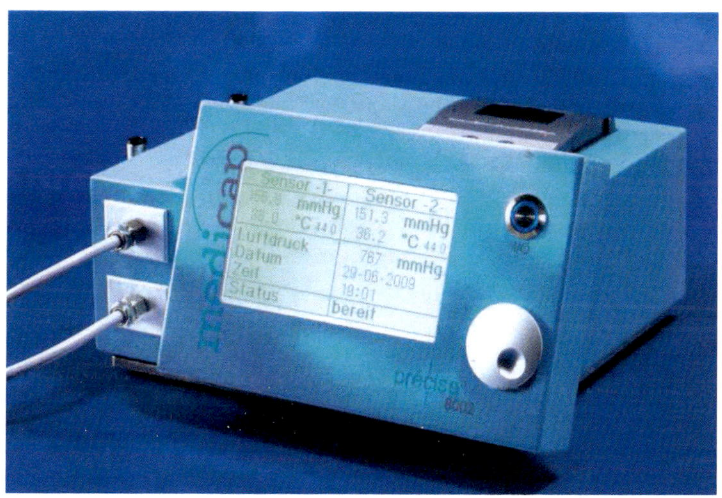

Abb. 9.10 Sauerstoffpartialdruck- Messgerät "PRECISE 8002 D" medicap Ullrichstein

Ziel der Messungen des Sauerstoffpartialdruckes

- Bei blutiger Messung Nachweis des Therapieerfolges durch Nachweis des Anstiegs des Sauerstoffpartialdruckes gegenüber dem Ausgangswert,

- Bei transcutaner Messung Kontrolle des richtigen Sitzes der Sauerstoffmaske und einer ausreichenden Sauerstoffzufuhr,

- Nachweis des Überschreitens der Schaltschwelle,

- Kontrolle der Verträglichkeit der Sauerstoffaufnahme zum Vermeiden einer Gegenregulation mit starkem Abfall des Sauerstoffpartialdruckes.

9.6 Sauerstoffaufnahme-Messung

Bei der **Messung der Sauerstoffaufnahme** wird ermittelt, wie viel reinen Sauerstoff ein Mensch aus der ihn umgebenden Luft bei Ruhe oder mit körperlicher Belastung in einer Minute aufnehmen kann. Das Sauerstoffmessgerät vergleicht die ausgeatmete Luft mit der Raumluft und stellt somit als Differenz fest, wie viel reiner Sauerstoff von der Lunge aufgenommen wurde. Dieser Wert, der in Milliliter je Minute (ml/min) angegeben wird, gibt Hinweise auf den Status der Lunge und damit auf den Sauerstofftransport in das Körpergewebe.

Der Normalwert der Ruhesauerstoffaufnahme einer bestimmten Person kann Tabellen in Abhängigkeit von Geschlecht, Alter, Gewicht und Größe entnommen werden. Sauerstoffaufnahme-Messgeräte sind komplizierte elektronische Geräte. Sie geben meist neben der Sauerstoffaufnahme auch die Werte der Atemfrequenz und den Volumenstrom je Minute an.

Die exakte Messung der Sauerstoffaufnahme ist nicht einfach. Nach der Eichung des Gerätes wird die zu untersuchende Person über eine Atemmaske und einen Atemschlauch mit dem Sauerstoffmessgerät verbunden. Auf einen unbedingt dichten Sitz der Sauerstoffmaske ist zu achten. Sehr wichtig ist, dass der Patient mindestens 10 Minuten vor der Messung und dann während der Messung völlig ruhig sitzt, normal und gleichmäßig atmet sowie nicht spricht. Jede Bewegung führt zu einer falschen, zu hohen Anzeige. Die Messergebnisse werden vom Sauerstoffaufnahmemessgerät nach je einer Minute ausgegeben. Dabei werden bei den ersten etwa 4 Messungen zu kleine Werte angezeigt, da sich das Atemrohr und die Messkammer erst mit der ausgeatmeten Luft vollständig füllen müssen. Diese Werte dürfen auf keinen Fall in das Messergebnis einbezogen werden. Nachdem die angezeigten Messwerte sich nicht mehr erhöhen, müssen mindestens noch weitere 5 Messergebnisse abgewartet werden. Frühestens danach kann der Mittelwert der Sauerstoffaufnahme berechnet werden. Aufgrund der Messwertschwankungen durch unregelmäßiges Atmen empfiehlt es sich, die Messergebnisse über 10-15 Minuten zu mitteln. Bei einer größeren Zahl von Einzelmessungen lassen sich offenbar falsche Messwerte eliminieren.

Abb. 9.11 zeigt als Beispiel das Diagramm einer durch Bewegungen gestörten Ruhe- Sauerstoffaufnahmemessung über den Zeitraum von 35 Minuten, Abb. 9.12 das Diagramm für den zugehörigen Atemvolumenstrom.

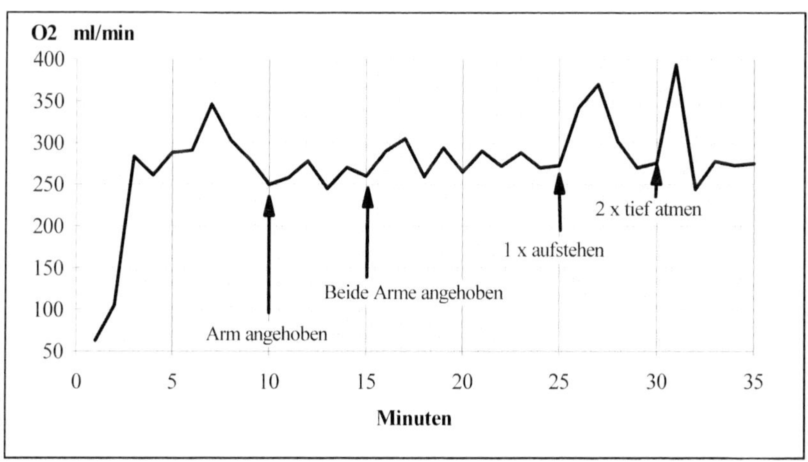

Abb. 9.11 Sauerstoffaufnahme bei Bewegungen und unregelmäßigem Atmen

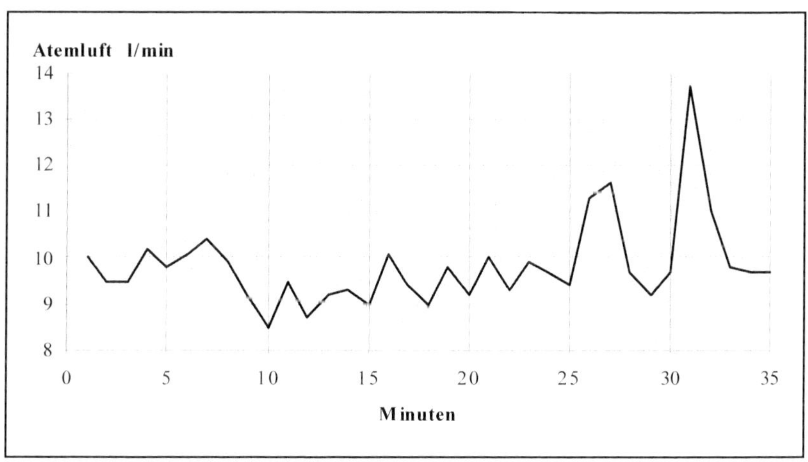

Abb. 9.12 Volumenstrom der Atemluft bei Bewegungen

Die Messwerte der Sauerstoffaufnahme der ersten drei Minuten sind gerätebedingt zu klein. Danach sind die Ergebnisse auswertbar. Wie Diagramm 9.11 zeigt, wurde in den ersten sieben Minuten zu stark geatmet, dadurch ergaben sich zu hohe Sauerstoffaufnahme-Messwerte. Nach der 10. Minute wurde ein Arm in Kopfhöhe gehoben, die Sauerstoffaufnahme stieg dadurch um 11,2 %, der Atemvolumenstrom nahm um 11,8 % zu. Nach einem einmaligen Aufstehen nach der 25. Minute stieg die Sauerstoffaufnahme um 35 % an. Selbst wenn körperliche Bewegungen ausgeschlossen werden, so gelingt es nur schwer, völlig gleichmäßig zu atmen. So wie der Volumenstrom schwankt so ändert sich auch die Sauerstoffaufnahme. Wird während der Messung 2-mal tief durchgeatmet, so steigt der Atemvolumenstrom um 41 % und gleichzeitig die Sauerstoffaufnahme um 42 % an. Werden die Störungen im vorliegenden Beispiel eliminiert, so ergibt sich eine gemittelte Sauerstoffaufnahme von 275 ml/min.

Aus dem erläuterten Beispiel ist zu erkennen, dass sich der wahre Wert der Sauerstoffaufnahme nur sehr schwer ermitteln lässt. Aussagefähige Ergebnisse erhält man nur aus einer größeren Zahl von Einzelmessungen bei störungsfreier Atmung.

Bei Therapieversagern steigt der Sauerstoffpartialdruck trotz Sauerstoffgabe nicht oder nur ungenügend an. Hier lässt sich durch Messung der Sauerstoffaufnahme feststellen, ob die Ursache dafür in der Lungenfunktion liegt, wobei nicht genügend Sauerstoff aus der Atemluft aufgenommen wird, oder ob bei voller Funktion der Lunge das Blut nicht in der Lage ist, den Sauerstoff ausreichend zu den Zellen zu transportieren.

Ziel der Messung:

Nachweis des Therapieerfolges durch Erhöhung der Sauerstoffaufnahme bei Patienten mit durch Krankheit oder Alter gegenüber dem Normalwert (Tabellenwert in Abhängigkeit von Alter, Größe und Gewicht) herabgesetzter Ruhe-O_2-Aufnahme. Bei Personen mit gegenüber dem Normalwert erhöhter oder normaler Ruhesauerstoffaufnahme ist durch Sauerstofftherapien mit keiner oder nur mit einer geringen Erhöhung der O_2-Aufnahme zu rechnen.

9.7 Messung der akustischen Reaktionszeit

Die **Messung der akustischen Reaktionszeit** erfolgt über einen Computer mit der entsprechenden Software. Auf einen Piepton hin ist möglichst schnell eine Taste zu drücken. Der Computer ermittelt den Mittelwert der Reaktionszeit aus 13 Einzelmessungen. Dabei werden der erste, der beste und der schlechteste Wert nicht berücksichtigt.

Ziel der Messung: Nachweis der deutlichen Verringerung der akustischen Reaktionszeit durch die Sauerstofftherapie.

9.8 Messung der optischen Reaktionszeit

Die **Messung der optischen Reaktionszeit** erfolgt über einen Computer mit der entsprechenden Software. Nach einer Farbänderung auf einem Feld des Computermonitors ist möglichst schnell eine Taste zu drücken. Der Computer berechnet den Mittelwert der Reaktionszeit aus 13 Einzelmessungen. Dabei werden der erste, der beste und der schlechteste Wert nicht berücksichtigt.

Ziel der Messung: Nachweis der deutlichen Verringerung der optischen Reaktionszeit durch die Sauerstofftherapie.

9.9 Symbolzähltest

Der Symbolzähltest wird am besten computergestützt mit der entsprechenden Software durchgeführt. Auf der gesamten Fläche des Computermonitors erscheinen verschiedene Symbole wie Kreuze, Striche, Balken und Sterne. Von diesen Symbolen ist ausschließlich ein Symbol so schnell wie möglich zu zählen. Der Computer ermittelt die für das Zählen benötigte Zeit. Zählfehler werden bewertet und gehen in das Ergebnis ein.

Ziel der Messung: Nachweis der Verringerung der für das Zählen der Symbole erforderlichen Zeit durch die Sauerstofftherapie. Die erzielten Verbesserungen sind nachweisbar jedoch relativ gering.

9.10 Buchstabenlesen

Das Buchstabenlesen wird möglichst computergestützt mit der entsprechenden Software durchgeführt. Auf dem Computermonitor erscheinen Zeilen ungeordneter Buchstaben. Die Buchstaben sind halblaut, so schnell wie möglich zu buchstabieren. Der Computer ermittelt die für das Lesen benötigte Zeit und berechnet den Mittelwert der für das Buchstabieren der einzelnen Zeilen benötigten Zeit. Zählfehler werden bewertet und gehen in das Ergebnis ein.

Ziel der Messung: Nachweis der Verringerung der für das Buchstabieren erforderlichen Zeit. Die erzielten Verbesserungen sind relativ gering.

9.11 Flimmerverschmelzungsfrequenz

Bei der Messung der Flimmerverschmelzungsfrequenz wird über einen Rechteckgenerator eine Leuchtdiode angesteuert. Bei einer Frequenz von 30 Hz ist ein deutliches Flimmern der Leuchtdiode zu beobachten. Die Frequenz des Rechteckgenerators wird so weit erhöht, bis das Flimmern in ein gleichmäßiges Leuchten übergeht bzw. das Flimmern gerade nicht mehr wahrnehmbar ist. Diese Frequenz ist die Flimmerverschmelzungsfrequenz.

Ziel der Messung: Nachweis der Erhöhung der mit dem Alter abnehmenden Flimmerverschmelzungsfrequenz zu Werten früherer Lebensjahre. Die Verbesserungen bzw. Erhöhungen liegen im Mittel bei ca. 10 %.

9.12 Messung der körperlichen Leistungsfähigkeit

Die Messung der körperlichen Leistungsfähigkeit kann mit einem Ergometer oder notfalls mit der Treppensteigemethode durchgeführt werden. Die Messungen dienen der Ermittlung der Leistungssteigerung durch die Sauerstoff-Mehrschritt-Therapie.

Ergometrie:

Die ergometrische Bestimmung der körperlichen Leistung wird mit Fahrradergometern (oder Heimtrainern mit elektronischer Wattanzeige), alternativ mit Laufbandeinrichtungen (die eine einstellbare Bandgeschwindigkeit und eine verstellbare Steilheit ermöglichen) durchgeführt. Für Querschnittsgelähmte können Handkurbelergometer verwendet werden.

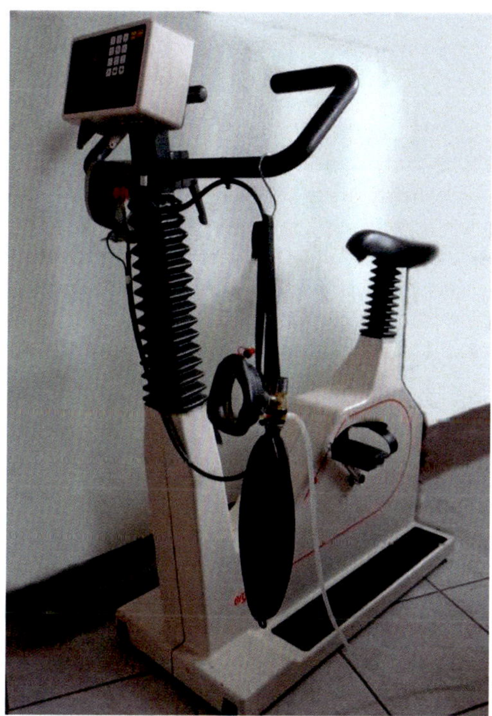

Abb. 9.13 Ergometer ergometrix 900 Fa. Ergoline

Entscheidend für die Qualität ist die Art der Bremsung. Die Bremsung mit Schleifband ist nicht gleichmäßig genug, eine Eichung ist unmöglich. Bei Ergometern mit Magnet-Bremssystem wirken die Magnetkräfte über Bremsbacken auf eine Bremsscheibe. Diese Ergometer sind nur bei geringeren Anforderungen an die Reproduzierbarkeit und Genauigkeit brauchbar. Moderne, hochwertige Fahrradergometer arbeiten mit Wirbelstrombremsen.

Abb. 9.13 zeigt ein hochwertiges, für therapeutische Zwecke zugelassenes Ergometer der

Firma Ergoline mit Maske und Atembeutel. Neben verschiedenen Trainingsprofilen kann eine drehzahlunabhängige oder herzfrequenzabhängige Belastung gewählt werden. Die Pedalumdrehungen sollten mit 50 - 60 Umdrehungen je Minute gewählt werden.

Bei Ergometern mit drehzahlabhängiger Belastung ändert sich die jeweilige Leistung, wenn die Pedalumdrehungen geändert werden. Bei Ergometern mit drehzahlunabhängiger Belastung kann schneller oder langsamer getreten werden, ohne dass sich dadurch die eingestellte Wattzahl bzw. Belastung ändert. Die Elektronik erhöht den Tretwiderstand, wenn langsamer getreten wird und senkt den Tretwiderstand, wenn schneller getreten wird.

Bei Steuerung der Belastung durch die Pulsfrequenz regelt der Computer des Ergometers die angezeigte Belastung ständig so, dass die vorher gewählte und eingestellte Pulsfrequenz stets beibehalten wird.

Stufensteigmethode:

Wenn kein Ergometer zur Verfügung steht, kann mit oft ausreichender Genauigkeit für die Durchführung der definierten körperlichen Belastung die Stufensteigmethode, auch Treppensteigemethode genannt, angewendet werden. Die körperlich zu belastende Person, deren Pulsfrequenz mit einem Pulsmesser gemessen wird, steigt eine Treppenstufe oder ein Podest auf und ab. Aus der Stufenhöhe, der Anzahl der Auf- und Abbewegungen in einer Minute, der Körpermasse und einer Konstanten lässt sich die erbrachte Leistung in Watt nach folgender Formel ermitteln:

$$N = h \times f \times KM \times 0{,}163$$

Dabei bedeuten:

N = Leistung in Watt
h = Stufenhöhe in Metern
f = Frequenz, d. h. Anzahl der gestiegenen Stufen/ Minute
KM = Körpermasse in kg.

PWC-Test:

Der PWC-Test (**P**hysical **W**orking **C**apacity) ist eine Methode der Messung des physischen Leistungsvermögens einer Person bei einer bestimmten Pulsfrequenz. Dieser Test sollte vor und nach der Sauerstoffbehandlung durchgeführt werden, um den Leistungsgewinn durch die Therapie zu ermitteln. Die Vorgehensweise ist wie folgt: Auf einem Ergometer wird die Person zunehmend stärker belastet, bis die Pulsfrequenz eine bestimmte Höhe erreicht hat (Puls 120 oder 130 oder 150 bei trainierten Personen, Puls 90 bis 110 bei älteren Personen). Danach wird am Ergometer die zugehörige körperliche Leistung in Watt abgelesen. PWC_{120} bedeutet, dass der Test bei Puls 120 durchgeführt wurde. Aus dem Verhältnis der Leistung, vor und nach der Therapie bei gleicher Pulsfrequenz, lässt sich der Leistungsgewinn ermitteln.

Mechanische Leistungsreserve:

Die mechanische Leistungsreserve ML entspricht dem augenblicklichen Energiestatus des Menschen. Sie wird mittels Ergometer ermittelt, indem die Belastung alle 2 Minuten gesteigert wird, bis ein Maximum an Leistung (in Watt) für die zu messende Person erreicht ist. Die Ermittlung der mechanischen Leistungsreserve darf nur unter ärztlicher Aufsicht mit EKG-Kontrolle und laufenden Blutdruckmessungen durchgeführt werden. Zur Vermeidung evtl. Komplikationen ist das Vorhandensein eines Defibrillators angezeigt.

Für die Ermittlung der mechanischen Leistungsreserve gelten strenge Vorschriften der Welt-Gesundheits-Organisation WHO.

Der Vergleich der ML-Werte vor und nach der Therapie gibt Hinweise auf den Therapieerfolg. Dennoch kommt ein routinemäßiger Einsatz dieser Methode wegen des erforderlichen Aufwandes nicht infrage.

9.13 Hypoxietest

Der Hypoxietest nach Dr. Volkhard Netz [7] ist eine Methode zur Bestimmung der körperlich-geistigen Kondition. Mit dem Hypoxietest ist es möglich, Sauerstoffdefizite auf einfache Weise zu ermitteln und grafisch darzustellen. Es handelt sich um ein unblutiges und nahezu risikofreies Messverfahren zur Bestimmung der Sauerstoffdynamik im peripheren Gewebe mittels transcutaner pO_2-Messung. Defizite an Sauerstoff sind stets mit defizitären Tendenzen an Leistungsvermögen verbunden. Die Kenntnis eines Sauerstoffdefizites hat daher eine große Bedeutung für die Sauerstofftherapie und die Lebensführung.

Die Durchführung des Hypoxietestes wird wie folgt vorgenommen: Am Unterarm des Patienten wird die Sonde eines pO_2-Messgerätes mit einem Klebering fixiert. Mittels einer Blutdruckmessmanschette wird das Blut am Oberarm gestaut und damit eine künstliche Ischämie (Blutleere) erzeugt. Der Sauerstoffpartialdruck nimmt dabei im Arm bis zu einem definierten sehr niedrigen Wert ab (Hypoxiephase). Durch das Öffnen der Manschette wird der Blutfluss wieder freigegeben, der Sauerstoffpartialdruck steigt an (Reoxygenisierungsphase).

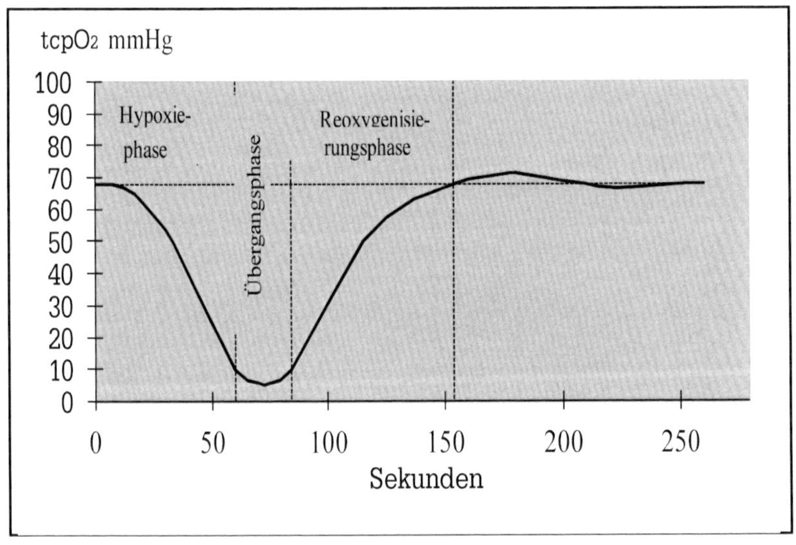

Abb. 9.14 Allgemeine Hypoxieverlaufskurve [7]

Abb. 9.14 zeigt eine allgemeine Hypoxieverlaufskurve. Der Stau des Blutflusses beginnt am Anfang der Hypoxiephase und wird am Ende der Hypoxiephase aufgehoben.

In Abhängigkeit individueller Einflussgrößen, vor allem des Stoffwechsels, kann sich eine mehr oder weniger ausgeprägte Übergangsphase bilden. Im Idealfall verläuft die Kurve in der Reoxygenisierungsphase spiegelbildlich zu der in der Hypoxiephase gewonnenen Kurve.

Erfahrungsgemäß wird ein schnellerer Anstieg des Sauerstoffpartialdruckes während der Reoxygenisierungsphase t_R (Abb. 9.14) im Vergleich zum Abfall des Sauerstoffpartialdruckes in der Hypoxiephase t_H bei konditionsschwachen, nicht dauerbelastbaren Personen gemessen. Eine Verbesserung der Durchblutung und auch eine Erhöhung der Sauerstoffbeladung des Blutes führen zu einer Angleichung $t_R = t_H$.

Um eine gute Vergleichbarkeit der sich bei dem Test ergebenden Verlaufskurve zu erreichen, erfolgt für alle Messungen die Normierung des Ruhe-tcpO_2 auf den Wert 100. Aufgrund der Messungen an einer großen Zahl von Probanden wurden empirisch Kategorien unterschiedlicher Konditionen gebildet (Abb. 9.15).

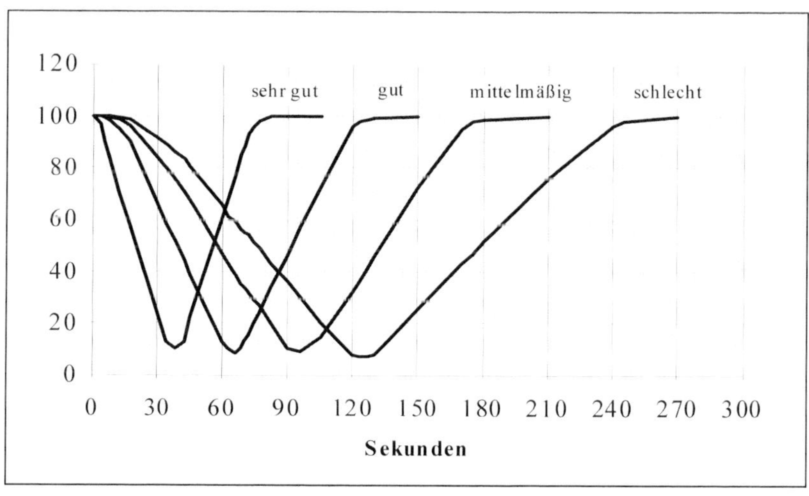

Abb. 9.15 Normierte Hypoxietest-Verlaufskurven mit Kategorien unterschiedlicher Konditionen [7]

Damit wird die Hypoxietestkurve symmetrisch als Glockenkurve ausgebildet. Die Differenzfläche (FD) aus dem Kurvenverlauf der Reoxygenisierungsphase und dem durch Spiegelung übertragenen Kurvenverlauf der Hypoxiephase ist ein Maß für das Sauerstoffdefizit im peripheren Gewebe (Abb. 9.16)

Abweichend von der meist zutreffenden Einordnung in die definierten Kategorien kann es vorkommen, dass ein alter Mensch durch den Hypoxietest in eine gute oder sehr gute Kategorie eingeordnet wird. In diesen Fällen ergibt der Hypoxietest nach einer kurzen körperlichen Belastung ein der Wahrheit entsprechendes schlechteres Ergebnis. Das bedeutet, dass dieser Mensch, der in Ruhe gute Ergebnisse zeigt, nur kurz und nicht dauerbelastbar ist. Auch bei Patienten mit Stoffwechselproblemen kann es zu Verfälschungen der Messungen kommen.

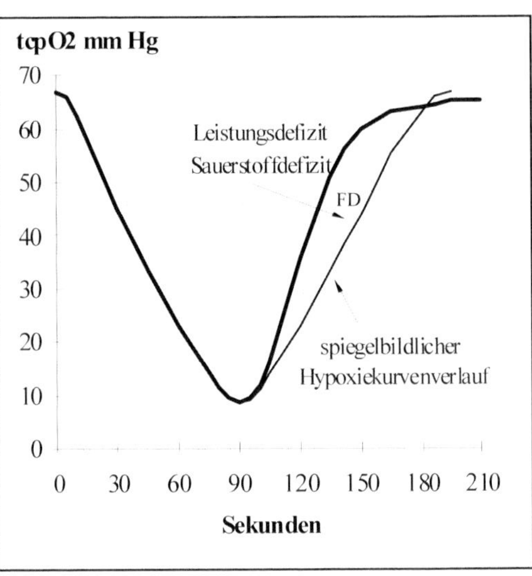

Abb. 9.16 Differenzfläche Leistungsdefizit [7]

Ziel des Hypoxietestes:

- Nachweis der Verbesserung der körperlichen und geistigen Kondition
- Nachweis der Verringerung von Sauerstoffdefiziten durch die Sauerstofftherapie.

10 Überblick über verschiedene Sauerstoffanwendungen

Sauerstoff-Inhalations-Therapien und Kuren gehören zur Ganzheitsnaturheilkunde. Sie wirken nicht nur auf ein einzelnes Organ, sondern auf den gesamten Organismus.

Es gibt eine große Zahl von verschiedenen Sauerstofftherapien, wobei man zwischen invasiven (mit Blutentnahme) und nicht invasiven Therapien unterscheiden kann. Nicht invasive Therapien sind: Inhalationstherapien mit und ohne körperlicher Belastung, Inhalationstherapien mit molekularem oder ionisiertem Sauerstoff und Therapien nach der Art der Sauerstoffaufnahme (Abb. 10.1).

Ausführlich beschrieben werden:

die **Sauerstoff-Mehrschritt-Therapie (SMT)**
nach Professor Dr. h. c. Dr. med. h. c. Manfred von Ardenne Dresden mit molekularem Sauerstoff,

die **Ionisierte Sauerstoff Therapie (IO_2Th/Engler)**
nach ao. Professor Dr. Engler Salzburg mit ionisiertem Sauerstoff,

die **Sauerstoff-Mehrschritt-Komplextherapie (SMK)** als Kombination der **SMT** und der **IO_2Th/Engler**. Beide Methoden sind in der Durchführung ähnlich. Die Wirkungsweisen sind jedoch völlig unterschiedlich.

10.1 Konventionelle Sauerstoffanwendungen

Sauerstoff ist bei Unfällen, Notfällen und bei der Narkose lebensrettend und selbstverständlicher Bestandteil der Medizin. Eine lang anhaltende Wirkung durch die Sauerstoffaufnahme ist hier jedoch nicht vorhanden, aber auch nicht beabsichtigt oder erforderlich.

Waldspaziergänge können keinesfalls Sauerstofftherapien mit ihren lang anhaltenden und vielfältigen Wirkungen ersetzen, da der Sauerstoffgehalt der Luft überall, also auch im Wald, mit 21 Vol.-% konstant ist.

10.2 Sauerstoff-Mehrschritt-Therapie mit molekularem Sauerstoff (SMT)

Professor Dr. h. c. Dr. med. h. c. Manfred von Ardenne ist der Vater der Sauerstoff-Mehrschritt-Therapie. 1970 erfolgte die erste Veröffentlichung [22]. Er entdeckte 1974 den Umschalteffekt der Blutmikrozirkulation nach Erreichen einer Schaltschwelle (Kapitel 11) und wies als Erster nach, dass Sauerstoff-Mehrschritt-Therapien lang anhaltende Ergebnisse hinsichtlich der Erhaltung und Herstellung der Gesundheit erzielen [23]. Prof. von Ardenne und sein Ärzteteam führten im Rahmen ihrer Forschungen auf dem Gebiet der Sauerstofftherapien jahrelang zahlreiche Untersuchungen und Messungen durch und entwickelten die für den Erfolg der Therapien nötigen, aufeinander abgestimmten Therapieschritte.

Bei Sauerstoff-Mehrschritt-Therapien wird molekularer, 2-atomiger Sauerstoff verwendet, wie er in der uns umgebenden Luft vorhanden ist. Der Sauerstoff wird während der Therapie durch Einatmen aufgenommen, wobei dies über eine Atemmaske erfolgt.

10.3 Die Ionisierte Sauerstoff-Therapie mit ionisiertem Sauerstoff (IO2Th / Engler)

Ao. Professor DDr.Dr. Engler aus Salzburg begründete 1980 die Ionisierte Sauerstoff Therapie (IO2Th/Engler). Er führte Forschungen auf dem Gebiet der Sauerstofftherapie mit ionisiertem Sauerstoff durch (Kapitel 12). Dr. Engler verwendet dabei negativ oder positiv ionisierten Sauerstoff. Mit der von Dr. Rilling entwickelten Biotonometrie kann die für den jeweiligen Patienten erforderliche Polarisation des Sauerstoffs ermittelt und angewendet werden.

Während durch die Sauerstoff-Mehrschritt-Therapie mit molekularem Sauerstoff eine verbesserte Sauerstoffversorgung der Zellen erfolgt und der Energiestatus verbessert wird, hat die Therapie mit ionisiertem Sauerstoff nach Dr. Engler neben der Sauerstoffwirkung eine Elektronenwirkung, Informationswirkung und Regulationswirkung. Dadurch kann das vegetative Nervensystem beeinflusst werden. Sympathikotonie sowie Vagotonie können in Richtung Normotonie verändert werden.

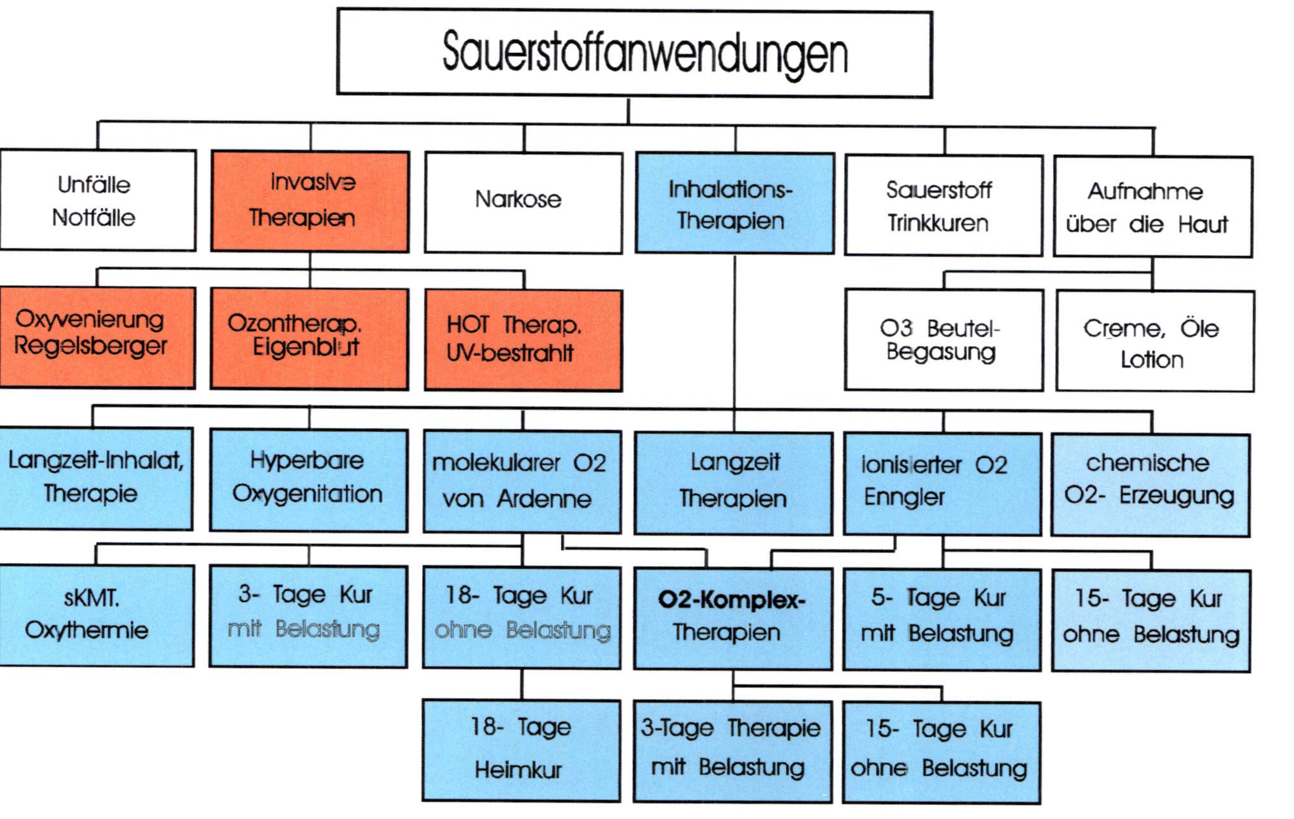

Abb. 10.1 Schema verschiedener Sauerstoffanwendungen

10.4 Hyperbare Sauerstofftherapie (HBO)

Die hyperbare Sauerstofftherapie, auch hyperbare Oxygenation genannt, ist eine Inhalationstherapie in einer Überdruckkammer, wobei der Druck 1,8 bar beträgt. Der Sauerstoff wird über eine Maske eingeatmet. Zur Erhöhung der Wirkung kann dabei eine körperliche Belastung in Form von Bewegung oder Lesen durchgeführt werden. Der Sauerstoffpartialdruck steigt während dieser Behandlung arteriell bis auf 2800 mmHg und venös auf 50 - 100 mmHg an.

Durch diese Sauerstoff-Überdruck-Therapie lässt sich im Gegensatz zur normalen Sauerstoff-Inhalations-Therapie eine schnellere und intensivere Wirkungen erzielen. Infolge des erforderlichen Überdruckes ist diese Therapie nicht unproblematisch. Sie ist durch notwendige technische Einrichtungen aufwendig und kostenintensiv. Bei der Behandlung besonders schwerer Fälle und in Fällen, bei denen eine Sofortwirkung erforderlich ist, ist der Aufwand für diese Sauerstoff-Überdrucktherapie durchaus gerechtfertigt. Das kann zum Beispiel bei Diabetikern oder Rauchern mit peripheren Durchblutungsstörungen an den unteren Extremitäten oder bei schlecht heilenden Wunden der Fall sein.

Zu einer kompletten Therapie gehören bis zu 60 Sitzungen von je 90 bis 135 Minuten. Z. B. werden bei einer Innenohrstörung in der Regel 15 Behandlungen mit je 1,5 Stunden durchgeführt.

Schon 1968 wurden folgende Indikationen (Anwendungen) angegeben [44] [45]:

- **Neurologie:** Apoplexie und deren Folgeerscheinungen
  Migräne
- **HNO:** Hörsturz
  Tinnitus
- **Chirurgie-Angiologie:** chronischer Ulcera cruris
  Hauttransplantationen
  arterielle Verschlusskrankheiten

- **Weitere Indikationen**
  multiple Sklerose
  Rückenmarksverletzung
  CO-Vergiftung
  Zyanidvergiftung
  Vergiftung mit Mutterkornalkaloiden
  Gasbrandinfektionen
  Chronische Osteomyelitis
  Ostioradionekrose
  Kompartmentsyndrom
  Aktinomykose
  Verbrennungen
  therapieresistente Ulcera ventriculi und duodenie
  maligne Otitis externa
  Knalltrauma
  schwere periphere Durchblutungsstörungen
  Hirnfunktionsstörungen

10.5 Oxyvenierungstherapie nach Dr. Regelsberger

Der Detmolder Arzt Dr. med. Helmut Regelsberger (1918-1990) entwickelte die Oxyvenierungstherapie, eine intravenöse Sauerstoffbehandlung. Diese besteht aus Infusionen von 2 - 10 ml reinem Sauerstoff in die Vene, wobei die Strömungsgeschwindigkeit gleichmäßig sein sollte und die Flussmenge zwischen 0,1 – 10 ml pro Minute differieren kann. Die Infusion wird täglich 3 - 6 Wochen lang durchgeführt. Vermutlich wird der langsam injizierte Sauerstoff sofort vom Blut aufgenommen und ist gut verträglich. Bei mehr als 50 000 Oxyvenierungen stellte Dr. med. Helmut Regelsberger fest, dass es während der Behandlung weder zu Embolien noch zu anderen lebensbedrohlichen Situationen kam. Die Wirkung tritt schneller ein und ist teilweise höher als bei Inhalationstherapien. Schwerpunkte der universellen, vielfältigen Behandlungsmöglichkeiten sind Durchblutungsstörungen (zerebrale, koronare und periphere Durchblutungsstörungen). Gute Erfolge sind auch bei Asthma bronchiale, chronischen Leberschäden, Niereninsuffizienz, bei Ödemen, bei Neurodermitis, Bluthochdruck bei Migräne, bei der Parkinsonschen Krankheit sowie bei der Nachbehandlung von Herzinfarkt und Schlaganfall zu verzeichnen. [15]

10.6 Hämatogene-Oxydations-Therapie und HOT

Die Hämatogene-Oxydations-Therapie wurde von dem Schweizer Arzt Dr. med. Frederico Wehrli entwickelt, die er 1956 auf dem Therapiekongress in Karlsruhe mit einer neuen Gerätegeneration vorstellte. Bei dieser Therapie werden aus der Vene 100 ml Blut entnommen und mit Heparin ungerinnbar gemacht. Anschließend wird das Blut in einem Quarzglasrohr mit Sauerstoff aufgeschäumt, an einer Ultraviolettlampe vorbei geleitet und dabei mit UV-Licht bestrahlt. Danach wird das behandelte Blut dem Patienten wieder in die Vene injiziert.

Eine verbesserte Variante mit der Kurzbezeichnung HOT kommt dank eines verbesserten Bestrahlungssystems ohne das Aufschäumen des Blutes aus und minimiert dadurch das Patientenrisiko. Diese Variante wird außerdem mit einer Sauerstoff-Inhalations-Therapie kombiniert und ist daher sehr wirkungsvoll. Eine 2-9 malige Wiederholung wird empfohlen. Besonders bei peripheren Durchblutungsstörungen der Beine (Raucherbein) ist diese Therapie anzuraten. Die Amputationsrate konnte durch den Einsatz dieser Therapie beachtlich gesenkt werden. Die Wirkung der HOT beruht auf einer bedeutenden Absenkung des venösen Ruhe-pO_2. Daraus ergibt sich eine starke Vergrößerung des Nutzungsgrades η der O_2-Bindungskapazität des Blutes. Das Sauerstoffangebot an das Körpergewebe erhöht sich damit beachtlich.

10.7 Systemische Krebs-Mehrschrit-Therapie (sKMT)

Die systemische Krebs-Mehrschrit-Therapie nach Professor von Ardenne dient der selektiven Labilisierung und Schädigung der Krebszellen im gesamten Körper bei gleichzeitiger Stabilisierung der gesunden Gewebe. Die sKMT kam zunächst vorwiegend bei Krebspatienten zum Einsatz, bei denen nach Anwendung der herkömmlichen Verfahren wie Operationen, Strahlentherapie oder Chemotherapie keine positiven Wirkungen mehr zu erwarten sind.

Die sKMT besteht aus einer ambulanten 18-Tage-Sauerstoff-Immunstimulations-Therapie als Rahmenbehandlung, der Hauptbehandlung, einer 24-stündigen stationären Nachbetreuung sowie einer abschließenden ambulanten 18-Tage-Sauerstoff-Immunstimulations-Therapie.

Am Hauptbehandlungstag erfolgt durch Glukoseinfusion eine Übersäuerung der Krebszellen, um deren Sensibilisierung gegen Wärme um mindestens 1 Grad herbeizuführen. Anschließend wird die Hyperthermie eingeleitet, d. h., der Körper wird mit Infrarottechnik binnen 90 Minuten auf 42,3 °C (Kerntemperatur) erwärmt. Es folgt die Plateauphase mit einer Körpertemperatur von 42,0 bis 42,3 °C für die Dauer von 60 bis 90 Minuten. Danach schließt sich die Abkühlphase mit wiederum 90 Minuten an. Während der Dauer der Hyperthermie erfolgt berührungsfrei eine Sauerstoffapplikation mit einem Fluss von bis zu 35 l/Minute. Zahlreiche Messungen verschiedener Parameter wie EKG, Blutdruck, Sauerstoffsättigung und Temperatur werden während der gesamten Behandlung durchgeführt, um mögliche Abweichungen frühzeitig erkennen und korrigieren zu können. Dadurch werden ernste Störungen weitestgehend vermieden. [8]

10.8 Oxythermie

Die Oxythermie ist eine Hyperthermie (Ganzkörperüberwärmung) mit gleichzeitiger Sauerstoffanwendung nach Professor Manfred von Ardenne.

Der Methode liegt der Gedanke zugrunde, die Energie für die Steigerung des Herzzeitvolumens d. h. des Pulsanstieges nicht mehr der mechanischen Leistungsreserve des Körpers zu entnehmen, sondern eine Energiequelle außerhalb des Körpers zu nutzen. Verwendet wird Infrarot-A-Licht, das unsichtbar im Sonnenlicht enthalten ist. Es wird durch Lampen erzeugt, deren Licht durch Wasser gefiltert wird. Nur Infrarot-A-Licht dringt in tiefere, gut durchblutete Hautschichten ein ohne die Hautoberfläche thermisch zu überlasten. Die in der Unterhaut entstehende Wärme wird durch das Gefäßsystem schnell in das Körperinnere transportiert, sodass die Temperatur im gesamten Körper steigt.

Die Ganzkörpererwärmung bei gleichzeitiger Inhalation von konzentriertem Sauerstoff mit ca 90 % verbessert die Mikrozirkulation in allen Körperzellen zur Bildung energiereicher Verbindungen. Durch die Sauerstoffinhalation erhöht sich gleichzeitig die Verträglichkeit der Wärmebelastung. Die Oxythermie führt zur Steigerung der Durchblutung im Körper. Dadurch verbessert sich die Zufuhr von Sauerstoff und Nährstoffen, sowie der Abtransport von Stoffwechselendprodukten. Diese Vorgänge werden mit steigender Gewebetemperatur beschleunigt. Tiefer liegende Verspannungen werden gelöst und Schmerz verursachende Stoffe schneller abtransportiert. Außerdem werden Immunreaktionen angeregt und Heilungsprozesse gefördert.

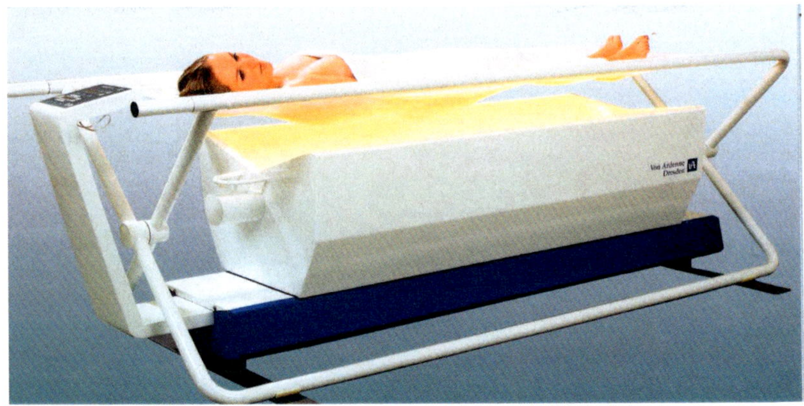

Abb. 10.2 IRATHERM 1000 zur Durchführung einer moderaten Hyperthermie mittels gefilterter kurzwelliger Infrarot-Wärme-Strahlung Foto: Von Ardenne Institut für Angewandte Medizinische Forschung

Durchführung

Der mit Badetuch und Reflexfolie abgedeckte Patient liegt auf einer Netzliege. Die Ganzkörpererwärmung von unten durch wassergefiltertes Infrarot-A-Licht führt zu einem Anstieg der Körpertemperatur auf 38 °C. Während der Wärmeeinwirkung wird ca. 90%iger Sauerstoff mit einem Fluss von 10 Liter je Minute eingeatmet. Eine Einzelbehandlung dauert meistens 30 Minuten. Ein Behandlungskomplex besteht aus in der Regel 5 Einzelbehandlungen im Abstand von 2 Tagen. Die Wiederholung der Sitzungen erfolgt an 4 - 5 aufeinanderfolgenden Tagen bei einem dem Anstieg des Atemzeitvolumens des Patienten angepassten Sauerstofffluss von 5 bis15 Liter/Minute.

Anwendungsmöglichkeiten:

- chronische Rückenschmerzen
- Neuralgien
- Fibromyalgiesyndrom

- rheumatische Erkrankungen
- Verspannungen tiefer liegender Muskulatur
- Regeneration bzw. Rehabilitation im Sport
- Asthma bronchiale
- Neurodermitis und andere allergische Erkrankungen
- Ausleitung von Giftstoffen
- arterielle Hypertonie
- Infektanfälligkeit
- Erschöpfungszustände auch nach Infektionen
- chronische Entzündungen (Nasennebenhöhlen, Nierenbecken, Harnwege,Vorsteherdrüse, Eierstöcke
- Sauerstoffmangelerkrankungen

Gesundheitsvorsorge

- Erschöpfungszustände
- Erhöhung den körperlichen und geistigen Leistungsfähigkeit

10.9 Ozontherapie

Der Leipziger Professor Erwin Pary erkannte 1932 in Zusammenarbeit mit dem Züricher Zahnarzt E. A. Fisch, dass Ozon in der Chirurgie angewendet werden kann, unter der Voraussetzung, dass Ozon aus Sauerstoff und nicht aus Luft hergestellt wird. Dieses Ozon-Sauerstoff-Gemisch ist frei von Stickstoff und giftigen Stickoxiden. Auf dieser Basis schuf der Chemiker und Physiker Dr. Joachim Hänsler in den 50er Jahren die technischen Voraussetzungen für die Durchführung der Ozontherapie bei einfacher Handhabung und exakter Dosierung.

Die Therapie besteht aus einer exakt dosierten Ozoninjektion in die Beinarterie am Oberschenkel. Nach einer örtlichen Betäubung wird das Ozon über eine Injektionsnadel in Form kleinster Bläschen eingeperlt.

Anstelle der intraarteriellen Injcktion besteht die Möglichkeit der Eigenblutbehandlung, im Volksmund als Blutwäsche bezeichnet. Dabei werden aus der Vene (Kubitalvene) 200 ml Eigenblut entnommen, mit Heparin ungerinnbar gemacht, anschließend mit Ozon aufgeschäumt, um es danach als Tropfinfusion dem Patienten in die Vene zu infundieren. Hauptanwendungsgebiete sind Durchblutungsstörungen aller Art und Krebs. [15]

10.10 Ozon-Beutelbegasung

Ozon, als sehr aggressives Gas, tötet Bakterien, Viren und Pilze ab. Die Ozon-Beutelbegasung dient der Behandlung von Körperoberflächen.

Zur Behandlung wird in einen Beutel Ozon eingeleitet, der die Behandlungsstelle umschließt. Die Behandlung ist vorzugsweise bei Arm- oder Beingeschwüren zu empfehlen. Ein Beutel ist unbedingt erforderlich, da Ozon eingeatmet, als starkes Gift wirkt. Anwendungsgebiete sind:

Vernichtung von: Viren, Bakterien, Pilzen.

Behandlung von: schlecht heilenden Wunden,
Beingeschwüren
offenen Beinen,
Ekzeme unbekannter Herkunft
Pilzbefall an Füßen und Händen

10.11 Sauerstoff-Langzeit-Inhalations-Therapie

Diese Therapie ist eine Dauerbehandlung bei verschiedenen schwerwiegenden Krankheiten, wo der Patient täglich mehrere Stunden, meist 20 – 24 Stunden am Tag, unter Umständen bis zum Lebensende, palliativ (Beschwerden lindernd, nicht die Ursachen bekämpfend) Sauerstoff einatmen muss. Die Therapie wird von der Deutschen Selbsthilfegruppe für Sauerstoff-Langzeit-Therapie (SLT) auch als LOT bezeichnet.

Die Einstellung des für den einzelnen Patienten optimalen Sauerstoffflusses muss sorgfältig durch den behandelnden Arzt vorgenommen werden. Die Sauerstoffaufnahme erfolgt über Düsenapplikator (Nasensonde) oder über eine Brille mit kaum sichtbarer, integrierter Sonde. Parallel zur Sauerstoff-Langzeit-Inhalations-Therapie wird die Gabe von Antioxydantien empfohlen.

Im Heim ist die Bereitstellung des Sauerstoffes durch Sauerstoffkonzentratoren mit meist ca. 2 Liter je Minute am zweckmäßigsten. Unterwegs werden kleinere Sauerstoffflaschen verwendet. Zur Sauerstoffeinsparung von bis zu 80 % können elektronische Geräte verwendet werden.

Indikationen zur Sauerstoff-Langzeit-Therapie:

Erwachsene

1. chronisch-obstruktive Atemwegserkrankungen
2. Lungenfibrosen unterschiedlicher Ätiologie
3. Mukoviszidose (zystische Fibrose)
4. chronische Lungengefäßerkrankungen
5. Zustand nach rezidivierender Lungenembolie
6. Herzinsuffizienz und Herzrhythmusstörungen mit arterieller Hypoxämie und pulmonaler Hypertonie
7. Schlafapnoesyndrom
8. Zustand nach Lungenresektion mit dadurch bedingtem Cor pulmonale
9. Thoraxwand- und Wirbelsäulendeformationen
10. Bewegungstraining bei Ruhe-Normoxämie und nachgewiesener Belastungshypoxämie

Kinder

1. Mukoviszidose (zystische Fibrose)
2. bronchopulmonale Dysplasie
3. primäre pulmonale Hypertonie
4. angeborene Herzvitien

Abb. 10.2 Indikationen zur Sauerstoff-Langzeit-Therapie

11 Sauerstoff-Mehrschritt-Therapie (SMT) nach Prof. von Ardenne

Die Sauerstoff-Mehrschritt-Therapien nach Professor Manfred von Ardenne, kurz SMT genannt, sind Standard der Sauerstoff-Inhalations-Therapien mit molekularem Sauerstoff. Im folgenden wird daher grundsätzlich nicht mehr von Sauerstoff-Inhalations-Therapien mit molekularem Sauerstoff, sondern von Sauerstoff-Mehrschritt-Therapien SMT gesprochen.

Diese Therapien sollten möglichst frühzeitig, bei Gesunden etwa ab dem 40. Lebensjahr, bei Gestressten oder Kranken schon eher angewendet werden, um bis in das hohe Alter körperlich und geistig leistungsfähig und gesund zu bleiben oder gesund zu werden.

Durch die Sauerstofftherapien, möglichst in Kombination mit regelmäßigem Bewegungstraining ist es möglich, das biologische Alter herabzusetzen bzw. den Körper in einen früheren Zustand zurückzuversetzen. Das Leben kann so um 10 Jahre oder mehr bei guter Lebensqualität verlängert werden.

Professor Manfred von Ardenne entdeckte, dass bei erhöhtem Sauerstofffluss eine sogenannte Schaltschwelle überschritten wird, und damit lang anhaltend eine bessere Durchblutung und dementsprechend eine bessere Sauerstoffversorgung der Zellen erreicht wird.

Bei der Sauerstoff-Mehrschritt-Therapie kurz SMT genannt, kommt es durch das gleichzeitige, gezielte Zusammenwirken mehrerer Faktoren nach dem Überschreiten der Schaltschwelle im menschlichen Organismus zu einem Umschaltprozess der Blutmikrozirkulation. Abb. 11.1 zeigt schematisch den Zustand des Kapillarsystems vor, während und nach der jeweiligen Sauerstoffgabe [2]. Im therapiebedürftigen Zustand ist das Endothel der Kapillaren geschwollen, ihr Lumen d. h. ihr Querschnitt ist verringert. Nach diesem Prozess schwellen die Kapillarwände ab, die Diffusionsstrecke verkleinert sich, die Diffusionsfläche vergrößert sich, der Querschnitt, d. h. das Lumen, vergrößert sich. Die O_2-Aufnahme der Zellen wird erhöht. Der Sauerstoffstatus wird dadurch für Monate bis Jahre anhaltend verbessert.

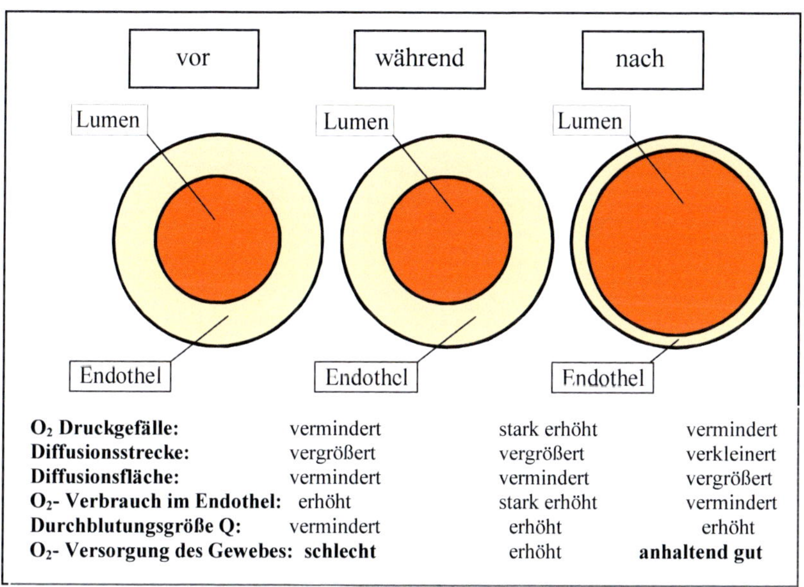

Abb. 11.1 Zustand der Kapillaren vor, während und nach der Sauerstoffgabe.

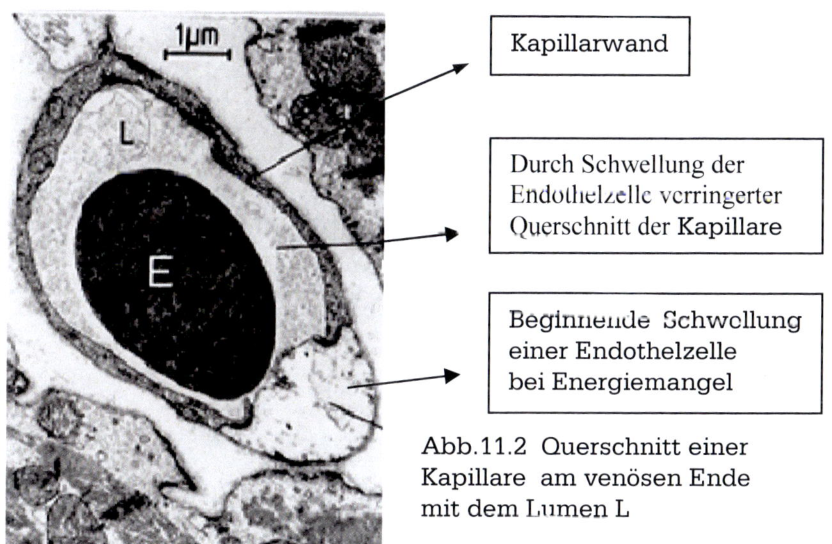

Abb.11.2 Querschnitt einer Kapillare am venösen Ende mit dem Lumen L

Abb. 11.2 zeigt das elektronenmikroskopische Bild des venösen Endes einer Blutkapillare im Querschnitt mit einer durch Sauerstoffmangel anschwellenden Endothelzelle. [11]

Primärer Sauerstoffmangel bewirkt an den Endothelzellen (Wandzellen der venösen Kapillaren) ein Sauerstoff- bzw. Energiedefizit. Dadurch schwellen die Endothelzellen an und es ergibt sich eine Minderung des Blutflusses. Das Foto zeigt die beginnende Schwellung einer Endothelzelle durch Energie- d. h. Sauerstoffmangel. Es kommt zu einem Versagen der Na^{+}/K^{+} - Pumpe.

Durch die gleichzeitige Hochschaltung der Durchblutung in Milliarden von Kapillaren im menschlichen Körper ergibt sich die außerordentlich hohe Wirkungsstärke und Wirkungsbreite der Sauerstofftherapie mit ihren vielfältigen Anwendungsmöglichkeiten.

Um eine anhaltende Wirkung zu erzielen, müssen die drei Schritte der Sauerstoff-Mehrschritt-Therapie, die einzuatmende O_2-Menge und die Inhalationsdauer so abgestimmt und dimensioniert sein, dass sie zum Überschreiten der Schaltschwelle führen.

Wird die Schaltschwelle, z. B. durch unsachgemäße Therapiedurchführung, nicht überschritten, so wird keine anhaltende Wirkung erzielt.

Die **Schaltschwelle** wird überschritten, wenn der Sauerstoffpartialdruck eine bestimmte Größe erreicht hat und dieser Zustand, bezogen auf die jeweilig eingeatmete Sauerstoffmenge, ausreichend lange anhält. Das Überschreiten der Schaltschwelle ist die Grundvoraussetzung für die Wirkung der Sauerstoff-Mehrschritt-Therapie.

Vergleichsweise braucht man für das Entzünden eines Streichholzes einen gewissen Druck auf die Reibfläche, eine bestimmte Geschwindigkeit, sowie eine bestimmte Zeit der Reibung, um das Entzünden zu erreichen. Bei zu geringem Druck auf die Reibefläche, zu geringer Geschwindigkeit oder zu geringer Zeit der Reibung entzündet sich das Streichholz nicht.

11.1 Die zwei Grundarten der Wirkungen der SMT nach Prof. von Ardenne

Sind die einzelnen Parameter der Sauerstofftherapie so aufeinander abgestimmt, dass es zum Überschreiten der Schaltschwelle kommt, so wird der Umschaltprozess der Blut-Mikrozirkulation ausgelöst. Der arterielle Sauerstoffpartialdruck wird lang anhaltend erhöht [2], der venöse lang anhaltend abgesenkt. Dadurch kommt es zu den zwei Grundeffekten der SMT:

SMT-Effekt I:	anhaltende Erhöhung der Ruhe- O_2-Aufnahme
SMT-Effekt II:	anhaltende Erhöhung der körperlichen Leistungsreserven

Früher wurden Probanden als Therapieversager eingestuft, bei denen nach der SMT-Behandlung nicht, wie zunächst erwartet, eine Verbesserung, der Ruhe-O_2-Aufnahme zu verzeichnen war. Es handelte sich meist um gut trainierte Probanden mit hoher Anfangs-Ruhe-O_2-Aufnahme. Trotzdem empfanden Personen dieser Gruppe eine Verbesserung ihrer Lebensqualität und eine Steigerung ihrer körperlichen Leistungsfähigkeit. Zur Klärung, der beobachteten Unterschiede wurden, im Institut von Professor Manfred von Ardenne umfangreiche Untersuchungen durchgeführt. Das Ergebnis ist in Abb. 11.3 dargestellt. [5] Es zeigte sich, dass man die Patienten oder Probanden in zwei Gruppen einteilen kann:

Gruppe I: Patienten mit durch Krankheit und Alter gegenüber den Normalwerten (Geschlecht, Alter, Größe, Gewicht) herabgesetzter Ruhe-O_2- Aufnahme.

Gruppe II: Patienten oder Probanden mit gegenüber den Normalwerten erhöhter Ruhe-Sauerstoff-Aufnahme.

Die Ergebnisse der Untersuchungen zeigen, dass bei den Personen der Gruppe I neben einer starken Erhöhung der Leistungsreserven ein starker Anstieg der Ruhe-Sauerstoff-Aufnahme eintrat.

Bei dieser Personengruppe war die Sauerstoffaufnahme vor der Therapie zu niedrig. Die Gruppe II zeigte keine Erhöhung der Ruhe-Sauerstoffaufnahme, teilweise trat sogar ein Abfall ein. Dagegen wurde die maximale Sauerstoffaufnahme, die maximale aerobe Ausdauerleistung und die körperliche Leistungsfähigkeit PWC bedeutend verbessert. Das bedeutet, dass diese Personengruppe der Gruppe II keinesfalls als Therapieversager einzustufen ist.

	Gruppe I Patienten mit durch Krankheit oder / und Alter herabgesetzter Ruhe-O_2-Aufnahme					Gruppe II Probanden oder Patienten mir gegenüber den Normalwerten erhöhter Ruhe-O_2-Aufnahme					
Messgrößen	Ruhe-O_2-Aufnahme	Ruhe-CO_2-Abgabe	Ruhe-AZV	Max. O_2-Aufnahme	Körperl. Leistungsfähigkeit PWC	Ruhe-O_2-Aufnahme	Ruhe-CO_2-Abgabe	Ruhe-AZV	Max-O_2-Aufnahme	Max. aerobe Ausdauer Leistungsfähigkeit	körperl. Leistungsfähigkeit PWC
Effekte anhaltend	Starker Anstieg	Starker Anstieg	Starker Anstieg	Starker Anstieg	Starker Anstieg	Kein Anstieg oder leichter Abfall	Kein Anstieg oder leichter Abfall	Kein Anstieg oder leichter Abfall	Starker Anstieg	Anstieg	Starker Anstieg
Effekte in % Mittelwert	+19	+25	+23	+27	+29	-3	-1	-1	+28	+9,1	+17
Effekte in % im Bereich	+10 bis 100	−10 bis 100	+10 bis 100	+14 bis 100	+10 bis 94	-20 bis +18	-23 bis +27	-17 bis +16	0 bis +103	+9,1 bis +25	+17 bis +94

SMT-Effekt I
Anhaltende Erhöhung der Ruhe-O_2-Aufnahme

SMT-Effekt II
Anhaltende Erhöhung der Leistungsreserven

Abb. 11.3 [39]
Die zwei Grundarten des SMT-Effektes

SMT-Effekt II
Anhaltende Erhöhung der Leistungsreserven

11.2 Varianten der SMT nach Prof. von Ardenne

Als Beispiele spezieller Varianten nach Professor Manfred von Ardenne sind hier neben den Grundvarianten zu nennen: der Sauerstoff-Mehrschritt-Sauna-Prozess, die 15-min.Sauerstoff-Mehrschritt-Mehrschritt-Immunstimulation, die 36-Stunden-Immunstimulation, der 25-min-Sauerstoff-Mehrschritt-Fieber-Prozess und der Sauerstoff-Mehrschritt-Geburtshilfeprozess.

Dabei ist zum Überschreiten der Schaltschwelle, d. h. zur Sicherung einer lang anhaltenden Wirkung, stets eine hohe Sauerstoffaufnahme durch körperliche Belastung auf kurze Zeit oder eine geringe Sauerstoffaufnahme über längere Zeit erforderlich.

Die Tabelle Abb.11.4 zeigt die Parameter einiger Sauerstoff-Mehrschritt-Therapie-Varianten GK nach Prof. Manfred von Ardenne. [2]

Nr.	Bezeichnung	Dauer min.	Fluss ltr./min.	gesamt Liter	Dauer	N/Watt
1	15 min.-Schnellprozess	3 x 15	30*)	1350	45 min.	60-100
2	30 min.-Schnellprozess	3 x 30	20*)	1800	90 min.	50
3	Kurzprozess	5 x 25	18*)	2250	100 min.	40
4	3 h-Kurzprozess	6 x 30	12*)	2160	180 min.	25
5	18 Tage-Standardprozess	18 x 120	4*)	8640	36 Std.	0 **)

Abb. 11.4 Varianten einiger Sauerstoff-Mehrschritt-Therapien

*) Mittelwerte

**) Geistige Belastung und alle 20 min. leichte körperliche Belastung, 2 Minuten lang.

Das Diagramm Abb. 11.5 stellt den Zusammenhang zwischen Therapie-Gesamtdauer und Sauerstofffluss der in Tabelle 11.4. aufgeführten Varianten im logarithmischen Maßstab dar. Die Systematik der zum Erreichen einer lang anhaltenden Wirkung erforderlichen Abhängigkeit von Gesamtdauer und Sauerstofffluss ist gut zu erkennen. Ein Vergleich der benötigten Sauerstoffmengen zeigt, dass der Sauerstoffbedarf bei dem 18-Tage-Standardprozess gegenüber dem Standardschnellprozess mehr als sechsmal so hoch ist.

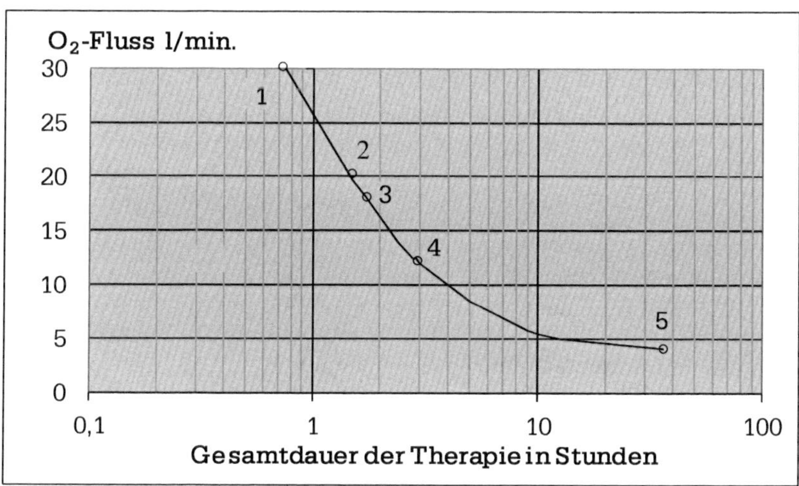

Abb. 11.5 Zusammenhang zwischen der Gesamt- Therapiedauer und dem für eine lang anhaltende Wirkung erforderlichen Sauerstofffluss bei einer O_2- Konzentration von 95%

Professor Manfred von Ardenne legte stets großen Wert darauf, dass die von ihm entwickelten Prozessvarianten in der vorgesehenen Programmierung exakt eingehalten werden, um eine hohe, lang anhaltende Wirkung sicherzustellen.

In der Zwischenzeit haben auch Ärzte und Wissenschaftler, wie Dr. Caspers, Dr. László Fodor (Internationale Ärtztegesellschaft für Sauerstofftherapie und Forschung e. V.), Dr. Rainer Holzhütter (Präsident der Deutschen Ärztegesellschaft für SMT), Dr. Siegfried Jaspers (SMT- Zentrum Todtmoos) und Prof. Dr. Klaus Jung die Sauerstoff-Mehrschritt-Therapie angewendet, teilweise weiterentwickelt und deren Wirksamkeit wissenschaftlich untermauert.

Die auf Kongressen vorgetragenen und in Fachorganen veröffentlichten positiven Ergebnisse dürften unangreifbar sein. So hat Dr. Caspers am Deutschen Zentrum für Sauerstoff- Mehrschritt- Therapie die SMT zur Sauerstoff- Aktiv- Regeneration weiterentwickelt. Diese spezielle Variante mit körperlicher Belastung, HOT-Anwendung, Atemgymnastik und die Nutzung der Füssinger schwefelhaltigen Natriumchloridtherme ist zeitsparend und bringt hervorragende Ergebnisse.

Leider werden aber in verschiedenen anderen Einrichtungen Sauerstofftherapien unsachgemäß modifiziert. So wird zum Beispiel die Inhalationsdauer oder der Sauerstofffluss vermindert und mit klangvollen Bezeichnungen als etwas völlig Neues angeboten. Oft sind diese Therapien wirkungslos, dem guten Ruf der Sauerstoff-Mehrschritt-Therapien wird geschadet.

11.3 Sauerstoff-Mehrschritt-Standardprozess

Diese 18-Tage-Therapievariante wird von vielen Sauerstoff-Kur-Stationen als Standardvariante angewendet und wurde vom Forschungsinstitut von Professor Manfred von Ardenne am gründlichsten erforscht. Für körperlich geschwächte oder ältere Personen oder Personen mit Bluthochdruck, die sich nicht ausreichend bewegen können, ist die 18-Tage-Sauerstoff-Therapie sehr zu empfehlen, auch wenn diese Variante zeitaufwendig ist.

Durch die bei dem Standardprozess fehlende bzw. sehr geringe körperliche Belastung ist die Sauerstoffaufnahme und damit der Sauerstoffpartialdruck gering. Daher müssen täglich an 18 Tagen, mit Pausen an den Sonntagen, jeweils 2 Stunden lang 4 Liter Sauerstoff je Minute eingeatmet werden. Der Sauerstoffpartialdruck muss dabei auf Werte von mindestens 120 mmHg ansteigen, um die Schaltschwelle zu überschreiten. Wird dieser Wert nicht erreicht, so tritt keine anhaltende Wirkung ein.

Wird die Schaltschwelle überschritten, so kommt es durch das Abschwellen der Epithelzellen der Kapillaren zu einer lang anhaltenden Erhöhung des arteriellen und zu einer Erniedrigung des venösen Sauerstoffpartialdruckes.

Messungen des Blutdruckes, des Pulses und des transcutanen Sauerstoff-Partialdruckes sollten vor, während und nach den Prozessen selbstverständlich sein. Wenn möglich, sollte auch die körperliche Leistungsfähigkeit vor und nach der Therapie zur Ermittlung des Therapieerfolges gemessen werden.

Die drei Schritte des 18-Tage-Sauerstoff-Mehrschritt-Standard-Prozesses

1. Schritt:

Obligatorische Einnahme von Vitaminen und Mineralstoffen wie Vitamin C, Vitamin B_1, Vitamin E und Magnesiumorotat zur Erhöhung der Sauerstoffaufnahme bzw. der Verbesserung der Sauerstoffverwertung in den Zellen sowie zum Schutz vor freien Radikalen.

Die Einnahme erfolgt mit kohlensäurefreien Getränken (stilles Mineralwasser). Da Vitamin E fettlöslich ist, sollte gleichzeitig z. B. ein Stück Zwieback mit Butter gereicht werden.

2. Schritt:

Erhöhung der Sauerstoff-Konzentration in der Lunge mit daraus resultierender Erhöhung des Sauerstoff-Partialdruckes im arteriellen Blut durch Einatmen eines Sauerstoff-Luft-Gemisches. Der O_2-Fluss soll ohne bzw. mit minimaler körperlicher Belastung 4 Liter je Minute betragen.

3. Schritt:

Sicherung einer guten Durchblutung durch geistige Belastungen (z. B. Lesen) und geringe körperliche Belastungen alle 20 Minuten 2 Minuten lang.

Detaillierter Ablauf des Standardprozesses Sauerstoff-Mehrschritt-Therapie

- Am ersten Behandlungstag erfolgt eine Anamnese zum Ausschluss von Kontraindikationen unter Berücksichtigung von verordneten Medikamenten und eventuell vorhandener Krankheiten. Bei therapeutischen Anwendungen ist eine Konsultation des behandelnden Arztes oder des Hausarztes erforderlich.

- Eine halbe Stunde, bis eine Stunde vor Prozessbeginn erfolgt, die Einnahme von Vitamin C, Vitamin B1, Vitamin E, Magnesiumorotat und Natriumpangamat (OYO) zur Erhöhung der Sauerstoffaufnahme. Die Einnahme erfolgt mit kohlensäurefreien Getränken (stilles Mineralwasser). Da Vitamin E fettlöslich ist, sollte gleichzeitig z. B. ein Stück Zwieback mit Butter gereicht werden.

- Unmittelbar vor der ersten und letzten Behandlung erfolgen fakultativ Messungen der Sauerstoffaufnahme, der Atemfrequenz und des Atemvolumenstromes nach einer Ruhezeit von mindestens 10 Minuten.

- Vor jedem Prozess werden der Ruhe-Blutdruck und der Ruhe-Puls gemessen, auch hier ist eine Wartezeit in Ruhe von wenigstens 5 Minuten erforderlich.

- Aufnahme des Belastungspulses fakultativ am 1., am 7. und am 18. Tag, falls eine Belastung für wenigstens 3 Minuten mit 20 Watt, besser mit 30 Watt, möglich ist.

- Fakultativ kann die geistige Leistungsfähigkeit am 1., am 7. und am 18. Tag durch Messung der akustischen und optischen Reaktionszeit ermittelt werden.

- Vortest mit Sauerstoff zur Einstellung des erforderlichen O_2-Flusses.

- Die Inhalation von Sauerstoff wird mit einer weichen Maske mit Atembeutel durchgeführt. Inhaliert werden ca. 4 Liter/Minute steigend, bis der erforderliche Sauerstoffpartialdruck erreicht ist.

- Als „aktives Ruhen“ während der Sauerstoffapplikation wird geistige Tätigkeit wie Lesen, Musik hören, Fernsehen und das Lösen von Kreuzworträtseln sowie atemgymnastische Übungen durch bewusst langsame und tiefe Einatmung und schnellere Ausatmung empfohlen. Zusätzlich sollte in Abständen von 20 Minuten für jeweils 2 Minuten eine minimale körperliche Belastung, wie Aufstehen, einige Schritte gehen, erfolgen.

- Als Ergänzung nach dem Prozess sollte eine kraftvolle Lebensweise, z. B. ein tägliches Bewegungstraining oder Spaziergänge und eine ausreichende Zuführung von Vitaminen zu einer lang anhaltenden Wirkung der Kur beitragen.

- Eine Wiederholung der Therapie ist normalerweise nach etwa 1 Jahr, wenn die Wirkung auf 50 % abgefallen ist, zu empfehlen. Bei starkem Stress (berufliche, familiäre Probleme oder schwere Krankheiten) kann eine Wiederholung eher nötig sein. Bei kraftvoller Lebensweise und jüngeren Menschen hält die Wirkung oft länger als 1 Jahr an.

Diese Variante ist zeit- und kostenaufwendig. Sie empfiehlt sich besonders bei älteren oder körperlich geschwächten Personen sowie bei Heimkuren.

11.4 Sauerstoff-Mehrschritt-Schnellprozess

Der 3x15-Minuten-O_2-Mehrschritt-Schnellprozess, sowie die anderen Varianten mit Ergometerbelastung sind sehr zu empfehlen, wenn die körperliche Belastbarkeit der betreffenden Personen dies zulässt. Daher sollte bei gesunden gut konditionierten Probanden der zeitsparende 15-min-O_2-Mehrschritt-Schnellprozess zur Anwendung kommen. Bei ihm liegt in der Regel die vorgesehene Belastung bei 60-100 Watt, d. h. bei einem Belastungswert, der von gesunden Personen ohne Risiko vertragen wird.

Durch die körperliche Belastung wird die Sauerstoffaufnahme bedeutend erhöht. Es kommt zu einer wesentlichen Steigerung der Durchblutung mit der entsprechenden Vergrößerung des Sauerstoffpartialdruckes. Dadurch wird eine hohe Wirkung bei geringem Zeitaufwand erreicht.

Die Messungen des Blutdruckes, des Pulses und des transcutanen Sauerstoff- Partialdruckes sowie der körperlichen Leistungsfähigkeit sollten vor, während und nach den Prozessen selbstverständlich sein.

Kontraindiziert ist der 15-Minuten-O_2-Mehrschritt-Schnellprozess bei Patienten mit fixierter bzw. ausgeprägter Hypertonie (Stadium III/IV WHO), bei kardialen Dekompensationszeichen, bei Ruhe-Angina- pectoris- Syndrom und meist bei fieberhaften Infekten.

Die drei Schritte des Sauerstoff-Mehrschritt-Schnellprozesses:

1. Schritt:

Obligatorische Einnahme von Vitaminen und Mineralstoffen, wie Vitamin C, Vitamin B_1, Vitamin E und Magnesiumorotat, zur Erhöhung der Sauerstoffaufnahme bzw. der Verbesserung der Sauerstoffverwertung in den Zellen sowie zum Schutz vor freien Radikalen. Diese Standardzusammensetzung hat sich über Jahre bewährt, einige Therapeuten bevorzugen jedoch andere Zusammensetzungen.

Die Einnahme erfolgt mit kohlensäurefreien Getränken (stilles Mineralwasser). Da Vitamin E fettlöslich ist, sollte gleichzeitig z. B. ein Stück Zwieback mit Butter gereicht werden.

2. Schritt:

Erhöhung der Sauerstoff-Konzentration in der Lunge durch Einatmen von hoch konzentriertem Sauerstoff mit einem Fluss von 30 Liter/Minute (durch körperliche Belastung gesteigertes Atemzeitvolumen AZV), mit daraus resultierender Erhöhung des Sauerstoff- Partialdruckes im arteriellen Blut. Durch die hohe Sauerstoffaufnahme genügt eine kurze Therapiedauer von 3x15 Minuten.

3. Schritt:

Sicherung einer guten Durchblutung des gesamten Organismus durch körperliche Belastung. Durch die körperliche Belastung von 60-100 Watt auf einem Fahrradergometer oder Laufbandergometer wird eine hohe Sauerstoffaufnahme erzielt. Dies bewirkt einen hohen arteriellen Sauerstoffpartialdruck von über 350 mmHg. Wird dieser Wert nicht erreicht, so wird die Schaltschwelle nicht überschritten, es tritt keine anhaltende Wirkung ein.

Die Therapiedurchführung erfolgt an 3 Tagen mit jeweils einem Tag Pause, z. B. Montag, Mittwoch und Freitag.

Detaillierter Ablauf des Sauerstoff-Mehrschritt-Schnellprozesses:

- Am ersten Behandlungstag erfolgt eine Anamnese zum Ausschluss von Kontraindikationen unter Berücksichtigung von verordneten Medikamenten und eventuell vorhandenen Krankheiten. Bei therapeutischen Anwendungen oder Ergometerbelastung nach Operationen, Herzinfarkt oder Schlaganfall ist eine Mitwirkung des behandelnden Arztes oder des Hausarztes zu empfehlen.

- Eine halbe Stunde bis eine Stunde vor Prozessbeginn erfolgt die Einnahme von Vitamin C, Vitamin B1, Vitamin E, Magnesiumorotat und Natriumpangamat (OYO) zur Erhöhung der Sauerstoffaufnahme. Die Einnahme erfolgt in kohlensäurefreien Getränken (stilles Mineralwasser). Da Vitamin E fettlöslich ist, sollte gleichzeitig z. B. ein Stück Zwieback mit Butter gereicht werden.

- Vor jedem Prozess werden der Ruhe-Blutdruck und der Ruhe-Puls gemessen, eine Wartezeit in Ruhe von wenigstens 5 Minuten ist erforderlich

- Fakultativ erfolgt die Ermittlung der geistigen Leistungsfähigkeit durch Messung der akustischen und optischen Reaktionszeit.

- Blutige Messung des arteriellen Sauerstoffpartialdruckes, wenn ein Vergleich mit der Standardkurve des Sauerstoffpartialdruckes gewünscht oder erforderlich ist.

- Für die Therapiedurchführung muss für die zu behandelnde Person die optimal angepasste körperliche Belastung eingeschätzt werden. Durch Gespräche über die körperlichen Belastungen im Alltag, wie spazieren gehen, Fahrrad fahren, Tanzen, Gartenarbeiten, Sport, erfolgt die Ermittlung der zu erwartenden Belastbarkeit.

- Danach wird die voreingeschätzte körperliche Leistungsfähigkeit auf einem Fahrradergometer ohne Sauerstoffinhalation durch computergestützte Aufnahme eines Pulsdiagrammes gemessen. Gleichzeitig erfolgt die Messung des Blutdruckes unter Belastung. Die gemessenen Werte des Pulses und des Blutdruckes werden mit den maximal zulässigen Werten verglichen (Kapitel 20).

- Inhalation von ca. 30 l/min hochprozentigem Sauerstoff über eine dichte Maske mit Speicherblase für einen Zeitraum von 15 Minuten. Die Atmung kann durch die Nase, aber auch durch den Mund erfolgen. Während dieser Zeit ist es ratsam, Fernseh- oder Videoprogramme anzubieten.

- Gleichzeitig mit der Sauerstoffaufnahme erfolgt die Sicherung einer guten Durchblutung während der Inhalation durch die ermittelte zumutbare körperliche Belastung auf dem Fahrradergometer von 60 -100 Watt.

- Messung des arteriellen Sauerstoffpartialdruckes $tcpO_2$art. und einmalige Messung des Belastungs- Blutdruckes. Um ein Überschreiten der zulässigen Blutdruckgrenzwerte auszuschließen, ist bei Personen mit hohem Ruheblutdruck dieser mehrmals zu messen.

- Diese Therapie führt zu einer Erhöhung der arteriovenösen Sättigungsdifferenz η durch Erhöhung des arteriellen pO_2 und besonders durch Absenkung des venösen pO_2. Die O_2-Aufnahme wird dadurch lang anhaltend verbessert.

- Als Ergänzung nach dem Prozess sollte eine kraftvolle Lebensweise, z. B. ein tägliches Bewegungstraining oder Spaziergänge und eine ausreichende Zuführung von Vitaminen zu einer lang anhaltenden Wirkung der Kur beitragen.

- Die Wiederholung der Therapie sollte allgemein nach etwa einem Jahr erfolgen, wenn die Wirkungen der Therapie auf nicht mehr als etwa 50 % abgefallen ist. Nach Stresseinwirkung kann die Wiederholung früher nötig sein.

11.5 Therapieergebnisse und Wirkungen der SMT

In den meisten Fällen treten nach Sauerstofftherapien lang anhaltende positive mess- und spürbare Wirkungen ein. Therapieversager (Kapitel 17) sind relativ selten.

Die Wirkungen treten auch differenziert auf. Nicht immer müssen deutliche Verbesserungen der körperlichen und der geistigen Werte auftreten. Bei gesunden Jugendlichen sind kaum Wirkungen zu erwarten. Auch bei körperlich aktiven Menschen, die hohe Leistungen vollbringen, ist nicht zu erwarten, dass durch die Sauerstofftherapie ähnliche Verbesserungen der körperlichen Leistungen eintreten wie bei untrainierten oder geschwächten Personen gleicher Altersgruppe.

11.6 Verbesserung der mechanischen Leistungsreserve

Die körperliche Leistungsfähigkeit und die körperlichen Leistungsreserven werden lang anhaltend durch den SMT-Effekt II erhöht. Abb. 11.6 [17] zeigt die mechanische Leistungsreserve (ML) in Watt für männliche und weibliche Normalpersonen (70 kg Körpergewicht). Die durchgehenden Linien gelten für Personen ohne Sauerstofftherapie, die gestrichelten für die maximal mögliche Erhöhung der mechanischen Leistungsreserve durch Sauerstofftherapien. Das bedeutet, dass nach Sauerstofftherapien Werte der mechanischen Leistungsreserve erreicht werden, die für bis zu 20 Jahre jüngere Personen gelten. Im täglichen Leben ist zu spüren, dass die Kraft zunimmt. Das Treppensteigen und das Laufen fällt leichter, es können bei Durchblutungsstörungen der unteren Extremitäten wieder längere Strecken gegangen werden.

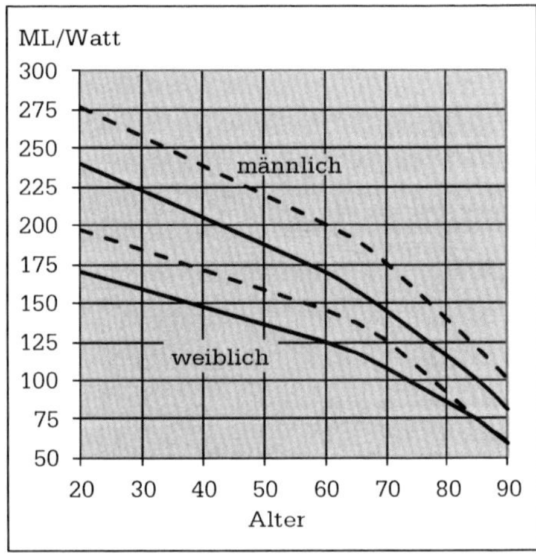

Abb. 11.6 Erhöhung der mechanischen Leistungsreserve durch die SMT

11.7 Wirkungen der SMT auf die Lungenfunktion

Die Lunge nimmt infolge des SMT Effekt I anhaltend mehr Sauerstoff aus der Umgebungsluft auf. Dadurch können Sauerstoffaufnahmewerte erreicht werden, die Sauerstoffaufnahmewerten jüngerer Menschen entsprechen. Das Diagramm Abb. 11.7 zeigt die Abhängigkeit der Ruhe-Sauerstoffaufnahme vom Alter für Normalpersonen ohne Sauerstoff-Mehrschritt-Therapie [5] (durchgehende Kurve) sowie die Mittelwerte der Verbesserung der Ruhe- Sauerstoffaufnahme durch die SMT für Personen der Gruppe I mit ursprünglich herabgesetzter Ruhe-O_2-Aufnahme (gestrichelte Kurve). Das Diagramm Abb. 11.8 gilt entsprechend für die Verbesserung der maximalen Sauerstoffaufnahme durch die SMT [5].

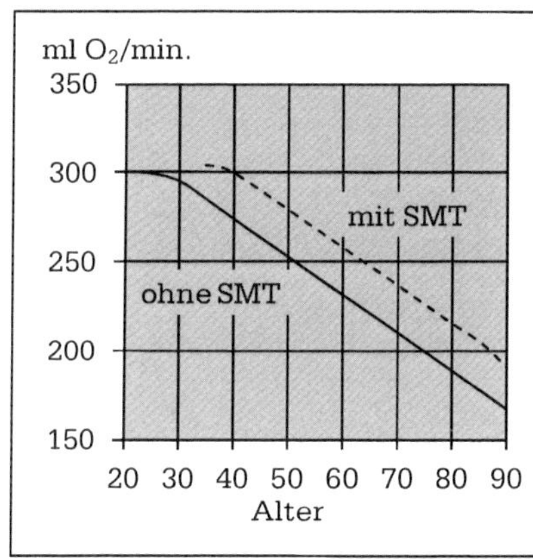

Abb. 11.7 Verbesserung der Ruhe Sauerstoffaufnahme durch SMT [17]

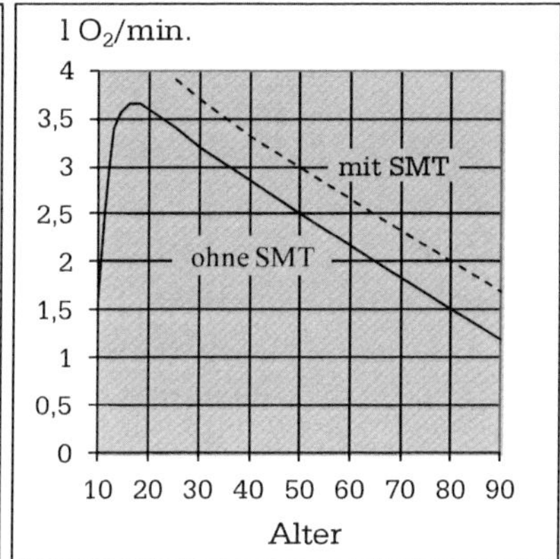

Abb. 11.8 Verbesserung der maximalen Sauerstoffaufnahme durch SMT [17]

Erhöhung des Peak Flow- und des Atemstoßwertes

Die Stärkung der Atemmuskulatur durch die SMT bewirkt auch eine Erhöhung der Werte **PEF** (Peak Flow) und **FEV1** (Atemstoß) (siehe Glossar). Diese Werte sind leicht mit kostengünstigen Geräten (auch für den Heimgebrauch) zu ermitteln. Die von Alter, Körpergröße und Geschlecht abhängigen Normwerte für PEF und FEV1 wurden bei 24 Personen im Alter von 50 bis 76 Jahren gemessen. Die Verbesserungen durch den Sauerstoff-Mehrschritt-Schnellprozess entsprechen nach den Tabellen ERS 1994 (www.menzl.com) einer Verjüngung um 5 - 20 Jahre.

11.8 Anhaltende Erhöhung der Ruhe-O_2-Aufnahme durch die SMT

Gemessen wurde bei 10 männlichen Probanden die Verbesserung der Ruhe-O_2-Aufnahme durch den 3-Tage-Sauerstoff-Schnell-Prozess. Die Messungen erfolgten mit einem Sauerstoffaufnahmemessgerät OCM 900 des ehemaligen Messelektronik Dresden (vor der Sauerstofftherapie, zwei Tage nach Therapieende sowie 4 Wochen nach Therapieende). Die Messwerte beziehen sich auf Milliliter reinen Sauerstoff je Minute. Erläuterungen zur Berechnung und Auswertung sind unter dem Kapitel Statistik zu finden. Die Auswertung der Messergebnisse erfolgte entsprechend dem Schema Abb. 25.4. oder computergestützt entsprechend Kapitel 25.1

Nr.	Alter	O_2 Aufnahme in Milliliter					
		vorher	nach 2 Tagen	Differenz ml	nach 4 Wochen	Differenz ml	Differenz gesamt
1	65	221	240	19	241	1	20
2	72	153	227	74	229	2	76
3	46	223	219	-4	244	25	21
4	77	244	270	26	273	3	29
5	65	226	247	21	252	5	26
6	81	223	265	42	268	3	45
7	51	254	309	55	351	6	61
8	56	255	278	23	303	25	48
9	52	290	268	-22	284	16	6
10	61	218	245	27	250	5	32
$\bar{x}$		230,7	256,8		265,9		
s		35,4	26,62		26,6		
t			3,03		3,1		
p			<1%		<1%		

Abb. 11.9 Lang anhaltende Verbesserung der Ruhe-Sauerstoffaufnahme durch Sauerstoff-Mehrschritt-Schnellprozess bei Personen der Gruppe I

Es zeigt sich, dass die Irrtumswahrscheinlichkeit der Verbesserung der Ruhe-Sauerstoffaufnahme mit $p < 1\%$ hoch signifikant ist.

Werden die Werte der Abb. 11.9 in der üblichen Diagrammform dargestellt, so ergeben sich die Diagramme Abb. 11.10 und 11.11.

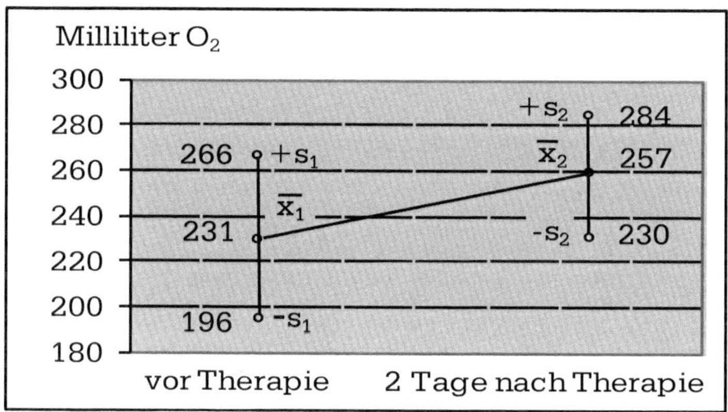

Abb. 11.10 Diagramm Mittelwerte und Streuungen vor der SMT und 2 Tage nach Therapieende

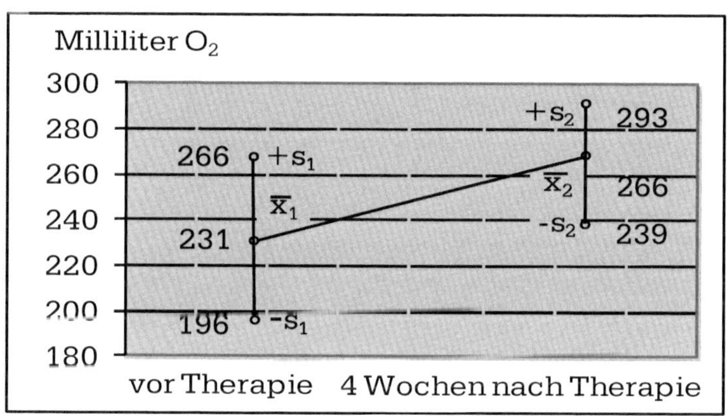

Abb. 11.11 Diagramm Mittelwerte und Streuungen vor der SMT und 4 Wochen nach Therapieende

Die Messungen zeigen die Streuungen s und eine signifikante Verbesserung der Mittelwerte $\overline{x}$ der Sauerstoffaufnahme 2 Tage nach Therapieende und eine weitere signifikante Verbesserung zwischen Therapieende und vier Wochen nach Therapieende.

11.9 Wirkungen des SMT Schnellprozesses auf die körperliche Leistungsfähigkeit

Die Verbesserung der körperlichen Leistungsfähigkeit ist durch Vergleich der Pulswerte vor und 2 Tage nach jeder Einzeltherapie bei stets gleicher Ergometerbelastung (Watt) oder stets gleicher Pulsfrequenz messbar (siehe Kapitel 9.12). Die Abbildungen 11.12 und 11.13 zeigen ein Beispiel einer gesunden weiblichen Person, zu Beginn der Messungen 51 Jahre alt, die körperlich aktiv ist und Sport treibt. Die Messungen erstrecken sich über einen Zeitraum von 10 Jahren. Es wurden jährlich 3 Behandlungen innerhalb einer Woche durchgeführt (3 graue Balken, der dunkelgraue Balken stellt jeweils einen Messpunkt 14 Tage nach der 3. Behandlung dar).

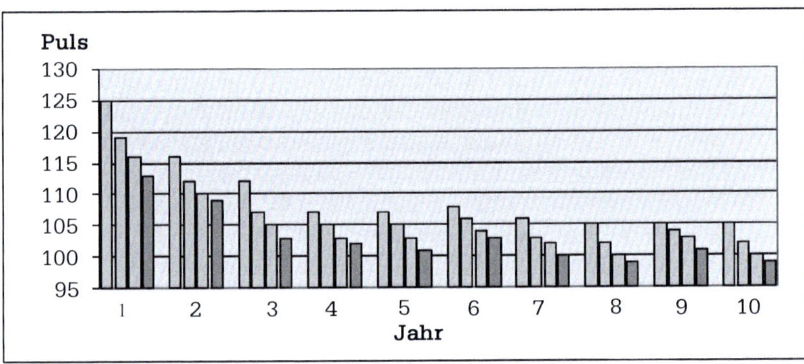

Abb. 11.12 Pulsabnahme bei konstanter Ergometerleistung 80 W Sauerstofffluss angepasst ca. 25 Liter

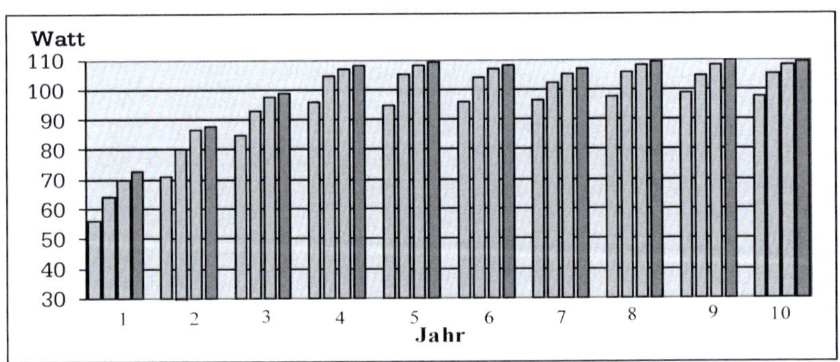

Abb. 11.13 Leistungsanstieg Puls konstant 120, Sauerstofffluss angepasst ca. 25 Liter

Abb. 11.12 zeigt eine deutliche Abnahme der Pulsfrequenz, Abb. 11.13 eine deutliche Zunahme der körperlichen Leistung durch die SMT. Der erzielte Leistungsgewinn ist so lang anhaltend, dass der erste Wert des Folgejahres nur geringfügig unter dem letzten Messpunkt des Vorjahres liegt. Während die Kondition nach Abb. 11.15 anfangs als schlecht bis mittel eingestuft werden musste, ergibt sich nach 10 Jahren eine sehr gute Kondition.

In den ersten Jahren ist der Leistungsgewinn sehr groß, nach 3 - 4 Jahren ist eine Sättigung eingetreten. Bemerkenswert ist die Tatsache, dass nicht wie zu erwarten ein alterungsbedingter Leistungsrückgang, wie üblich von 0,8 %, eintrat.

Wenn auch die dargestellte Systematik prinzipiell bei allen Respondern zu beobachten war, so gibt es doch zwischen den einzelnen Personen entsprechend der körperlichen Verfassung vor der ersten Sauerstoff-Mehrschritt-Therapie erhebliche quantitative Unterschiede.

Abb. 11.14 zeigt das Diagramm einer behandlungsbedürftigen, untrainierten weiblichen Person, zu Beginn der Behandlungen 56 Jahre alt. Die körperliche Leistungsfähigkeit hat sich durch den Sauerstoff-Mehrschritt-Schnellprozess innerhalb von 10 Jahren von 44 Watt auf 69 Watt erhöht.

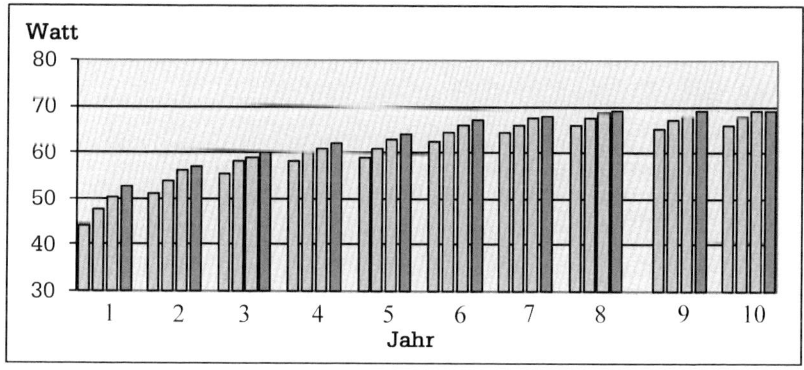

Abb. 11.14 Leistungsanstieg durch den Sauerstoff-Mehrschritt-Schnellprozess bei einer untrainierten weibliche Person. Puls konstant 120/min, Sauerstofffluss angepasst ca. 24 Liter.

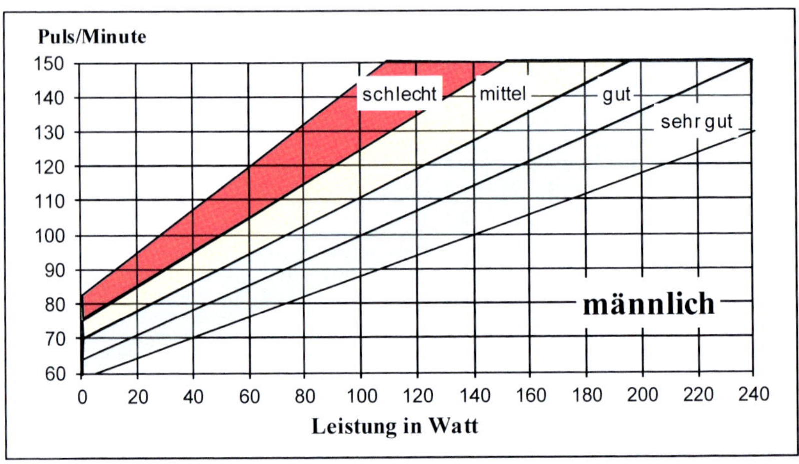

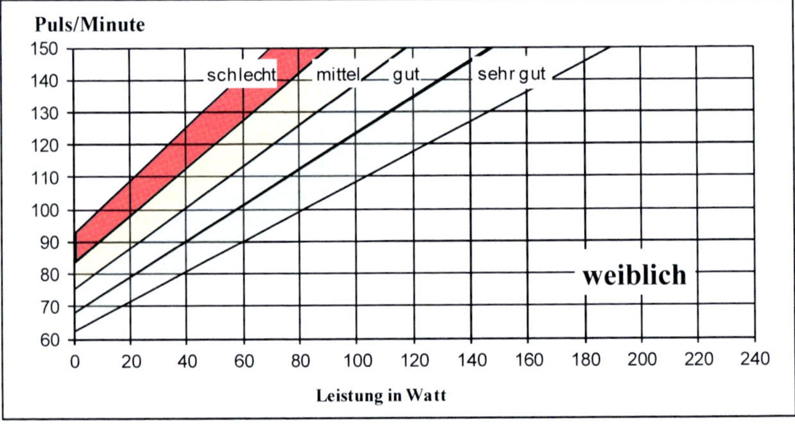

Abb. 11.15 Trainingszustand - Kondition: Zusammenhang zwischen Pulsfrequenz und Ergometerbelastung für Normalpersonen 70 kg. [1]

Während die Diagramme in Abb. 11.15 [5] nur für Normalpersonen mit 70 kg Körpergewicht gelten, sind die Diagramme Abb. 11.16 [37] auf Watt/kg bezogen. Somit können diese Diagramme für die Bewertung von Personen mit unterschiedlichem Körpergewicht verwendet werden.

Zum Beispiel ergibt sich bei einer männlichen Person mit 80 kg Körpergewicht bei einer Belastung von 100 Watt (100/80 = 1,25 W/kg) ein Puls von 110. Als Kondition ist aus dem Diagramm Abb. 11.15 „gut" abzulesen.

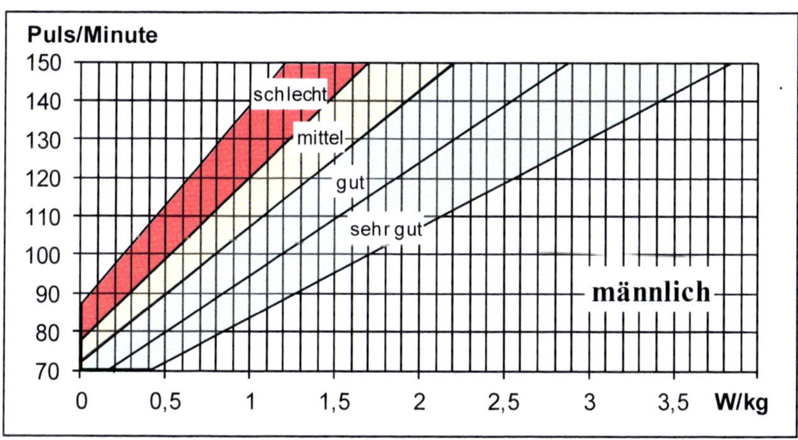

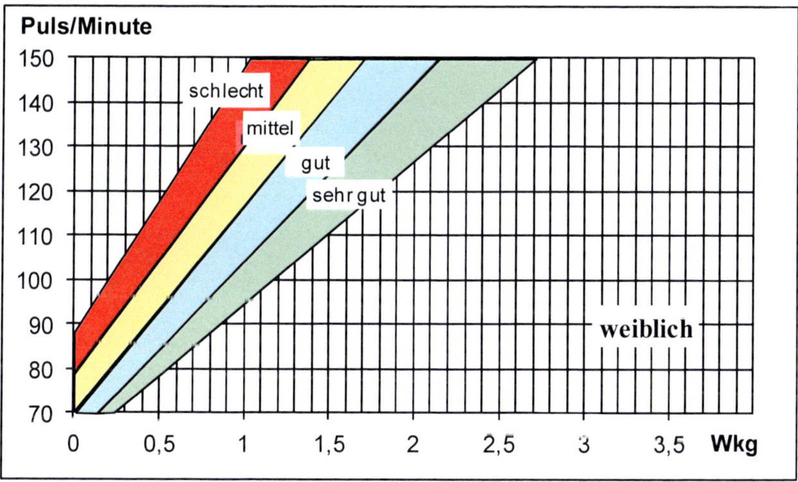

Abb.: 11.16 Zusammenhang zwischen spezifischer körperlicher Belastung in Watt pro Kilogramm Körpermasse und der Pulsfrequenz für verschiedene Konditionen.

11.10 Einfluss der SMT auf den Verlauf grippaler Infekte

Beispiele für den typischen Verlauf von grippalen Infekten bei männlichen Personen im mittleren, hohen und sehr hohen Alter ohne und mit Sauerstoff-Mehrschritt-Therapie zeigen die Diagramme Abb. 11.17 [5].

Die mechanische Leistungsreserve sinkt durch den grippalen Effekt vorübergehend stark ab. Die Angabe ΔML entspricht der durch den Infekt bedingten Reduzierung der mechanischen Leistungsreserve.

Der Infekt endet zum Zeitpunkt 0, gleichzeitig beginnt die Rehabilitation. Am Anfang des Infektes ist wegen der auftretenden Schwäche mit abgesunkener mechanischer Leistungsreserve Bettruhe erforderlich, es liegt Arbeitsunfähigkeit vor.

Bei der 50-jährigen Person dauert die Rehabilitationsphase ohne Sauerstoff-Mehrschritt-Therapie 4 Tage. Wird zum Zeitpunkt 0 ein Sauerstoff- Mehrschritt- Schnellprozess bei einem Sauerstofffluss von 30 Liter/Minute durchgeführt, so erfolgt die Rehabilitation innerhalb von etwa einundeinhalb Stunden. Erstaunlich ist die Tatsache, dass trotz des Schwächezustandes durch die Sauerstoffaufnahme die erforderlichen 80 Watt aufgebracht werden konnten. Damit besteht die Möglichkeit der Sofortwiederherstellung der körperlichen Leistungsfähigkeit und die kurzfristige Beendigung der Arbeitsunfähigkeit.

Bei einer 85-jährigen Person, bei der die mechanische Leistungsreserve altersbedingt auf nur 75 Watt abgesunken ist, kann die Schwächung durch den Infekt so niedrige Werte bewirken, dass der Kranke sich nicht wieder erholt und auf Dauer zum Pflegefall wird. Wenn jedoch unmittelbar an das Ende des Infektes am Tag 0 ein 18-Tage-Sauerstoff-Mehrschritt-Prozess durchgeführt wird, so kann nach 20 Tagen ein Anstieg der mechanischen Leistungsreserve auf 90 Watt erreicht werden, fremde Hilfe ist nicht mehr erforderlich, die Kräfte reichen für ein normales Leben aus.

Ohne O_2-Mehrschritt-Therapie
Infektende zum Zeitpunkt 0

Mit O_2-Mehrschritt-Therapie
Infektende und Therapiebeginn zum Zeitpunkt 0

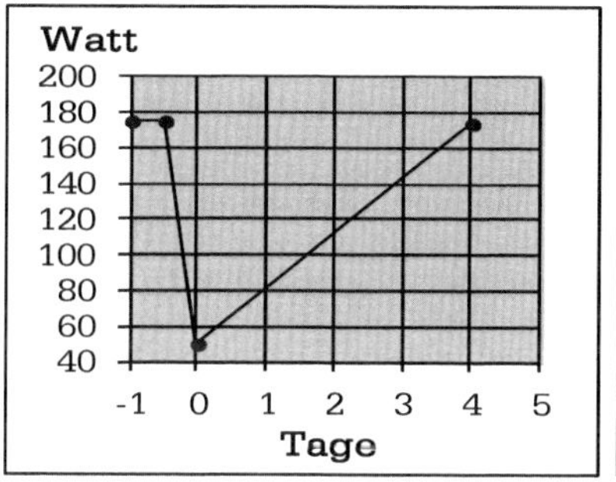

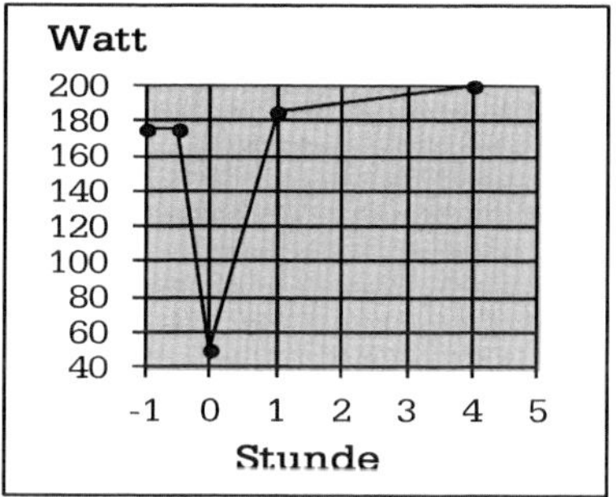

50 Jahre männlich ΔML = 125 W

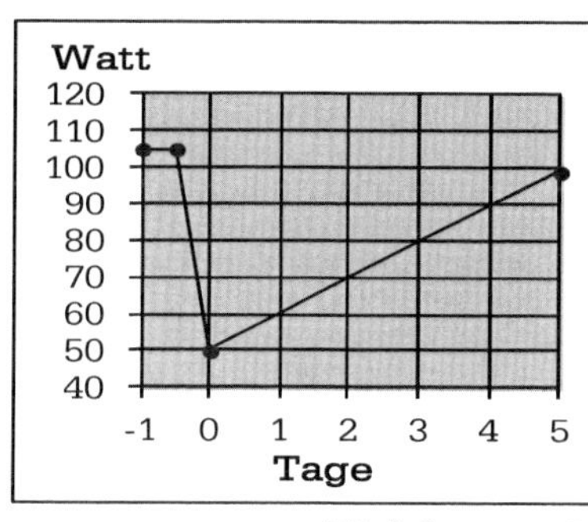

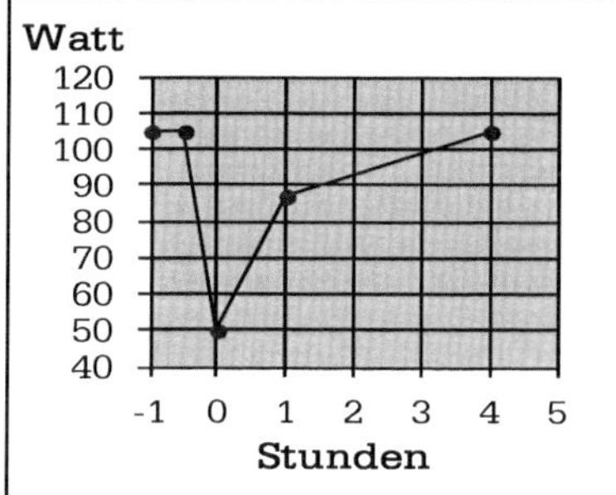

70 Jahre männlich ΔML = 55 W

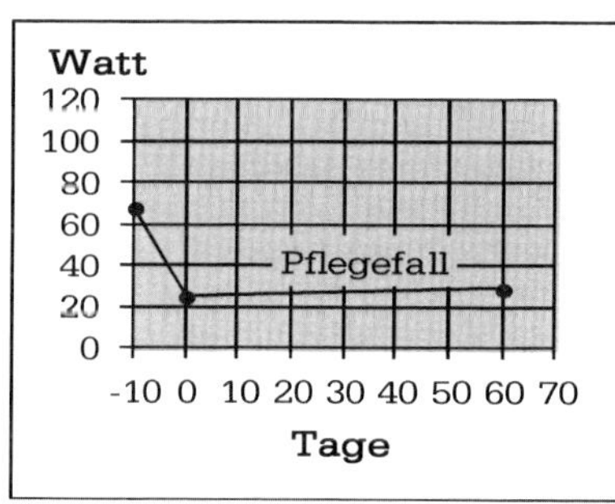

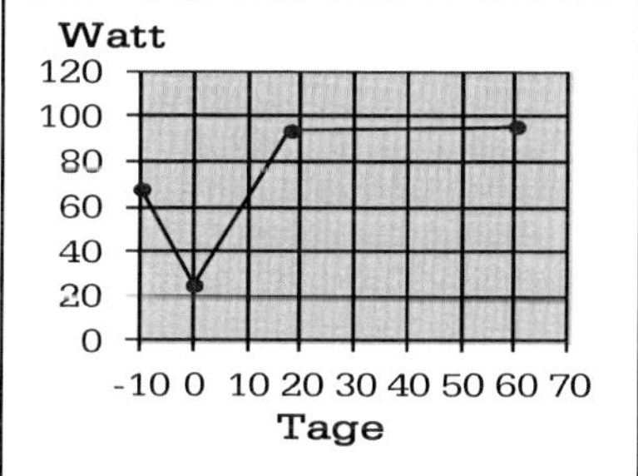

85 Jahre männlich ΔML = 35 W

Abb.11.17 Rehabilitationen nach einem grippalen Infekt, angegeben in mechanischer Leistungsreserve in Watt für Personen im Alter von 50, 70 und 85 Jahren mit und ohne SMT [5]

11.11 Wirkungen der SMT auf den arteriellen und venösen Ruhe-Sauerstoffpartialdruck

Der durch Stress oder Alter verminderte arterielle Ruhe-Sauerstoffpartialdruck kann durch die Sauerstoff-Mehrschritt-Therapie lang anhaltend auf Werte früherer Lebensjahre bzw. Werte vor Stress angehoben werden, wobei der venöse Ruhe-Sauerstoffpartialdruck gleichzeitig gesenkt werden kann (siehe auch Kapitel 3.7 und 3.8).

Das Diagramm Abb. 11.18 zeigt die Messwerte für den Ruhe-Sauerstoffpartialdruck arteriell und venös von 80 behandlungsbedürftigen Patienten des Sanatoriums Dr. med. S. H. Wolf, Bad Wildungen vor (o) und nach (•) der 36 Stunden - 18-Tage-Sauerstoff-Mehrschritt-Therapie. Von den insgesamt 80 Patienten waren 8 Personen Therapieversager. Die Messwerte der Einzelpersonen wurden den Standardkurven nach Loew-Thews und Mithoefer et al. gegenübergestellt. Durch die Therapie erhöhte sich η (siehe Kapitel 3.8) im Mittel von 100 % auf 230 %.

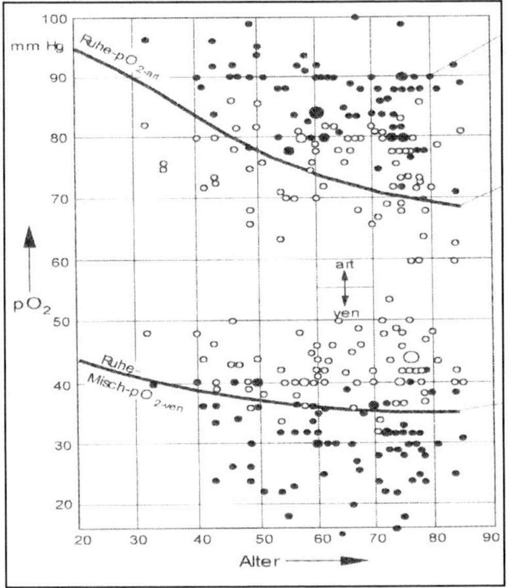

nach (•) der SMT
vor (o) der SMT

Standardkurve nach Loew- Thews für Gesunde arteriell

Standardkurve nach Mithoefer et. al. für Gesunde venös

Abb. 11.18 Sauerstoffpartialdruck arteriell und venös, Messwerte von 80 behandlungsbedürftigen Patienten (72 Responder) [29] vor und nach der SMT mit Standardkurven nach Loew-Thews und Mithoefer in Abhängigkeit vom Lebensalter.

11.12 Wirkungen der SMT auf die geistige Leistungsfähigkeit

Wie auch bei der Steigerung der körperlichen Leistungsfähigkeit durch die Sauerstoff-Mehrschritt-Therapie ist die Erhöhung der geistigen Leistungsfähigkeit von der Ausgangssituation der betreffenden Personen abhängig. Bei Personen mit geminderter geistiger Leistungsfähigkeit werden die Verbesserungen größer gegenüber Personen mit hoher geistiger Leistungsfähigkeit sein. Die Verbesserungen der geistigen Leistungsfähigkeit ist meist bereits 2 Tage nach einem Prozess (nach einer einzelnen Sauerstofftherapiedurchführung) durch Vergleich der Messwerte vor und nach dem Prozess nachweisbar.

Ich habe über einen Zeitraum von 25 Jahren bei zahlreichen Personen Sauerstoff-Mehrschritt-Therapien durchgeführt. Dabei erfolgte routinemäßig die Messung der Reaktionszeit („Schrecksekunde") akustisch und optisch, die Zeit bei dem Zählfrequenztest, die Zeit für das Buchstabenlesen und die Flimmerverschmelzungsfrequenz. Es wurde festgestellt, dass im Mittel:

- die **akustische Reaktionszeit** sich um mehr als 15% verkürzt. In Einzelfällen, waren die Erfolge noch wesentlich größer. So reduzierte sich bei einer 84- jährigen männlichen Person die akustische Reaktionszeit von 800 Millisekunden auf 400 Millisekunden.

- die **optische Reaktionszeit** sich um ca. 12 % verkürzt

- die Zeit beim **Zählfrequenztest** sich (unter Berücksichtigung der Fehler) um ca. 8% verringerte

- die Zeit für **das Buchstaben lesen** sich um ca. 7% verkürzt

- die **Flimmer-Verschmelzungs-Frequenz** sich um ca. 5% erhöht

Aus diesen langfristigen Beobachtungen ergab sich, dass es für die Beurteilung des Erfolges einer Sauerstoff-Mehrschritt-Therapie nicht nötig ist, sämtliche Parameter zu bestimmen, da diese untereinander korrelieren. Es ist für die Beurteilung des Kurergebnisses hinsichtlich der Verbesserung der geistigen Leistungsfähigkeit völlig ausreichend, die sehr aussagefähigen und computergestützt leicht ausführbaren Reaktionszeitmessungen durchzuführen.

11.13 Verbesserung der akustischen Reaktionszeiten

Die computergestützte Messung der akustischen Reaktionszeiten erfolgte bei 15 männlichen Probanden im Alter von 41 bis 82 Jahren. Bei jedem Probanden wurden innerhalb von 3 Minuten 13 Einzelmessungen (Tabelle Abb. 11.19) durchgeführt. Es wurde jeweils der erste Wert, der beste und der schlechteste Wert nicht bewertet. Es ergab sich entsprechend Kapitel 25 eine mit $p < 0,005$ (entspricht 0,5%) hochsignifikante Verbesserung (Absenkung) der akustischen Reaktionszeit durch die SMT siehe Diagramm Abb. 11.20.

Nr.	Alter	optische Reaktionszeit			
		vor SMT	nach SMT	Differenz absolut	Differenz %
1	56	257	225	-32	14,2
2	54	290	214	-76	35,51
3	77	207	198	-9	4,55
4	46	201	184	-17	9,24
5	55	254	229	-25	10,92
6	82	283	257	-26	10,12
7	69	514	307	-207	67,43
8	79	291	211	-80	37,91
9	49	293	224	-69	30,80
10	64	258	209	-49	23,44
11	59	373	319	-54	16,93
12	72	247	234	-13	5,56
13	41	237	206	-31	15,05
14	63	301	257	-44	17,12
15	58	227	221	-6	2,71
$\bar{d}$				-49,2	18,78
$\bar{x}$		282,2	233,0		
s		77,1	37,9		
t			-3,83		
p			< 0,5 %		

Abb. 11.19 Tabelle Verbesserung der akustischen Reaktionszeiten

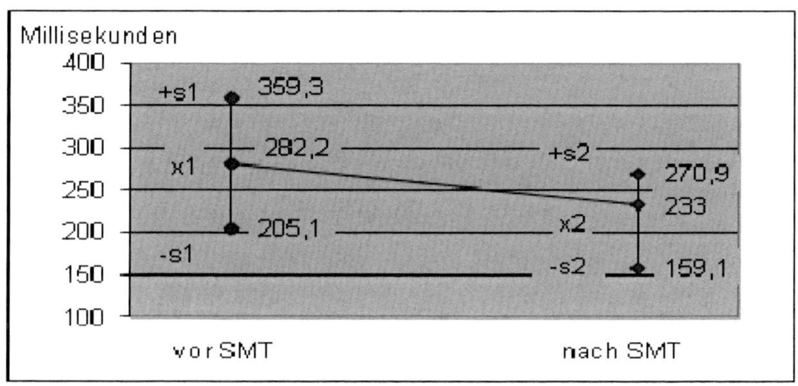

Abb. 11.20 Diagramm Verbesserung der akustischen Reaktionszeiten

11.14 Einfluss der SMT auf die individuelle Lärmempfindlichkeit und die Lichtempfindlichkeit

Adaptionsleistungen des Menschen können über die phylogenetisch (die Stammesgeschichte der Lebewesen betreffend) vorgegebenen Grenzen hinaus beansprucht werden. Hier wären zum Beispiel zu nennen der Maschinenlärm oder die Bildschirmarbeit. Die Folgen sind Zivilisationskrankheiten, wie zum Beispiel der Hörsturz (Managerkrankheit) oder die „Lichtschwachsichtigkeit“ [Trichelt, F.: Das Licht und die Pathologie des Auges. Verlag Wilhelm Maudrich, Wien, 1983], die mit der Lärmschwerhörigkeit verglichen wird.

Diese Krankheiten sind meist Sauerstoff-Mangelkrankheiten. Alle Kompensationsmechanismen des Menschen sind energiezehrend, sodass bei chronischen, intensiven oder kombinierten Einwirkungen organische und systemische Folgen entstehen können. Der Engpass der Energiebereitstellung ist meist der Sauerstoff.

Nach v. Ardenne 1987 und Joglekar 1977 bewirkt Sauerstoffatmung eine signifikante Verminderung der Lärmempfindlichkeit. Durch eine von J. Axmann und W. Klemm durchgeführte Pilotstudie war die Hypothese zu überprüfen, ob die SMT wichtige Adaptionsfähigkeiten der Sinnesorgane wie die Lärmempfindlichkeit und die Lichtempfindlichkeit verbessert bzw. koordiniert.

Pilotstudie zur individuellen Lärmempfindlichkeit

- von Axmann und Klein -[31]

23 Probanden (Durchschnittsalter 38 Jahre) absolvierten innerhalb von zwei Wochen 3 bis 5 SMT-Schnellprozesse (15 min). Die mittlere individuelle Lärmempfindlichkeit wurde vor und ca. 10 Tage nach dem SMT aus je 3 Einzel-ITTS (Integrated temporary threshold shift integrierte temporäre Hörschwellenverschiebung) Messungen an drei verschiedenen Tagen zur jeweils gleichen Tageszeit bestimmt. Der verwendete ITTS (4 KHz) -Test zur Testung der individuellen Empfindlichkeit wurde nach Kraak modifiziert.

Die Ergebnisse der 1. Pilotstudie sind in Tab. 11.21 und Abb. 11.22 dargestellt. Hauptergebnis bei dieser Versuchsanordnung war eine statistisch signifikante Senkung der Lärmempfindlichkeit im SMT-Gruppenmittel auf 62 % des Ausgangswertes gegenüber keiner Änderung bei der Kontrolle. Weiterhin wurde eine signifikante Erhöhung der O_2-Sättigungsdifferenz des Blutes auf 139 % des Ausgangswertes gesichert.

Messergebnisse der 1. Pilotstudie mit 23 Probanden über die anhaltende Senkung der Lärmempfindlichkeit ITTS (4 KHz) nach 3 - 5 maliger Durchführung des 15 min. SMT-Schnellprozesses. Messzeit im Mittel 10 Tage nach letzter SMT. ITTS-Senkung = 142/229 = 0,621

	vor SMT		**nach SMT (3-5 x)**		
Messgröße	**X**	**+S**	**X**	**+S**	**Differenz**
p02-art.	84,9	7,9	84,6	8,0	- 0,3 mm Hg *)
p02-ven	32,7	6,4	26,0	6,3	- 6,7 mm Hg *)
η	33,0	8,4	46,0	11,8	+13,0 % *)
ITTS (4 KHz)	229	137	142	112	-92.0 dB min. = Lärmempf.

Tabelle 11.21: Senkung der Lärmempfindlichkeit durch SMT Schnellprozess*) statistisch signifikant auf Stufe p < 1 % (Wilcoxon-Test, zweiseitig)

Es ist bisher kein Verfahren bekannt, das eine anhaltende Senkung der Lärmempfindlichkeit des Menschen bewirkt. Die von Axmann und Klein 10 Tage nach der SMT gefundene statistisch signifikante Senkung der Lärmempfindlichkeit beträgt 62% des mittleren Ausgangswertes. Diese Empfindlichkeitssenkung entspricht in ihrer Qualität dem von Berndt „Pathologische Mechanismen der Innenohrlärmschäden" HNO-Praxis 2 (1984, 177-180) im Tierexperiment gefundenen „Lärmtrainingseffekt". Er kann aber weitgehend der SMT zugeschrieben werden. Als "lärmtrainingsbedingt" wäre aber die geringere mittlere Ausgangslärmempfindlichkeit von 173 dB min. der aus Lärmarbeitern zusammengesetzten 2. Gruppe der ITTS-Pilotstudie im Vergleich zum mittleren Ausgangswert der Gesamtgruppe von 229 dB min. zu werten (s. Abb. 11.22).

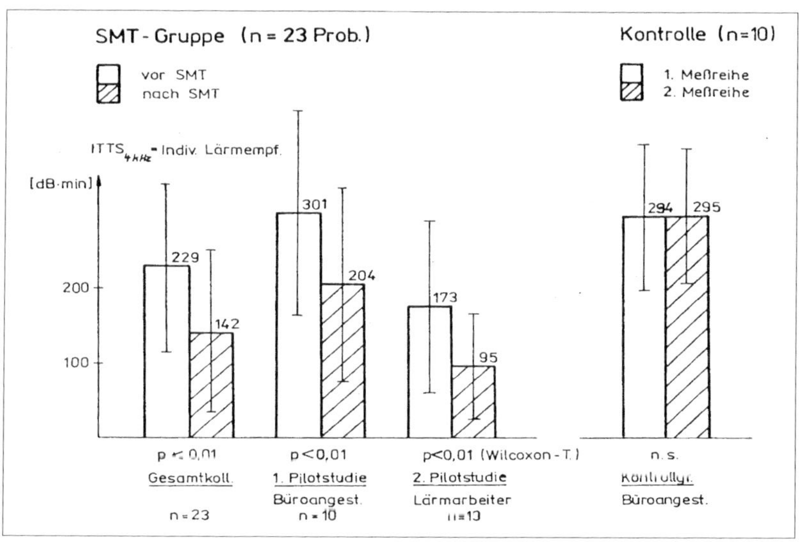

Abb. 11.22 Senkung der Lärmempfindlichkeit durch SMT

Nach Kraak, Fasold und Schirmer, Richartz Untersuchungen zur individuellen Lärmempfindlichkeit des Menschen Dissertation TU Dresden 1976 und Paul: Der Einfluss erfassbarer individueller Gehörempfindlichkeit auf das Schadensrisiko bei Lärmeinwirkung Diss. TU Dresden 1985 ist bei einer anhaltend gesenkten Lärmempfindlichkeit ITTS auch ein geringerer bleibender Hörschaden PTS zu erwarten (Dresdner Hörschadensmodell).

Der Einfluss des Lärmtrainingseffektes im Sinne von Berndt: „Pathophysiologische Mechanismen des Innenohrlärmschadens“ HNO Praxis 1084 177-180 auf unsere Ergebnisse kann aufgrund folgender Bedingungen weitgehend vernachlässigt werden:

- In der Kontrollgruppe ergaben sich keine signifikanten Veränderungen im Vergleich von 1. zur 2. Messreihe.
- Zwischen letzter Testbeschallung vor SMT und erster Beschallung nach SMT lag ein Zeitraum von ca. 5 Wochen, in dem keine weitere Beschallung, die als Training wirken könnte, erfolgte.
- Messungen mit dem digitalen Bekesy-Audiometer, das im Vergleich zur "subjektiveren" konventionellen Schwellenaudiometrie kein Eingreifen des Versuchsleiters erfordert, ergaben keine grundsätzlich anderen Ergebnisse!

Denkbar sind aber Einflussmöglichkeiten auf das Versuchsergebnis infolge der Magnesium-Wirkung des zur SMT gehörenden Kombinationspräparates. Nach Altura kann Magnesiummangel zu einem indirekten 0_2-Mangel über die Verringerung der Kapillardurchmesser und somit zur Verschlechterung der Mikrozirkulation führen. Zum anderen wird nach Ising, Günther, Handrock, Michalek, Schwarze, Vormann, Wüster „Magnesium und Lärmwirkungen" Magnesium Bulletin 1a (1981 155-164) bei chronischer Lärmbelastung verstärkt Mg ausgeschieden. Die Fähigkeit des Körpers zur stressdämpfenden Mg-Freisetzung geht zunehmend verloren. In Joachims, Babisch, Ising, Günther, Handrock „Dependence off noise- induced hearing loss upon magnesium concentration“ J.acoust. Soc. Amer. 74 (1983 104-108) konnte im Tierversuch nachgewiesen werden, dass der Mg-Gehalt der Perilymphe und durch Lärm erzeugter Hörschaden PTS negativ zueinander korrelieren.

Pilotstudie zur Sofortadaption und Blendungsempfindlichkeit

-von Axmann und Klein-

16 Probanden (Durchschnittsalter 53 Jahre) absolvierten 5 SMT - Schnellprozesse innerhalb von 2 Wochen. Vor und im Mittel 10 Tage nach SMT wurden je 3 Nyktometertests an jeweils 2 verschiedenen Tagen zur gleichen Tageszeit durchgeführt. Ein Nyktometer, ist ein optisches Gerät zur Ermittlung der Sofortadaptati-

on und der Blendempfindlichkeit. Vor Untersuchungsbeginn führten alle Probanden 1 - 2 unbewertete Probetests am Nyktometer durch. Eine Kontrollgruppe aus 10 Probanden führte diese Tests im gleichen Zeitregime durch.

Tabelle 11.23 zeigt die Messergebnisse der Pilotstudie zur Sofortadaption und Blendungsempfindlichkeit mit 16 Probanden über die anhaltende Verbesserung der Nyktometertestwerte nach 5-maliger Durchführung des 15-min-SMT-Schnellprozesses.

Hauptergebnisse dieser Pilotstudie sind eine statistisch signifikante Erhöhung des 2-min-Sofortadaptationswertes auf 124 %, ein signifikanter Anstieg des Visuswertes bei mittlerer Stufe des Blendungsempfindlichkeitstestes auf 115 % und eine signifikante Erhöhung des integrierten Visus der Sofortadaptation auf 118 % des Ausgangswertes. Bei der Kontrollgruppe ergaben sich keine signifikanten Änderungen.

Messzeit im Mittel 10 Tage nach letzter SMT.
2-min-Sofortadaptionserhöhung = 0.668/0.539 = 1.24

	vor SMT		nach SMT (5x)		
Messgrößen	**X**	**±s**	**X**	**±s**	**Differenz**
1min-Sofortadapt	0.457	0.123	0.529	0.115	+ 0.072 *) VE
2min-Sofortadapt.	0.539	0.127	0.668	0.132	+ 0.129 *) VE
Integr. Visus	47.3	12.7	56.0	13.2	+ 9.5 *) VE/sec
Blend.empf.St.1	0.187	0.192	0.286	0.165	+ 0.09 *) VE
Blend.empf.St.2	0.554	0.178	0.636	0.138	+ 0.082 *) VE
tc p02	75,9	12.3	79.1	10.3	+ 3.2 **) mm Hg

Tabelle Abb. 11.23 VE= Visuseinheiten

*) statistisch signifikant auf Stufe $p < 0.01$ (Wilcoxon-Test zweiseitig)

**) statistisch signifikant auf Stufe $p < 0.05$ (Wilcoxon-Test zweiseitig)

Die Ergebnisse der Nyktometer-Pilotstudie zeigen im Gruppenmittel eine statistisch signifikante Verbesserung des integrierten Visus der Sofortadaptation und der Blendungsempfindlichkeit 10

Tage nach SMT im Vergleich zu vorher. Diese Verbesserung der Visuswerte nach der SMT entspricht z. B. etwa der mittleren Differenz der Alterserwartungswerte des 2-min-Sofortadaptation Visus von SMT-Gruppe (Altersmittel=53 Jahre) zur Kontrollgruppe (Altersmittel=43 Jahre) von 1.3 Visuseinheiten. D. h., die SMT-Gruppe erreicht 10 Tage nach der letzten SMT den mittleren Visuserwartungswert der 10 Jahre jüngeren Kontrollgruppe!

Die beiden Messreihen in der Kontrollgruppe, die nach gleichem Zeitregime wie in der SMT-Gruppe aufgenommen wurden, unterscheiden sich statistisch nicht.

Ein herausragendes Beispiel der Nyktometerergebnisse ergab sich bei einem Probanden, bei dem anstelle der 15-min-SMT-Schnellprozesse die aufwendigere 36-h-SMT-Standard-Variante durchgeführt wurde. Hierbei erhöhte sich der 2-min-Sofortadaptationswert von im Mittel 0.5 auf 0.8 Visuseinheiten und der Blendungsempfindlichkeitswert von 0.4 auf 0.6 Visuseinheiten!

Die Konditionierung der Nyktometerleistung 10 Tage nach SMT zeigt sich auch im Grad der Leistungsfähigkeit, 2 unmittelbar aufeinanderfolgende Nyktometertests zu absolvieren. Dabei waren die Leistungsabfälle im 2. Nyktometertest vor der SMT deutlich höher ausgeprägt als nach SMT. Analoge Ergebnisse waren auch bei weiteren Probanden nachweisbar.

Bei diesen Messungen wurden Übungseffekte dadurch ausgeschaltet, dass bei jedem Probanden zu Beginn der Untersuchung 1 - 2 unbewertete Trainingstests am Nyktometer absolviert wurden. Darüber hinaus konnten bei der Kontrollgruppe, die im gleichen Zeitregime vermessen wurde, keine signifikanten Änderungen gefunden werden.

Die im Nyktometertest gefundene, durch SMT erhöhte optische Adaptationsfähigkeit bzw. Reserve hätte Bedeutung in der verkehrsmedizinischen Praxis, z. B. bei verringerter Nykometerleistung von Berufskraftfahrern infolge Alter, Stress oder Krankheit. Weiterhin wäre ein prophylaktischer Einsatz bei Personen mit intensiver Bildschirmtätigkeit oder anderer erhöhter optischer Beanspruchung sinnvoll.

Durch die beiden Pilotstudien konnte nachgewiesen werden, dass bei anhaltender Erhöhung des Sauerstoffstatus wichtige Anpassungsleistungen der Sinnesorgane Auge und Ohr deutlich erhöht werden können.

11.15 Wirkungen der SMT auf das Immunsystem

Alle körpereigenen Abwehrmechanismen sind energiefordernder Natur. Daher besteht ein enger Zusammenhang zwischen der Stärke des Immunsystems und dem Sauerstoff- bzw. Energiestatus.

Im Rahmen der allgemeinen Forschung wurden zahlreiche Tests zur Beurteilung der Immunfunktion entwickelt, zum Beispiel:

- Leukozytenzahl im Blut
- Phagozytosefähigkeit der weißen Blutkörperchen
- Immunglobuline
- Ausmessen von Entzündungsreaktionen im Hautbereich

Diese Tests führen leider auch bei sinnvoller Kombination nicht zu einem Zahlenwert der Stärke der körpereigenen Abwehr. Die Korrelation zwischen der Vernichtungsleistung der körpereigenen zellulären Abwehr und der Höhe des energetischen Status ist von Professor Manfred von Ardenne in [17] beschrieben.

Wenn die Messung der Ergometerleistung, des Sauerstoffpartialdruckes oder der Reaktionszeiten vor und nach der Sauerstoff-Mehrschritt-Therapie einen Erfolg dokumentiert, dann kann mit großer Wahrscheinlichkeit auch mit einer Stärkung des Immunsystems gerechnet werden.

11.16 Klinisch-chemische Laborparameter

Eine Verbesserung folgender und weiterer klinisch-chemischer Parameter durch die Sauerstoff-Mehrschritt-Therapie ist zu erwarten. Die Verbesserungen sind in der Regel nicht sofort nach Therapieende, sondern erst nach einigen Tagen bis Wochen vorhanden und nachweisbar. Gemessen wurden individuelle Verbesserungen von ca. 5 % bis 35 %.

Wert	Einheit	Wirkung	Zeitraum
• Arteriovenöse O_2 - Druckdifferenz	%	Anstieg	nach 2 Wochen
• FVC forcierte Vitalkapazität	Liter	Anstieg	nach 2 Wochen
• Harnsäure	mg %	Abfall	nach 6 Wochen
• Cholesterin	mg %	Abfall	nach 6 Wochen
• HDL (Cholesterin. gutes)	mg/dl	Anstieg	nach 6 Wochen
• Leukozyten	Anzahl	Abfall	nach 6 Wochen
• Thrombozyten	Anzahl	Anstieg	nach 6 Wochen
• Blutsenkungs-geschwindigkeit BSG	mm/min	Abfall	nach 2 Wochen
• Laktat	mmol/l	Anstieg sofort	starker Abfall nach ca. 4 Wochen

11.17 Einsatz der SMT beim Sport und im Berufsleben

Den prozentual niedrigsten Gewinn an Leistungsreserven liefert die Sauerstoff-Mehrschritt-Therapie bei gesunden, gut konditionierten Personen. Der Mittelwert der eintretenden Verbesserung liegt bei ihnen um 9 % mit einer Streuung etwa zwischen 4 % und 25 %. Diese Zahlenwerte ergaben sich bei einer Studie auf dem Leipziger Turn- und Sportfest 1987 an Freizeitsportlern [18].

Die genannte geringe Höhe, die einer Zunahme der mechanischen Leistungsreserve um etwa 10 % (27 Watt) entspricht, kann, wie das folgende Beispiel zeigt, bei sportlichen Wettkämpfen bereits über Sieg oder Niederlage entscheiden.

Professor Manfred von Ardenne schreibt [5]:

„Der Trainer einer im Abstieg befindlichen Münchner Fußballmannschaft war so intelligent, etwa eine Woche vor einem wichtigen Wettkampf seinen Mannschaftsmitgliedern je zwei Behandlungen mit dem 15-min-O2-Schnellprozess GK 2-1 zu verordnen. Nach dem Kampf erhielt der Verfasser (Professor Manfred von Ardenne) von diesem Trainer ein Fernschreiben mit dem Inhalt: „Gegen weit überlegene Gegner 4:1 gewonnen! Acht Tage später wurde wieder ein Sieg gemeldet, und der Trainer berichtete, dass in beiden Fällen die Siegestore in der zweiten Halbzeit geschossen wurden. Der Gegner sei dann bereits abgekämpft und müde gewesen, während seine energiegestärkte Mannschaft noch mit unveränderter Kraft und Frische gekämpft hätte. Dieses Beispiel lässt darauf schließen, dass die Sauerstoff-Mehrschritt-Therapie im künftigen Sportwesen ein breit gefächertes Einsatzfeld haben dürfte. Bei dieser naturnahen und ohne Medikamente auskommenden Methodik, welche wegen des anhaltenden Effekts bereits Wochen oder Monate vor dem Wettkampf abgewickelt werden kann, wird nicht als „Doping" gewertet. Diese Einschätzung wird noch stärker gerechtfertigt, wenn in Betracht gezogen wird, dass die gleiche Steigerung der Leistungsreserve auch durch mehrwöchiges, also sehr zeitaufwendiges, hartes Bewegungstraining erzielbar ist".

Nicht nur zur Leistungssteigerung bei sportlichen Wettkämpfen, sondern auch im beruflichen Leben kann die Verbesserung des Energiestatus vor voraussehbaren wichtigen Ereignissen, Tätigkeiten und Belastungen äußerst wichtig und nützlich sein.

Weiter schreibt Professor Manfred von Ardenne [5] „So ist z. B. der Verfasser darüber unterrichtet, dass ein sehr bekannter, nicht mehr ganz junger Sänger regelmäßig vor vielstündigen Auftritten seinen energetischen Status durch den Schnellprozess aufbessert. Er meint selbst, und es ist nicht unwahrscheinlich, dass er sich durch dieses Handeln über mehr als ein Jahrzehnt den Glanz seiner Stimme erhalten hat.

Ausländische Kritiker schrieben sogar nach seinem Übergang zur periodischen Nutzung der O_2MT-Variante GK 2-1 davon, dass er einen zweiten Stimmenfrühling habe. Weitere Sänger und Sängerinnen sind bereits diesem Handeln gefolgt. Singen ist ein Vorgang, bei dem Energie umgewandelt und verbraucht wird. Deshalb ist es nicht überraschend, dass eine Erhöhung des energetischen Status auch zu Steigerungen des akustischen Leistungsvermögens führt".

Voraussehbare Ereignisse, welche hohe Leistungsbereitschaft, d. h. das Bereitstehen großer Leistungsreserven verlangen, sind auch in vielen anderen Berufen und Fällen gegeben.

Bei diesen Beispielen und in vielen weiteren Fällen kann die ein- bis zweimalige Durchführung des 15-min-O_2-Mehrschritt-Schnellprozesses wenige Tage vor der vorausgesehenen Belastung wesentlich zur Erhöhung der Erfolgsaussichten beitragen.

11.18 Indikationen (Anwendungen) der SMT

Jede Zelle des Körpers verbraucht zur Erfüllung ihrer Aufgaben Energie. Energiemangel tritt durch Stress, durch Alterung, durch Krankheiten und Beschwerden auf. Die Sauerstoff-Mehrschritt-Therapien wirken gleichzeitig auf alle Zellen des Körpers. Aus der Beseitigung des Energiemangels durch die Sauerstoff-Mehrschritt-Therapien resultiert die unglaubliche Vielfalt der Indikationen. [5]

Das Forschungsinstitut Professor Manfred von Ardenne übergab den meisten Zentren für Sauerstoff-Mehrschritt-Therapie Programmierungstabellen für die wichtigsten Varianten dieser Therapie. Die Zentren sagten zu, bei ihren Behandlungen die Programmierung entsprechend den Tabellen zur Erzielung guter und vergleichbarer Ergebnisse einzuhalten. Daraufhin erhielt die Ärztegruppe des Forschungsinstitutes Professor Manfred von Ardenne von weit über 100 000 durchgeführten Behandlungen die Ergebnisse, die zusammen mit den eigenen Erfahrungen des Institutes von Professor Manfred von Ardenne in einer Liste zusammengefasst wurden. Diese in erster Linie für Ärzte bestimmte Liste aus dem Jahr 1989 ist nachstehend für die Indikationen der normobaren Sauerstoff-Mehrschritt-Therapie abgedruckt.[5]

I Indikationen

A. Zentralnervensystem

- pseudoneurasthenisches Syndrom
- chronische cerebrovaskuläre Insuffizienz
- akute „Schübe“ cerebrovaskulärer Dekompensation kardialer Genese (nach Herzschrittmacher-Implantation)

B. Herz-Kreislauf-System

- stabile Angina pectoris (z. B. als Infarktprophylaxe)
- Disstress- induzierte Brustschmerzen (Effortsyndrom, Da Costa-Syndrom)
- Dekompensationszeichen bei stärkeren körperlichen Belastungen (NYHA II)

- belastungsinduzierte Extrasystolen
- bei der chronisch arteriellen Verschlusskrankheit
- Stadium I-II nach Fontaine
- adjuvant bei der chronisch arteriellen Verschlusskrankheit im Stadium Fontaine IV
- obligat beim Morbus Raynaud und Raynaudsyndrom
- obligat bei Digitus mortuus
- idiopathische Hypotension
- orthostatische Dysregulation (auch als medikamentöses Nebenwirkungsphänomen), d. h. Kreislaufstörungen
- arterielle essentielle Hypertonie Stadium I-II (WHO); (Stadium III ohne körperliche Belastung)

C. Magen- Darm- Trakt

- Steatosis hepatis mit reaktiven Entzündungszeichen
- Colica mucosa (in Verbindung mit lokaler Applikation)
- chronisch arterielle Insuffizienz der Mesenterialgefäße im höheren Lebensalter (Maldigestionssymptome ohne Nachweis einer exkretorischen Pankreasinsuffizienz)

D. Urogenitalsystem

- Niereninsuffizienz im Stadium der dekompensierten Retention (Dauerdialyse)

E. Blut

- als symptomatische adjuvante Maßnahme bei allen Formen der Anämie (hier allerdings ohne körperliches Bewegungstraining)

F. Gynäkologie/Geburtshilfe

- als unterstützende Maßnahme in der Geburtshilfe (Austreibungsphase)
- bei menses-assoziierten Kopfschmerzsyndrome
- bei vegetativen Beschwerdekomplexen während des Klimakteriums
(Hitzewellen, labile arterielle Hypertonie).
- Placenta-Insuffizienz

G. Stütz- und Bewegungsapparat, Bindegewebe

Im Vordergrund der Indikation steht nicht die akute Schmerzsymptomatik sondern die Einschränkung der Bewegungsfähigkeit.

- adjuvant zur Physiotherapie (Bewegungstherapie) nach allen chirurgischen Behandlungen von Erkrankungen des Stütz- und Bewegungsapparats (op./konserv. Behandlung von OS-Halsfrakturen, Gelenkimplantate, Diskotomie)
- adjuvant zur Injektionsbehandlung von Arthrosen
- mit Chondroanabolika ohne lokale entzündliche Begleiterscheinungen
- Beschleunigung von Frakturheilungen
- Beschleunigung von Wundheilungen, Decubitus

H. Onkologie

- Erhöhung der Selektivität von Cancerostatica, Renormalisierung Lebensqualität
- Milderung von Strahlenschäden (blutbildendes System)
- Stimulierung der körpereigenen Abwehr, Krebsprophylaxe
- unverzichtbare Erhöhung von Effizienz und Verträglichkeit konventioneller Krebstherapien (Senkung der Metastasierungsrate und Erhöhung der Heilungsrate, Bekämpfung von Metastasen)

I. Unspezifische Indikationen

- Verkürzung der Rehabilitationszeit, Steigerung der Leistungsreserven
- Milderung der Nebenwirkungen vieler Pharmaka
- Bekämpfung von Depressionen und psychischer Instabilität
- Konditionierung vor großen Belastungen (Operationen, Sport usw.)
- Minimierung der Bildung von aktivierten Sauerstoff-Spezies (Radikale, Verlangsamung von Alterungsvorgängen)
- Aussicht auf Lebensverlängerung

II. Einsatzbereiche mit postulierten günstigen Effekten

A: auf die Befindlichkeit
B: auf den Spontanverlauf der Erkrankung
C: auf die Erhaltung von Restfunktionen

A:

- akute Verlust- und Trauerreaktion
- poststressorisches Erschöpfungssyndrom, reaktive Depression (Prüfungen, Dienstreisen, Gerichtsprozesse, Kongresse, Parteitage)
- Phasen neurotischer Depression, reaktive Depression
- vegetatives Maladaptationssyndrom Inversionswetterlagen
- neurotisch bedingte Impotentia coeundi
- Herabsetzung des biologischen Alters

B:

- chron. Corpulmonale (z. B. als Folge eines langjährigen Asthma bronchiale)
- Alkoholhepatose
- Leberzirrhose
- persistierende lokale Infekte/chron. Adnexitis, chron. Prostatitis, chron. Sinusitis, chron. Osteomyelitis
- dystrophische Hautläsionen (z. B. postthrombotisch venöse Insuffizienz) Ulcus cruris
- Katarakt, Retinopathie, Presbyopie
- akutes Knalltrauma, plötzlicher Hörsturz, Presbyakusis

C:

- Morbus Pick
- Encephalomyelitis disseminata (MS)
- Rehabilitation nach Strahlentherapie von Hirntumoren
- Myokardosen, Kardiomyopathien
- neurogene Muskeldystrophien

Weitere therapeutische Anwendungen:

Herz-Kreislaufsystem
- Kreislaufstabilisierung
- Hypertonie (Bluthochdruck) und Hypotonie (Blutniedrigdruck)
- Durchblutungsstörungen.
- Arteriosklerose (Verkalkung der Blutgefäße)
- Herzarrhythmien
- Herzinsuffizienz (Herzschwäche)
- Angina pectoris (Schmerzen in der Herzgegend mit Beklemmungs- und Angstgefühl)
- Vorbeugen und Nachbehandlung des Herzinfarktes

Nervensystem
- Zerebrale Insuffizienz (ungenügende Gehirnleistung)
- Pseudoneurasthenie (scheinbare Nervenschwäche) Reizbarkeit, Zerstreutheit, innere Unruhe, Schlaflosigkeit)
- Schlaganfall: Vorbeugen, Beseitigung oder Milderung von Folgen
- Stresserkrankungen

Lunge
- Chronische Bronchitis
- Bronchial Asthma

Sinnesorgane - Zentralnorvensystem
- Zerebrale Sklerose (Gedächtnisschwund)
- Visusverschlechterungen (Sehstorungen grauer Star)
- Durchblutungsstörungen der Netzhaut.
- Durchblutungsstorungen des Innenohres.
- Abnahme der Hörleistung im höheren Alter
- Migräne, Kopfschmerzen.
- Senkung der Reaktionszeiten auf akustische und optische Reize
- Multiple Sklerose (chronische, das Nervensystem lähmende Krankheit)

Krebs

- Konditionierung vor Krebsoperationen, vor Strahlen- und Chemotherapie
- Konditionierung nach Krebsoperationen
- Milderung der Nebenwirkungen bei Strahlen- und Chemotherapie

Sonstiges

- Diabetes mellitus
- Muskelverspannungen
- Rheumatische Beschwerden
- Allergien (Allorgien)
- Milderung bestimmter Gelenkerkrankungen, Arthrosen (degenerative Veränderungen eines Gelenkes)

Vorbeugende Anwendungen

- Verbesserung des Allgemeinbefindens und der Lebensqualität
- Beseitigung oder Milderung allgemeiner Erschöpfungszustände
- Milderung von Alterserscheinungen und Schlafstörungen
- Beseitigung oder Milderung von Gedächtnis- und Konzentrationsschwäche
- Heraufsetzung der Lebenserwartung um bis zu 15 Jahren
- Steigerung der körperlichen Leistungsfähigkeit
- Steigerung der geistigen Leistungsfähigkeit
- Aktivierung vor und nach Stressereignissen
- Senkung von Operationsrisiken
- Stärkung des Immunsystems, Senkung der Krankheitsanfälligkeit
- Beschleunigung von Wundheilung
- Beschleunigung von Rehabilitationen (nach Grippe, Operationen)
- Blutdrucknormalisierung
- Krebsprophylaxe

12 Sauerstoff-Inhalations-Therapie mit ionisiertem Sauerstoff (IO_2Th/ Engler)

Schon 1975 berichtete T. Balogh über die postoperative Anwendung von Luftionen [24]. Dr. Engler, Vorstandsvorsitzender des gemeinnützigen Vereins "Ärzteforschung für Naturheilverfahren-Salzburg", hat 1980 die direkte Ionisation von medizinischem Sauerstoff zu Inhalationszwecken mit einem speziellen Kammer-Plasma-Ionisator als medizinische Therapie begründet. Er entwickelte verschiedene Methoden der Anwendung des ionisierten Sauerstoffs mit wahlweise negativen oder positiven Ionen als "Ionisierte Sauerstoff-Therapie Engler" [3].

Der Wirkmechanismus unterscheidet sich von der Sauerstoff-Mehrschritt-Therapie von Prof. von Ardenne grundlegend.

Elektrisch geladene Atome oder Moleküle bezeichnet man als Ionen, den dazu führenden Prozess Ionisation. In der Natur entstehen Ionen durch kosmische-, radioaktive und UV-Strahlung, Wasserfalleffekte, Meeresbrandung und Blitze. In der Nähe von Wasserfällen und im Gebirge kommen bis zu 10000 negative Ionen/ccm vor. Es besteht ein Zusammenhang zwischen dem Reinheitsgrad der Luft, der negativen Ionenzahl und der Gesundheit der Menschen.

Leben und Gesundheit sind im Grunde von den Elektronenzuständen des Sauerstoffes abhängig, da alle biologischen Prozesse energie- und informationsgebunden sind. Damit der Sauerstoff mit anderen Atomen im Körper reagieren kann, muss der Elektronenzustand des Sauerstoffes durch verschiedene Anregungsenergieformen aktiviert werden

Bei der IO_2Th/Engler wird eine definierte Mischung von verschiedenen Sauerstoffformen angewendet. Der Hauptanteil besteht aus molekularem O_2 und in Spuren vorhandenem $O_2^{-\cdot}$, $1O_2$, $O_2^{+\cdot}$,O_3 und O. Dabei kann die Dosis der ionisierten Moleküle als „homöopathisch klein“ bezeichnet werden. Auf 100 Billionen O_2-Moleküle kommt nur ein Molekül negativ oder positiv ionisierter Sauerstoff. Es werden negative oder positive Ladungen bzw. Elektronen und Photonen verwendet, die als Biosignal auf das Informations-Regulationssystem und die Mitochondrien einwirken.

Erzeugt wird der ionisierte Sauerstoff meist dadurch, dass molekularer Sauerstoff über ein Ionisationsgerät geleitet wird, welches den Sauerstoff entsprechend der vegetativen Lage des Patienten positiv oder negativ ionisieren kann.

Die Wirkungen der ionisierten Sauerstoff-Inhalations-Therapie beruhen auf 5 Komponenten:

1. Ladungswirkung
Die Ladungswirkung ist von Elektronen abhängig. Im Zusammenhang mit der Zellmembranpumpe bedeutet ein negatives Überschusspotenzial einen Überschuss an Elektronen, ein positives Überschusspotenzial einen Mangel an Elektronen. Die über die Inhalation verabreichten Ladungen von negativ oder positiv ionisiertem Sauerstoff wirken nicht nur auf die Atemwege, sondern auch in den Alveolen und Erythrozyten. Die Ladung gelangt auch an die Zellmembran.

2. Elektronenwirkung
Das Zellmembranpotenzial ist eine der wichtigsten Voraussetzungen für alle biophysikalischen Prozesse und Funktionen der lebenden Zelle. Das Zellmembranpotenzial ist vom Ionen- und Elektronenfluss abhängig.

3. Informationswirkung
Ein Elektron kommuniziert virtuell durch Photonenaustausch mit seinem äußeren Milieu und durch Spinänderung mit anderen Elektronen. Die im Elektron enthaltenen Photonen können paarweise das Vorzeichen ihres Spins verändern und dadurch auch den Zustand des elektromagnetischen Gedächtnisses umgestalten.

4. Sauerstoffwirkung
Die Wirkungen des gegenüber der Atmosphäre stark erhöhten Sauerstoffangebotes sind durch die Sauerstofftherapien mit molekularem Sauerstoff bekannt.

5. Regulation
Die Biokybernetik der physikalischen Regulation und der dabei gültigen Polaritätsgesetze sind seit einigen Jahrzehnten bekannt. Jeder Reiz führt im Informations-Regulationssystem zu einer Teildepolarisation der betreffenden Stellen, die dann in Repolarisation übergehen, was deutlich eine Funktion der Ladungen des Elektronenspiels ist.

12.1 Auswahl der erforderlichen Polarisation des ionisierten Sauerstoffs. [3]

Etwa 40 % der Bevölkerung unserer Breiten, besonders Kinder und Jugendliche, sind als Sympathikotoniker vorwiegend positiv gepolt und empfinden daher eine negativ geladene Atmosphäre als angenehm. Sie wirkt beruhigend, Blutdruck, Puls- und Atemfrequenz dämpfend. Etwa 50 % der Bevölkerung, besonders Senioren und chronisch Kranke, sind Vagotoniker mit vorwiegender negativer Polarisation. Diese Menschen fühlen sich wohl bei positiv geladener Atmosphäre. Etwa 10 % der Bevölkerung befinden sich in der vegetativen Regulationslage Normotonie. Zur Annäherung der vegetativen Lage an die Normotonie durch ionisierte Sauerstofftherapien sind Messungen nötig.

Über die Messung des Hautwiderstandes und der Hautkapazität des Menschen ist es möglich, exakte Zuordnungen zur vegetativen Regulationslage vorzunehmen. Gesicherte Ergebnisse der Messung der Hautkapazität und des Hautwiderstandes liegen vor allem von der inneren Medizin und der Onkologie vor. Die R-Werte charakterisieren den Vagus, die C-Werte charakterisieren den Sympathikus.

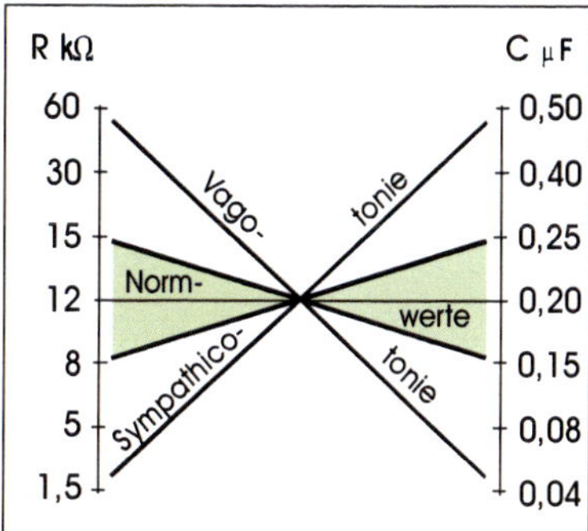

Abb. 12.1 Waage-Balken-Diagramm der vegetativen Regulationslage nach Rilling

Vegetative Regulationslage	Widerstand R in kΩ	Kapazität C in µF
Sympathikotonie	1,5 kΩ - 8 kΩ	0,25 µF - 0,5 µF
Normotonie	8 kΩ - 15 kΩ	0,15 µF - 0,25 µF
Vagotonie	15 kΩ - 100 kΩ	0,02 µF - 0,15 µF

Abb. 12.2 Messwerte des R-C-Messverfahrens

Für eine exakte Messung zur Ermittlung der vegetativen Lage wurde von Dr. Rilling die Biotonometrie entwickelt. Das neue VNS-Diagnosis 3000 nach Dr. Engler von Pulsamed ist ein Diagnosegerät, welches über die Messung des Hautwiderstandes (R) und die Hautkapazität(C) nach Auflegen der Hände auf zwei Goldelektroden die vegetative Situation des Patienten in wenigen Sekunden zuverlässig und reproduzierbar bestimmt (Abb. 12.3 oben).

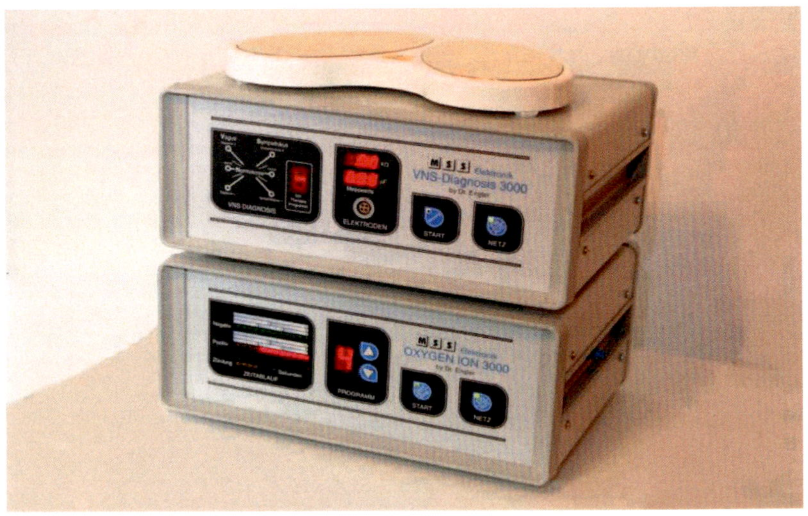

Abb. 12.3 VNS-Diagnosis 3000 Foto (oben) und OXYGEN ION 3000 (unten) von Pulsamed Medizintechnik nach Dr. Engler

Das Gerät OXYGEN 3000 nach Dr. Engler von Pulsamed ist ein Ionisationsgerät, das sowohl positiv als auch negativ ionisierten Sauerstoff zur Verfügung stellen kann. Das VNS-Diagnosis 3000 verfügt über eine Schnittstelle, durch die das Ionisatiosgerät OXYGEN 3000 gesteuert werden kann. Es stellt automatisch den für den jeweiligen Patienten benötigten, negativ oder positiv ionisierten Sauerstoff bereit. Das Gerät wählt automatisch das patientenspezifische Programm (Abb. 12.3 unten).

Durch Sauerstofftherapien mit richtig polarisiertem Sauerstoff ist es oft möglich, sich der Normotonie nebenwirkungsfrei anzunähern und vegetative Dystonien zu beseitigen oder zu mildern.

12.2 Durchführung der IO_2Th/Engler

Die Ionisierte Sauerstoff-Therapie nach Dr. Engler [3] wird analog zu den Therapien mit molekularem Sauerstoff durchgeführt. Vor den Therapien sollte ein Glas ionisiertes Wasser getrunken werden. Ein Sprudelbefeuchter darf nicht verwendet werden. Der ionisierte Sauerstoff wurde bisher über Masken eingeatmet. Jetzt wird von Dr. Engler empfohlen den ionisierten Sauerstoff über einen Silikonschlauch einzuatmen, der sich z. B. auf einem Mikrofonstativ mit Adapter befindet.

Indikation: vegetative Dystonie und Depression und als Basistherapie bei vielen Beschwerden und Krankheiten.

Therapien mit körperlicher Belastung:

Behandlungen:	5 - 10-mal über 1-2 Wochen
Belastung:	20 - 100 Watt
Behandlungsdauer:	20 Minuten
Sauerstofffluss:	8 l -10 l/min negativ oder positiv ionisiert, je nach vegetativer Regulationslage

Therapien ohne körperliche Belastung:

Behandlungen:	6 - 12 mal über 1-2 Wochen
Belastung:	0 Watt
Behandlungsdauer:	20 Minuten
Sauerstofffluss:	8 l/Minute, negativ oder positiv ionisiert, je nach vegetativer Regulationslage

Bei Normotonie wird 20 Minuten je nach dem Befinden des Patienten positiv ionisierter oder negativ ionisierter Sauerstoff eingesetzt.

Wenn nach einer Therapieserie mit ionisiertem Sauerstoff keine Änderung der vegetativen Regulationslage VNS bei den C-Werten eintritt, oder die C und R-Werte sich von der Normotonie immer weiter entfernen liegt eine Blockade bzw. Regulationsstarre der regulativen Matrix vor. In diesen Fällen wird eine Autohaemotherapie mit ionisiertem Sauerstoff und Procain oder eine Infusion mit Procain und ionisiertem Sauerstoff angewendet.

Wird bei Therapien mit ionisiertem Sauerstoff nicht die richtige Polarität verwendet, so kann dies zu einer Verschlechterung des Gesundheitszustandes bzw. zur vegetativen Dystonie führen.

12.3 Anwendungen der IO_2Th/Engler

Bei SYMPATHIKOTONIE	Bei VAGOTONIE
• Kinderkrankheiten • akute Entzündungen (Viren-, Bakterien-,Pilz-Infekte) • Fieber , Sonnenbrand, Verbrennung, Wundheilung • Allergie, Pruritus, Akne • Hypertonie (pulmonale, periphere) • spastische Obstipation • Bronchitis, Asthma bronchiale • Akute Mikrozirkulationsstörung: (Tinitus, posttraumat. Vasoneurose) • Nervosität, Schlaflosigkeit, Manager Syndrom • Schildrüsenüberfunktion • Serotonin erhöht: (Foehnkrankheit, Migräne, Verdauungstörung, Anorexie, Angstzustände) • Diabetes Mellitus • ca. 30 % der Krebspatienten • HbCO Erhöhung inkl. bei Rauchern • Leistungsteigung bei Sportler	• Krankheiten des Alters • chronische Entzündungen (Gelosen, Beherdung, Präneoplasie) • Arthrosen, Rheuma, Kolitis ulzerosa • Psoriasis, chron. Ekzem • Hypotonie • atonische Obstipation • COPD (chron.progr. pulmonale Kh) • Chron. Gehirndurchblutungsstörung, Z.n. Apoplexie und Infarkt • Chron. progr. Multiple Sklerose • Müdigkeit, Schläfrigkeit • Schildrüsenunterfunktion • Serotonin niedrig: (Bulimie, Übergewicht, Depression Leistungsabfall, Burnout, Immunschwäche • Dekomp. Diabetes (z.B. offene Beine) • ca. 70% der Krebspatienten, alle in Endstadien • Nebenwirkungen der Bestrahlung und der Chemotherapie • Anti-Aging bei Senioren
Erforderlich adjuvant: Therapie m. negativ ionisiertem O_2	**Erforderlich adjuvant:** Therapie m. positiv ionisiertem

Tabelle 12.4 Die Tabelle zeigt einige Beschwerden und Krankheiten bezüglich der dabei meist vorkommenden vegetativen Regulationslage (VRL) nach Dr. Engler [3].

Die IO_2Th/Engler kann nach Dr. Engler [3] therapeutisch oder präventiv angewendet werden zur Verbesserung

- der Mikrozirkulation und Durchblutung (z.B. Tinnitus, traumatische Vasoneurose, Gehirndurchblutungsstörungen)
- der Lungenfunktion (z.B. bei Asthma)
- der Leistungsfähigkeit und Fitness (z.B. Erhöhung der Watt-Leistung und Laktat Abbau)
- der Psyche (z. B. Depressionen, Burnout)
- bei Radikaklenentgleisung (z.B. Rauchen, Alterung, MS, Krebs, bei Bestrahlung und Chemotherapie)
- bei vegetativen Dystonien, Depressionen und der Föhnkrankheit
- bei zentralen und peripheren Blutdruck (z. B. pulmonale Hypertensie)
- und Optimierung der VNS- Regulation

Die IO_2Th/Engler wirkt durch folgende 6 "R" Effekte

- Reoxygenitation
- Regulation des vegetativen Nervensystems
- Regeneration der Mitochondrien und ATP
- Radikalenreduktion
- Repolarisation der Zellmembranen
- Repolarisation der Matrix und der Wasserstrukturen

Spezielle, ausführlich beschriebene Anwendungen der IO_2Therapie/Engler [3] sind:

- Geriatrie
- Einsatz gegen den Krebs

12.4 Wirkungen der IO_2Th/Engler auf die regulative Lage des vegetativen Nervensystems

Vegetative Dystonien werden diagnostiziert, wenn trotz der verschiedenen Beschwerden die Patienten ohne organischen Befund sind. Ihre unerklärlichen Beschwerden werden oft als eingebildete Krankheiten abgetan oder es erfolgt eine Überweisung zum Psychotherapeuten. Oft sind bei dem Patienten unbewusste seelische Konflikte die Ursache seiner Beschwerden.

Durch die Anwendung von ionisiertem Sauerstoff können vegetative Dystonien gemindert oder beseitigt werden.

In Abb. 12.5 sind Beispiele der Beeinflussung der Lage des VNS bei 35-bis 84-jährigen Personen dargestellt. Es wurden 3 bis 4 Behandlungen an 3 bis 4 Tagen mit jeweils einem dazwischenliegenden Ruhetag, gekennzeichnet durch Punkte, durchgeführt. Der jeweils letzte Punkt ist lediglich ein Messpunkt ohne Behandlung und zeigt das Ergebnis der letzten Behandlungen. In allen Fällen wurde Normotonie erreicht.

Das erste Beispiel zeigt die Messwerte eines 35-jährigen. Der erste Messwert des ohmschen Widerstandes und der Kapazität lassen eine deutliche vegetative Dystonie als Sympathikotonie erkennen. Nach 3 Behandlungen mit negativ ionisiertem Sauerstoff wurde Normotonie erreicht.

Bei den 35-, 50-, 52- und 55-jährigen ging die Wirkung der 3. Behandlungen jeweils 4. Messpunkt etwas zurück, die Normotonie blieb erhalten.

Das Beispiel eines 73-jährigen, der vor den Behandlungen in die vegetative Dystonie mit ausgeprägter Vagotonie einzustufen war, zeigt nach 4 Behandlung mit positiv ionisiertem Sauerstoff das Erreichen der Normotonie.

Aus den Beispielen ist ersichtlich, dass jüngere Menschen zur Sympathikotonie, ältere zur Vagotonie neigen. Es ist beeindruckend wie einfach, komplikationslos, sicher und ohne Nebenwirkungen vegetative Dystonien durch die Anwendung von ionisiertem Sauerstoff therapiert werden können.

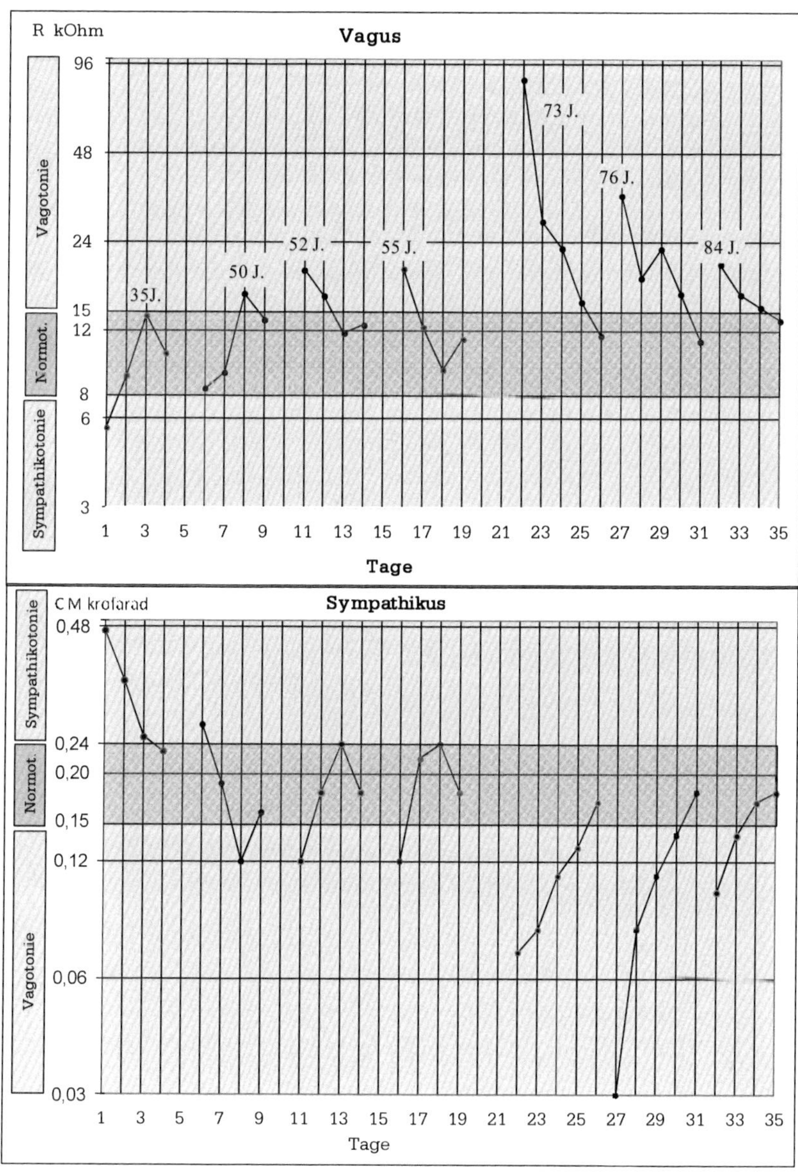

Abb. 12.5 Beispiele der Verbesserung der vegetativen Regulationslage bei 7 Personen durch je 3 Behandlungen mit ionisiertem Sauerstoff.

Der Sauerstoffpartialdruck pO_2 ist bei gleichem Sauerstofffluss von 4 Liter mit negativen Ionen höher als bei molekularem Sauerstoff und noch höher bei Sauerstoff mit positiven Ionen. Durch die Ionisation wird nach Engler [3] und Fodor [45] gegenüber Therapien mit molekularem Sauerstoff weniger Zeit und weniger Sauerstoff benötigt. Einen noch höheren pO_2 mit über 300 mmHg bei noch geringerem Zeitaufwand erreicht man mit molekularem Sauerstoff bei Ergometerbelastung. Die meisten Ionisationsgeräte liefern nur negativ ionisierten Sauerstoff. Unbedingt zu beachten ist, dass für Vagotoniker positiv ionisierter Sauerstoff eingesetzt werden muss, da sich sonst die vegetative Regulationslage weiter vom Zustand der Normotonie entfernt und sich damit der Gesundheitszustand verschlechtern kann.

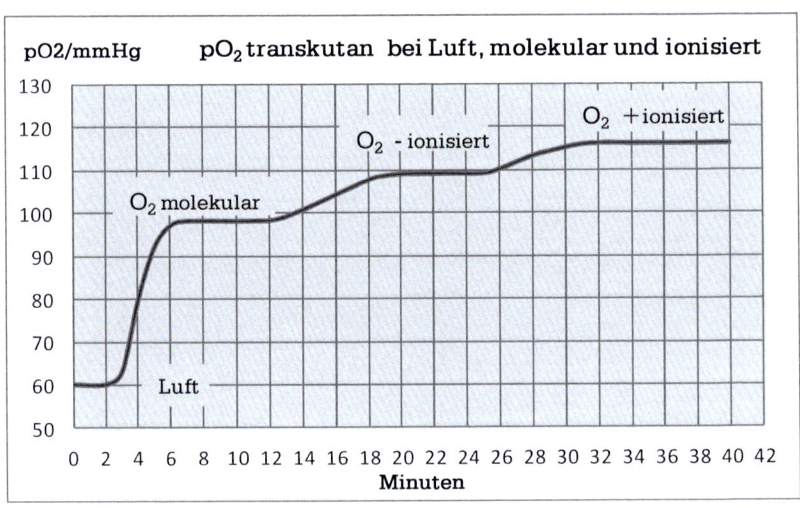

Abb. 12.6 Anstieg des pO_2 bei 10 Personen, mittleres Alter 64 Jahre, transcutan gemessenen bei molekularem, negativ oder positiv ionisiertem Sauerstoff mit 4 Liter/min.

Sauerstoffpartialdruck transcutan	mm Hg	Prozent
Luft	60	100
O_2 molekular	98	163
Negativ ionisierter O_2	109	177
Positiv ionisierter O_2	116	193

12.5 Sauerstoffinsufflation -Trinken von ionisiertem Sauerstoff

Prof. Dr. A. Pakdeman entwickelte 1970 die Perorale Sauerstofftherapie (POT). 1988 wurde sie in Deutschland und Europa eingeführt und angewendet. Bei der POT wird Trinkwasser mit Sauerstoff angereichert. Eine Variante der Sauerstoff-Therapien mit ionisiertem Sauerstoff ist die Sauerstoffinsufflation, das Trinken des mit positiven oder negativen Ionen angereicherten Mineralwassers (mit Kalzium oder Magnesium) nach Dr. Engler [3]. Diese Therapie verwendet partiell ionisierten, aktivierten Sauerstoff in homöopathischen Dosen (D12 bis D15) und wirkt über den Umkehreffekt ähnlich wie die Homöopathie. Der ionisierte Sauerstoff durchperlt Wasser und reichert es mit ionisiertem Sauerstoff an.

Vorbereitung der Trinkkur:
250 ccm Leitungswasser (ohne CO2 Zusatz) wird von ionisiertem Sauerstoff der erforderlichen Polarität 60 Sekunden lang mit einem Flow von 4 l/min durchperlt. Dazu wird der Sauerstoff über einen Schlauch in das Wasserglas geleitet.

Durchführung der Trinkkur:
3 x täglich 250 ccm ionisiertes Wasser der erforderlichen Polarität vor dem Essen trinken. Letztes Trinken nicht nach 16 Uhr. Das Wasser sollte frisch getrunken werden, es kann jedoch auch eine Woche lang aufbewahrt werden.

Positiv ionisiertes Wasser wirkt sympathikotonisch, negativ ionisiertes Wasser wirkt vagotonisch.

Das bedeutet, dass bei Sympathikotonie negativ ionisiertes Wasser und bei Vagotonie positiv ionisiertes Wasser getrunken werden muss.

13 Sauerstoff-Mehrschritt-Komplextherapie SMK

Nach **Prof. von Ardenne** wird bei der **Sauerstoff-Mehrschritt-Therapie SMT** mit molekularem Sauerstoff durch Erhöhung des Sauerstoffpartialdruckes eine Schaltschwelle überschritten und die Sauerstoffversorgung der Zellen lang anhaltend verbessert. Die Ruhe O_2-Aufnahme und die Leistungsreserven werden erhöht.

Nach **Dr. Engler** ist Sauerstoff biologisch aktiv, wenn er negativ oder positiv ionisiert bzw. aktiviert ist. Bei der Ionisierten Sauerstoff-Therapie **IO_2Th/Engler** kommt es in den Mitrochondrien zu Ladungs-, Elektronen-, Informations- und Regulationswirkungen auf Elektronen-Photonenbasis mit lang anhaltenden Wirkungen. Von großer Bedeutung ist dabei die Möglichkeit der gezielten Einwirkung auf das vegetative Nervensystem inclusive Matrix.

Zahlreiche Messungen und Veröffentlichungen beweisen unwiderlegbar die über Monate bis Jahre anhaltenden Wirkungen der Sauerstofftherapien. Umfangreiche eigene, positive Messergebnisse für beide Verfahren liegen vor. Beide Verfahren zeigten sich ergänzende, positive Wirkungen, obgleich der Wirkungsmechanismus beider Verfahren völlig unterschiedlich ist. Es lag daher nahe, beide Verfahren zu einer Sauerstoff-Mehrschritt-Komplextherapie **(SMK)** zu kombinieren. Durch die Kombination beider Methoden ergaben sich gegenseitig ergänzende, lang anhaltende Therapieerfolge.

Bei der SMK wird nur 3 mal **zunächst ionisierter Sauerstoff** bei einem Sauerstofffluss von 4 - 8 l/min. ohne Wasserbefeuchtung und ohne Ergometerbelastung und **anschließend molekularer Sauerstoff mit Ergometerbelastung** bei einem Sauerstofffluss von 20 - 30 l/min inhaliert. In vielen Fällen ist es zweckmäßig, unmittelbar vor der Sauerstoffinhalation eine Magnetfeldtherapie durchzuführen.

Aufgrund meiner Messungen seit 1989 wird durch die SMK mit hoher Sicherheit eine lang anhaltende Wirkung erzielt, die oft über das in der Literatur Angegebene hinausgeht. Die Wirkung der SMK ist wie die der SMT in den meisten Fällen nach einem Jahr nur unwesentlich zurückgegangen. Die Durchführung der SMK erfolgt computergestützt. Damit ist der Therapieerfolg objektiv und nicht manipulierbar nachweisbar. Das bringt ein Gefühl der Sicherheit und des Erfolges für Therapeuten und Patienten.

13.1 Überblick über die vom Autor für die SMK eingesetzte Technik

Abb. 13.1 zeigt den linken, Abb. 13.2 den rechten Teil des Raumes des Autors zur Durchführung der SMK und für Forschungszwecke.

Ablauf:

- Falls erforderlich oder gewünscht: Magnetfeldbehandlung
- Blutdruck und Pulsmessung (13)
- Anbringen eines pO_2-Sensors am Unterarm zur Auswertung und Anzeige durch das pO_2-Messgerät (12).
- Messung der Lage des vegetativen Nervensystems mit dem VNS-Diagnosis (2) nach Auflegen der Hände auf die vergoldeten Handelektroden (11) mit Wahl des Programmes für den anzuwendenden ionisierten Sauerstoff (3).
- Messung der optischen und akustischen Reaktionszeiten am Computer (14). Späterer Ausdruck der Messdaten im Protokoll.
- Bereitstellung von Sauerstoff durch den Sauerstoffkonzentrator (8) und Einleitung des Sauerstoffes in das Ionisationsgerät OXYGEN ION 3000 (3), Einatmen des ionisierten Sauerstoffs über eine Maske für 12 Minuten.
- Messung Puls und SpO_2-Aufnahme über einen an den Patientenmonitor (4) angeschlossenen Fingerclip. Bei Bedarf Anlegen der EKG-Elektroden des Patientenmonitors.
- Körperliche Belastung durch das Ergometer (5)
- Bereitstellung von Sauerstoff durch den Sauerstoffselektor (8) über den Sprudelbefeuchter (9) sowie die Selektoren (10), (15) und (16)
- Bei erhöhtem Sauerstoffbedarf Ergänzung des Sauerstoffflusses durch Sauerstoff aus einer Sauerstoffflasche (7) mit Ventil, Regler, Flussmesser und Sprudelbefeuchter (1).
- Inhalation von Sauerstoff über die Sauerstoffmaske mit Atembeutel (6)
- Überwachung von Puls und Sauerstoffpartialdruck während der Sauerstoffaufnahme und der Ergometerbelastung über den Computermessplatz (14) auf dem Bildschirm. Spätere Auswertung der pO_2-Daten des Sauerstoff-Partialdruck-Messgerätes und der Pulsdaten des Patientenmonitors. Ausdruck der Protokolle und der Diagramme.

Regler, Sprudelbefeuchter, (1)
Durchflussmesser
(2) VNS Diagnosis 3000
(3) Oxygen ion 3000
(4) Patientenmonitor

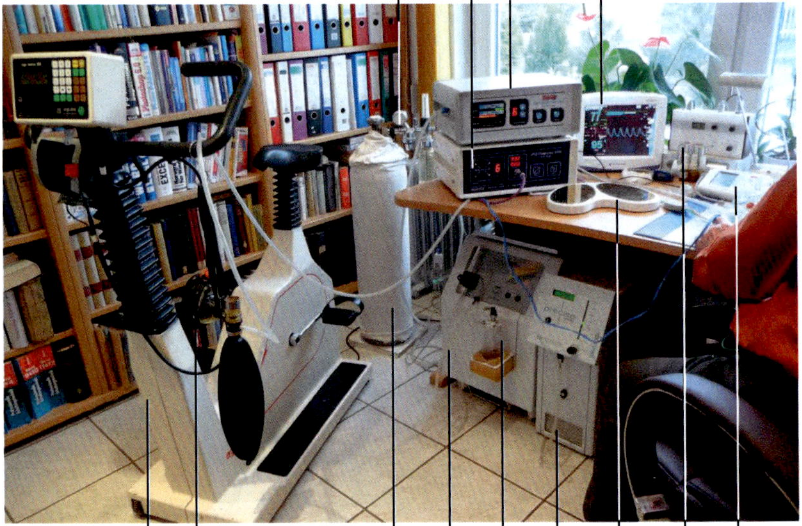

Ergometer (5)
Sauerstoffmaske m. Beutel (6)
Sauerstoffflasche 20 Liter (7)
Sauerstoff Konzentrator 15 l (8)
Sprudelbefeuchter (9)
Sauerstoff Konzentrator 5 l (10)
Vergoldete Handelektroden (11)
Sauerstoff-Partialdruck-Messgerät (12)
Blutdruck und Pulsmessung (13)

Abb. 13.1 Linker Teil des Raumes

Computermessplatz (14)
Sauerstoff Konzentrator 15 l (15)
Sauerstoff Konzentrator 5 l (16)

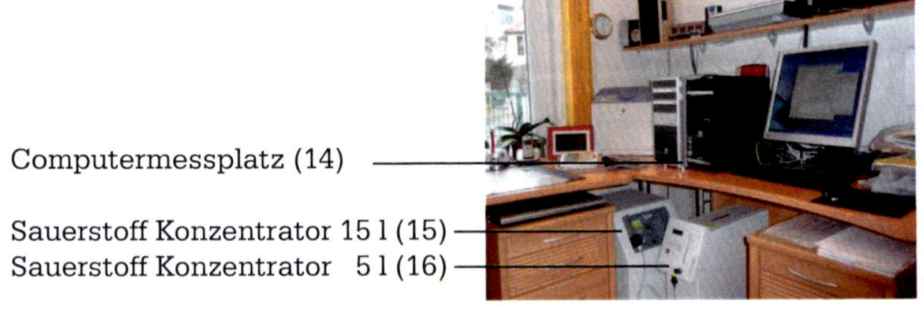

Abb. 13.2 Rechter Teil des Raumes

13.2 Detaillierter Ablauf der Sauerstoff-Mehrschritt-Komplextherapie SMK

Die früher von mir routinemäßig gemessenen Werte von Buchstabenlesen, Symbolzähltest und Flimmerverschmelzungsfrequenz werden nur noch in Ausnahmefällen ermittelt, sie konnten wegen der korrelierenden hohen Aussagekraft der Reaktionszeitmessungen entfallen.

Als Ergänzung nach dem Prozess sollte eine kraftvolle Lebensweise, z. B. ein tägliches Bewegungstraining oder Spaziergänge sowie eine ausreichende Zuführung von Vitaminen zu einer lang anhaltenden Wirkung der Therapie beitragen.

Eine Wiederholung der Therapie ist normalerweise nach etwa einem Jahr zu empfehlen.

Bei starkem Stress (berufliche, familiäre Probleme oder schwere Krankheiten) kann eine Wiederholung eher nötig sein. Bei kraftvoller Lebensweise und bei jüngeren Menschen hält die Wirkung oft länger an. Nach eigenen Untersuchungen war die Wirkung in mehreren Fällen nach 2 Jahren nur unwesentlich zurückgegangenen. Bei jährlicher Wiederholung der Therapie ist eine hohe Sicherheit vorhanden.

- Die Therapiedurchführung erfolgt an 3 Tagen mit jeweils einem Tag Pause, z. B. Montag, Mittwoch und Freitag. Die Aktivvariante mit einer Ergometerbelastung von 50 - 100Watt ist in den meisten Fällen anwendbar. Ist nur eine geringere Belastung möglich, so wird die Anzahl der Behandlungen von 3 auf 4 oder 5 erhöht.
- Am ersten Behandlungstag erfolgt eine Anamnese zum Ausschluss von Kontraindikationen unter Berücksichtigung von verordneten Medikamenten und eventuell vorhandener Krankheiten. Bei therapeutischen Anwendungen oder Ergometerbelastung nach Operationen, Herzinfarkt oder Schlaganfall ist eine Konsultation des behandelnden Arztes oder des Hausarztes erforderlich.
- Eine halbe Stunde bis eine Stunde vor Prozessbeginn erfolgt die obligatorische Einnahme von Vitaminen und Mineralstoffen wie Vitamin C (Ascorbinsäure) 1 g, Vitamin B_1 (Thiamin-HCL) 30 mg, Vitamin E (D-α- Tocopherolacetat) 544 mg (entsprechen 400 I.E.), Magnesiumorotat 250 mg sowie OYO® Dragee (Na-

triumpangamat) 40 mg zur Erhöhung der Sauerstoffaufnahme bzw. der Verbesserung der Sauerstoffverwertung in den Zellen sowie zum Schutz vor freien Radikalen.

- Die Einnahme erfolgt mit kohlensäurefreien Getränken (stilles Mineralwasser). Da Vitamin E fettlöslich ist, sollte gleichzeitig z. B. ein Stück Zwieback mit Butter gereicht werden.
- Ermittlung der vegetativen Regulationslage durch Messung des elektrischen Körperwiderstandes und der Körperkapazität zur späteren Wahl der erforderlichen Polarität des ionisierten Sauerstoffs, d. h. Ermittlung, ob Sympathikotonie oder Vagotonie vorliegt. (2) Abb. 13.1 VNS Diagnosis 3000.
- Anbringen eines Fingersensors (Fingerclip) für die Puls- und SpO_2-Messung. (Früher Pulsmesser am Finger oder am Ohr, welches zur besseren Durchblutung mit Finalgon eingerieben wurde, oder Anbringen eines Brustgurtes zur drahtlosen Übertragung des Pulses).
- Anbringen der Sonde zur transcutanen (unblutigen) Messung des arteriellen Sauerstoffpartialdruckes während der gesamten Prozessdauer am Unterarm. Eventuell vorhandene Haare sind vorher auszurasieren, die Messstelle ist mit Alkohol zu reinigen.
- Fakultativ können in Ausnahmefällen zur Ermittlung des Therapieerfolges unmittelbar vor der ersten und nach der letzten Behandlung die Messungen des arteriellen Sauerstoffpartialdruckes (blutige Messungen) durchgeführt werden. (siehe 9.5 Sauerstoffpartialdruckmessung)
- Unmittelbar vor der ersten und nach der letzten Behandlung können fakultativ Messungen der Sauerstoffaufnahme, der Atemfrequenz und des Atemvolumenstromes vorgenommen werden. Vor der Messung muss die zu messende Person unbedingt ca. 10 Minuten ruhig sitzen und nicht sprechen.
- Vor jedem Prozess werden der Ruhe-Blutdruck und der Ruhe-Puls gemessen, auch hier ist eine Wartezeit in Ruhe von wenigstens 5 Minuten erforderlich. (13) Abb. 13.1
- Computergestützte Ermittlung der geistigen Leistungsfähigkeit durch Messung der akustischen und optischen Reaktionszeit. (14) Abb. 13.2 Computermessplatz.

- Durch den Sauerstoff-Konzentrator (8) Abb. 13.1 wird konzentrierter Sauerstoff bereitgestellt und zum Ionisationsgerät Oxygen ION 3000 geleitet. (3) Abb. 13.1.
- Inhalation von ionisiertem Sauerstoff ohne körperliche Belastung von 4 auf 8 l/min steigend aus dem Sauerstoff-Ionisationsgerät für eine Zeitdauer von 12 Minuten. Bei diesem Prozess darf kein Sprudelbefeuchter eingesetzt werden. Es wird eine weiche Maske ohne Atembeutel verwendet. Es kann sowohl durch die Nase als auch durch den Mund geatmet werden. Zu beachten ist die für die betreffenden Personen erforderliche Polarität des ionisierten Sauerstoffes.
- Für die Therapiedurchführung muss für die zu behandelnde Person die optimal angepasste körperliche Belastung zunächst eingeschätzt werden. Dies erfolgt durch Gespräche über körperliche Belastungen im Alltag, wie spazieren gehen, Fahrrad fahren, Tanzen, Gartenarbeiten und Sport.
- Danach wird die körperliche Leistungsfähigkeit auf einem Fahrradergometer ohne Sauerstoffinhalation ermittelt. (5) Abb.13.1. Gleichzeitig erfolgt die Messung des Belastungs- Blutdruckes. Die gemessenen Werte des Pulses und des Blutdruckes werden mit den maximal zulässigen Werten verglichen.
- Es folgt 30 Minuten lang die Inhalation von im Mittel 25 Liter/min hochprozentigem molekularem Sauerstoff über eine feste, dichte Maske mit Atembeutel aus mehreren Sauerstoffselektoren. (8) (10) Abb.13.1 und (15) (16) Abb.13.2. Dieser Prozess erfordert einen Sprudelbefeuchter (9) Abb. 13.1, um ein Austrocknen der Mund- und Rachenschleimhäute zu vermeiden. Dabei ist es gleichgültig, ob durch die Nase oder den Mund geatmet wird.
- Während der Sauerstoffaufnahme wird eine gute Durchblutung bei einer zumutbaren körperlichen Belastung mit 50-60 Pedalumdrehungen pro Minute erreicht.
- Aufnahme des Pulsdiagramms und des $tcpO_2art$- Diagrammes während der Inhalation und Messung des Belastungs-Blutdruckes. Um ein Überschreiten der zulässigen Blutdruckgrenzwerte auszuschließen, ist bei Personen mit hohem Blutdruck während der Sauerstoffaufnahme mehrmals zu messen.

13.3 Auswertungsbeispiel einer SMK, Nachweis und Dokumentation des Therapieerfolges:

Die Auswertung der Therapieergebnisse erfolgt bei Abschluss der Therapie nach Ausdruck des Protokolls (Abb. 13.4) mit allen Ergebnisdaten, Ausdruck des Pulsdiagramms (Abb. 13.5) und des Sauerstoffpartialdruckdiagramms (Abb. 13.6). Das Protokoll wird ausgehändigt.

Abb. 13.4 zeigt ein Beispielprotokoll einer Sauerstoff-Mehrschritt-Komplextherapie SMK mit ionisiertem Sauerstoff. Der Therapieerfolg ist aus dem Computerprotokoll als Wirkung der ersten beiden Behandlungen durch eine deutliche Verbesserung mehrerer Parameter zu erkennen, wobei die Wirkung der letzten Behandlung noch nicht eingetreten und somit im Ergebnis noch nicht enthalten ist:

- Der systolische Ruhe-Blutdruck ging um 5,5 % zurück, der diastolische um 3,9 %.
- Der Ruhe-Puls verringerte sich um 19 %, das entspricht einer beachtlichen Leistungssteigerung von 19 %.
- Die akustischen Reaktionszeiten verringerten sich um 12,3 %, die optischen Reaktionszeiten verringerten sich um 7,9 %.
- Der systolische Belastungsblutdruck mit Sauerstoff ging um 8,4 %, der diastolische um 8 % zurück.

14 Tage nach der dritten Behandlung erfolgte eine Kontrollmessung, welche das Gesamtergebnis einschließlich der 3. Behandlung erfasst. Dabei reduzierte sich für das gewählte Beispiel der Belastungspuls bei konstanter Belastung mit 50 Watt von P = 113 auf P = 96 d. h. um beachtliche 17,7 %.

Bei einer an den drei Tagen jeweils konstanten Ergometerleistung von 50 Watt ging die daraus resultierende Pulsfrequenz durch die Sauerstoff-Mehrschritt-Komplextherapie wie folgt zurück:

1. Tag vor der Wirkung der Therapie	Puls = 113
2. Tag Wirkung der Therapie vom 1. Tag	Puls = 102
3. Tag Wirkung der Therapie vom 2. Tag	Puls = 96
14. Tag Kontrolle K, Wirkung der Therapie vom 3. Tag)	Puls = 94

Wird die Pulsabnahme bei stets konstanter Ergometerleistung entsprechend Protokoll Abb. 13.4 als Balkendiagramm dargestellt, so ergibt sich das Diagramm Abb. 13.3.

Es ist deutlich zu erkennen, dass die Wirkung der ersten Behandlung am größten ist, die der letzten am geringsten. Der dunkele Balken K entspricht der Kontrollmessung. Eine Erhöhung der Anzahl der Behandlungen, beispielsweise von 3 auf 6 würde im Verhältnis zum Aufwand keine nennenswerten Verbesserungen bringen. Aus der Pulsabnahme von 113 auf 95 ergibt sich eine Leistungszunahme von 16 %. Dies bedeutet einen körperlichen Zustand wie vor 16 Jahren. (Abnahme der körperlichen Leistungsfähigkeit bei Männern von 1 % / Jahr)

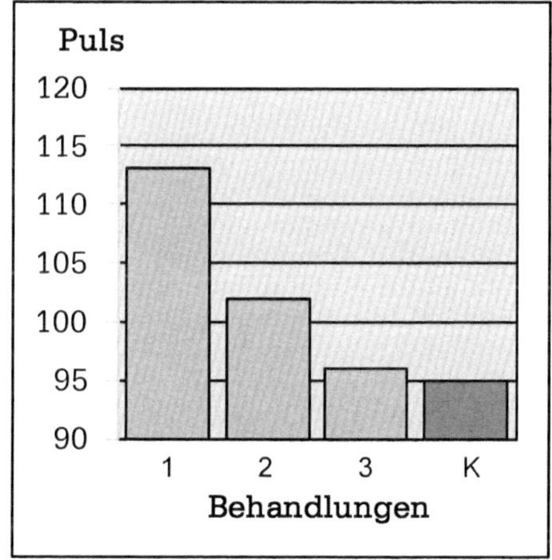

Abb. 13.3 Beispiel: Abnahme des Belastungspulses bei einer männlichen 76-jährigen Person durch eine Sauerstoff- Mehrschritt- Komplextherapie

Werden die Ergebnisse der ersten Behandlung und der Kontrollmessung miteinander verglichen und über das Diagramm Abb. 11.15 Trainingszustand-Kondition (Pulsfrequenz in Abhängigkeit von der Ergometerleistung) ausgewertet, so kann eine Verbesserung der Kondition von vorher „schlecht" auf „mittel" im Diagramm Abb. 11.15 abgelesen werden.

Das Diagramm Abb. 13.5 zeigt den Verlauf der Pulsfrequenz während der ersten Inhalation über 30 Minuten (1). Man erkennt, dass bei Wiederholung der Inhalation (2) bzw. (3) unter jeweils gleicher Belastung eine geringere Pulsfrequenz eintritt und damit eine Leistungszunahme erfolgt. Aus dem Diagramm sowie aus dem Protokoll Abb. 13.4 ist eine Abnahme der Pulsfrequenz um 15 % zu entnehmen. Die Leistungszunahme durch den 3. Prozess ist hierbei noch nicht berücksichtigt.

SAUERSTOFF - KOMPLEX - KUR
P R O T O K O L L

DIPL.- ING. HARALD MÖCKEL
TÄNNICHTSTR. 24 01326 DRESDEN

Vorname : Heinz- Detloff
Name : [redacted]aut
Straße : [redacted]. 39
PLZ. Ort : 01139, Dresden
Geburtstag : 02.05.23
Telefon : [redacted]423 p
Berufe : Feinmechanikermeister
Tätigkeit : Rentner
Größe cm : 181
Gewicht kg : 93

Theraphie Nr.	1	2	3	4	5
Datum	7.8.1999	9.8.1999	13.8.1999		
Uhrzeit	14:50	14:59	14:53		
Ruhe Blutdruck	151/79	149/77	143/76		
Ruhe Puls	75	69	63		
Maximaler Puls	103	103	103		
Ruhe pO2 arteriell					
Ruhe pO2 transcutan	59	61	62		
Atemzeitvolumen l/min					
Sauerstoffaufn. ml/min					
Reaktion akust. msec.	245.8	239.1	218.4		
Reaktion optisch msec.	259.7	242.6	240.8		
Symbolzähltest sec.	0.0	0.0	0.0		
Buchstaben lesen sec.	0.0	0.0	0.0		
Zahlen merken %	0.0	0.0	0.0		
Sehschärfe r/l	0/0	0/0	0/0		
Gehör r/l 1KHz	0/0	0/0	0/0		
Gehör r/l 10KHz	0/0	0/0	0/0		
Flimmerv.frequenz Hz					
PCW 90 ohne O2					
PCW 110 ohne O2					
PCW 130 ohne O2					
Erholungspuls					
Belastung in Watt	50	50	50		
Liter O2 / min	28	29	29		
Blutdr.m.Belast.o. O2	174/96	169/94	167/92		
Puls m. Belastg.o. O2	116	108	100		
Blutdr.m.Belastg.m.O2	192/94	187/91	177/87		
Puls m. Belastg.m. O2	113	102	96		

Bemerkungen:

Medikamente: Magnesiumorotat 500mg, Vitamin B1 200mg, Vitamin C 500mg
Vitamin E 100mg, Natrium-Pangamat 40mg
Zur Veröffentlichung für med. - wissensch. Zwecke freigegeben.

Abb. 13.4 Computergestütztes Protokoll einer Sauerstoff-Mehrschritt-Komplextherapie mit ionisiertem Sauerstoff

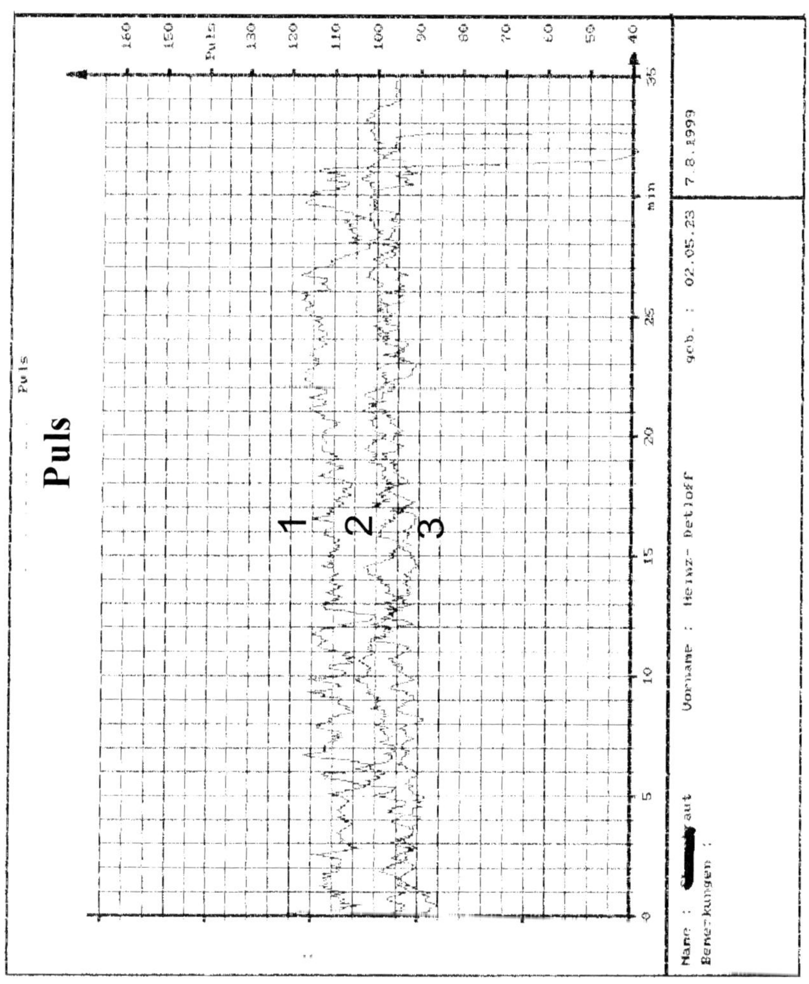

Abb. 13.5 Computergestütztes Puls-Diagramm zur Sauerstoff-Komplex-Therapie (3 Prozesse mit gleicher Belastung)

Nach Abb. 13.6 steigt der transcutan gemessene pO_2art während der Gabe von ionisiertem O_2 wegen der hierbei zu verwendenden weichen Maske auf ca. 100 mmHg an (I in Abb. 13.6). Bei anschließendem Fluss von ca. 29 l/min molekularem Sauerstoff erhöhte sich der pO_2-Wert auf über 300mmHg (II in Abb. 13.6).

Die tatsächlichen, blutig gemessenen pO_2-Werte lagen um ca. 20 % höher, sodass die Schaltschwelle sicher überschritten wird und die Therapie lang anhaltende Erfolge verspricht.

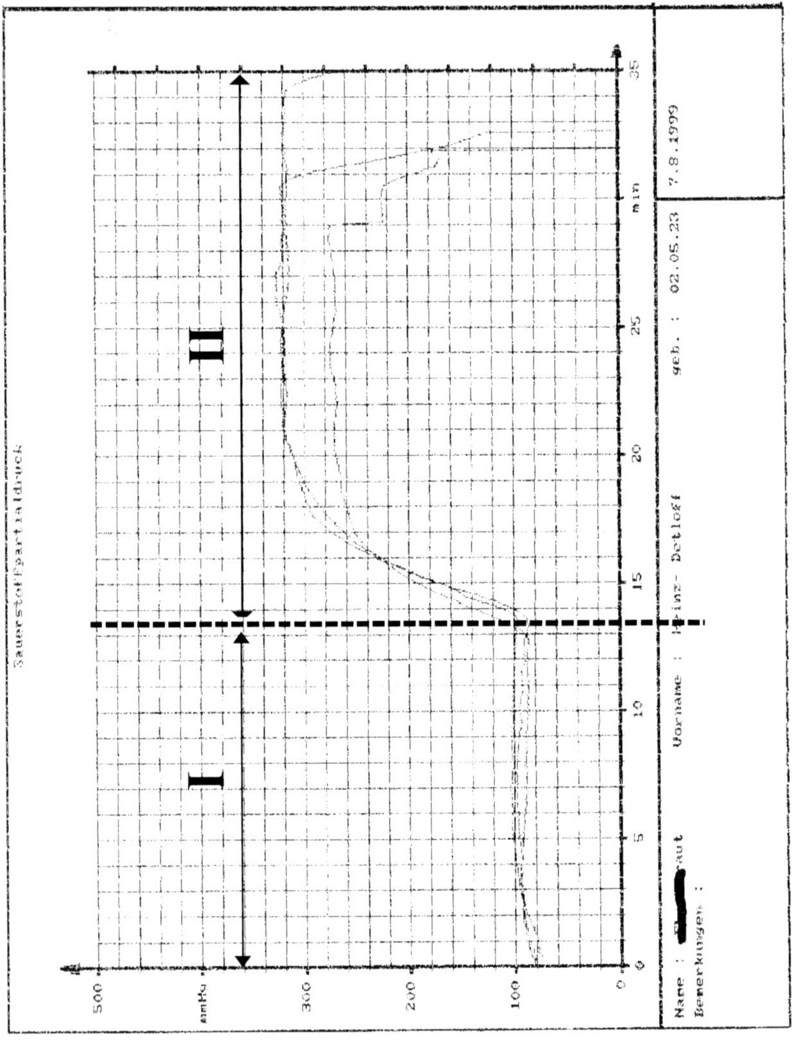

Abb. 13.6 Computergestütztes Sauerstoff-Partialdruck-Diagramm zur Sauerstoff-Komplex-Therapie (3 Prozesse) Teil I negativ ionisierter Sauerstoff, Teil II molekularer Sauerstoff

13.4 Verbesserung der körperlichen Leistungsfähigkeit durch die Sauerstoff-Mehrschritt-Komplextherapie

Bei einer Gruppe von 7 gesunden, jedoch untrainierten weiblichen Probanden im Alter von 54 bis 62 Jahren wurde eine Sauerstoff-Mehrschritt-Komplex-Therapie an drei Tagen durchgeführt.

Die Messwerte werden als Eingangstest vor dem ersten Prozess und als Ausgangstest 2 Tage nach dem dritten Prozess zunächst in einer Tabelle Abb. 13.7 für die einzelnen Personen i = 1 bis i = 7 dargestellt. Die Messwerte wurden unter Ergometerbelastung bei einer stets konstanten Pulsfrequenz von 120 ermittelt.

Eingangstest x1		Ausgangstest x2	
x_{1i}	Watt	x_{2i}	Watt
x_{11}	55	x_{21}	65
x_{12}	62	x_{22}	67
x_{13}	58	x_{23}	68
x_{14}	61	x_{24}	69
x_{15}	59	x_{25}	66
x_{16}	57	x_{26}	69
x_{17}	63	x_{27}	72

Abb. 13.7 Messwerte von 7 weiblichen Personen bei einer Pulsfrequenz von 120

Die Darstellung erfolgt wie üblich als Diagramm mit arithmetischen Mittelwerten und den Streuungen (Diagramm Abb. 13.8).

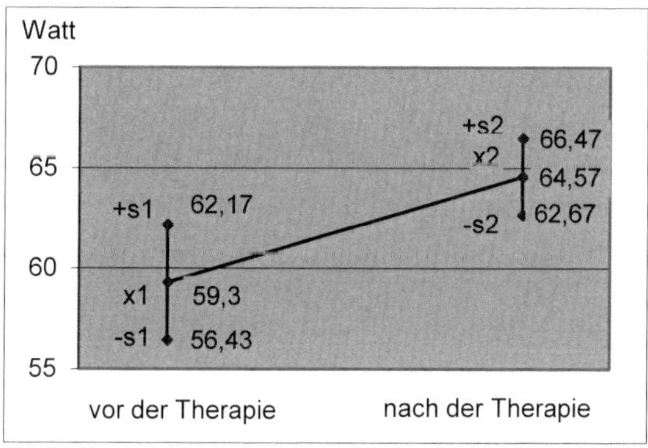

Abb. 13.8 Steigerung der körperlichen Leistungsfähigkeit bzw. Erhöhung des arithmetischen Mittelwertes durch Sauerstoff-Mehrschritt-Komplextherapie

Die statistische Auswertung kann entsprechend Kapitel 25 „Statistik“ vorgenommen werden. Dabei können das Berechnungsschema Abb. 25.4 und die zugehörigen Formeln verwendet werden.

Einfacher erfolgt die Auswertung über Computer entsprechend Kapitel 25.1.

Die Prüfung auf Signifikanz erfolgt gleichfalls mittels des Berechnungsschemas Abb. 25.4 und den Formeln Kapitel 25.1. Es ergibt sich damit eine statistisch hoch signifikante Leistungssteigerung mit $p < 0{,}01$.

13.5 Langzeitwirkungen auf die körperliche Leistungsfähigkeit

Die Verbesserung der körperlichen Leistungsfähigkeit über 10 Jahre durch die 3-Tage-Sauerstoff-Mehrschritt-Komplextherapie wurde von mir über mehr als 25 Jahre bei vielen Probanden untersucht. Es zeigte sich, dass die Wirkung sehr lange anhält und die körperliche Leistungsfähigkeit sich sogar im Laufe der Jahre erhöhte, obgleich ohne jährliche Sauerstofftherapien mit zunehmenden Alter ein Nachlassen der körperlichen Leistungsfähigkeit zu erwarten ist.

Methodik der Messungen:

- Die Belastung (in Watt) wurde möglichst hoch, dem Leistungsvermögen des Probanden angepasst gewählt.
- Fahrradergometer Ergoline ergometrics 900, drehzahlunabhängig, wirbelstromgebremst.
- Ergometrie während der gesamten Prozessdauer, Messungen jeweils 15 Minuten nach Prozessbeginn.
- Die Leistung wurde stets konstant gehalten und der dazugehörige Puls ermittelt.
- Pulsmessung mit Pulsoxymeter, Registrierung computergestützt.
- Die Behandlungen wurden an 3 Tagen mit jeweils einem Tag Pause dazwischen durchgeführt.

Fasst man die Ergebnisse von Sauerstofftherapien über mehrere Jahre bezüglich der körperlichen Leistungsfähigkeit in einem Diagramm zusammen, so ergibt sich daraus für einen gesunden aber geschwächten 60-jährigen das Diagramm Abb. 13.9. Deutlich ist die starke Pulsabnahme bei stets gleicher Ergometerbelastung mit 100 Watt während der ersten Jahre zu erkennen. Die jeweils ersten drei Balken entsprechen wie in Abb. 13.3 den drei Behandlungstagen. Die jeweils vierten, dunkelgrauen Balken beinhalten die Ergebnisse der 2 Wochen nach Therapieende durchgeführten Kontrollmessungen. (Die Pulswerte der ersten beiden Jahre wurden wegen Überschreitung der maximal zulässigen Pulsfrequenz durch Extrapolation ermittelt)

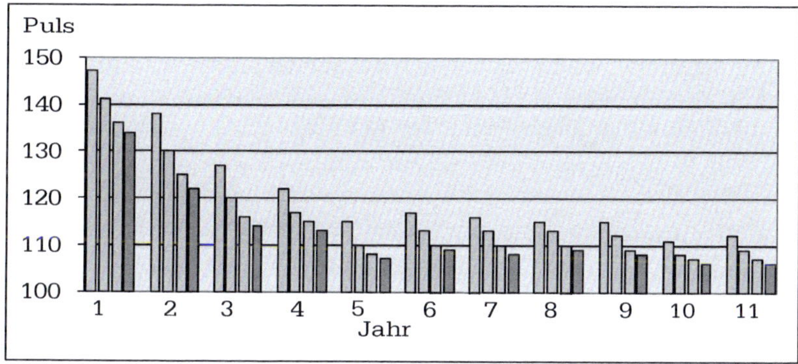

Abb. 13.9 Abnahme des Belastungspulses bei stets konstanter Ergometerbelastung mit 100 W durch die SMKT

Wird das für eine stets konstante Ergometerleistung von 100 Watt geltende Diagramm Abb. 13.9 auf einen stets konstanten Puls von P=120 umgerechnet, so ergibt sich daraus das Diagr. Abb. 13.10

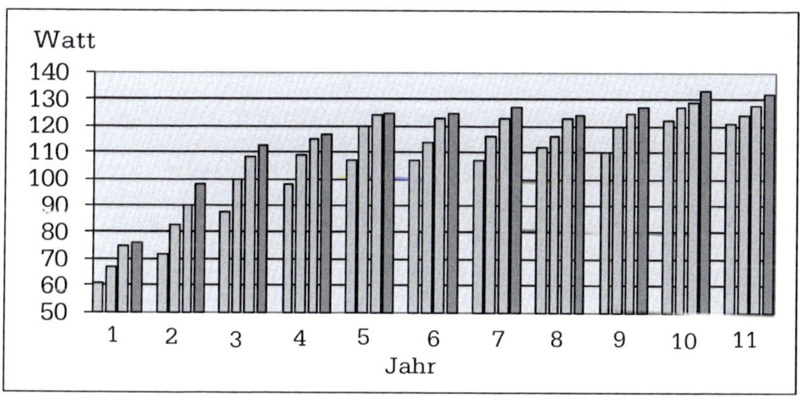

Abb. 13.10 Zunahme der körperlichen Leistungsfähigkeit bei konstantem Puls von 120 einer damals behandlungsbedürftigen männlichen Person (zu Beginn der Messungen Alter 60 Jahre), durch die Aktivvariante der SMK

Bei allen von 1990 bis 2010 untersuchten Probanden zeigte sich immer wieder eine sehr starke Zunahme der körperlichen Leistungsfähigkeit durch die Sauerstoff-Mehrschritt-Komplextherapie. Auffällig ist, dass sich die Leistung in den ersten Jahren sehr stark zunimmt und dann nach 3 bis 5 Jahren auf hohem Niveau etwa konstant bleibt. Durch das natürliche Altern rechnet man mit einem jährlichen Rückgang der körperlichen Leistungsfähigkeit um ca. 1 % bei Männern und 0,8 % bei Frauen. Es hätte also die körperliche Leistungsfähigkeit von 1990 bis 2000 um 10 %, von 78 Watt bei Puls 120 auf ca. 70 Watt bei Puls 120 zurückgehen müssen. Bei den Sauerstoff-Mehrschritt-Komplextherapien (zusätzlich mit ionisiertem Sauerstoff) erhöhte sich die körperliche Leistungsfähigkeit innerhalb der 10 Jahre von 78 Watt auf 113 Watt, das bedeutet eine Verbesserung der körperlichen Leistungsfähigkeit um 45 %. Wertet man die Kondition entsprechend dem Diagramm Abb. 11.15 so ergibt sich für das Jahr 1990 eine Einstufung in „Mittel“ und für das Jahr 2000 in „Gut".

Bei einer Gruppe von 14 weiblichen Personen, welche 1990 zwischen 50 und 60 Jahre alt waren, wurden die gleichen Messungen durchgeführt wie bei den beschriebenen Einzelpersonen. Die gemittelten Ergebnisse der Messungen zeigt Abb. 13.11. Die Messwerte der Gruppe entsprachen im Prinzip denen der Einzelpersonen.

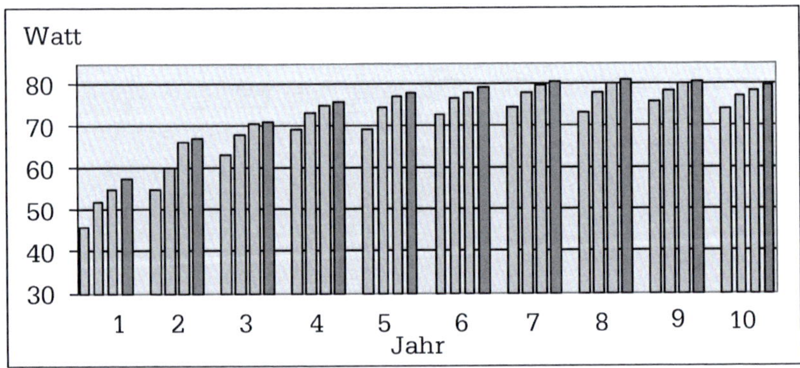

Abb. 13.11 Zunahme der körperlichen Leistungsfähigkeit bei 14 behandlungsbedürftigen weiblichen Personen, 1990 im Alter von 50-60 Jahren, bei stets konstantem Puls von 120 durch die Aktivvariante der SMK

Die festgestellte starke Erhöhung der körperlichen Leistungsfähigkeit in den ersten etwa 5 Jahren ist durch die jährlichen Wiederholungen der Sauerstoff-Mehrschritt-Komplextherapie möglich. Eine Erhöhung der Anzahl der Behandlungen innerhalb einer Kur auf mehr als 3 Einzelbehandlungen bringt keine wesentliche Verbesserung gegenüber den dargestellten Ergebnissen. Bewertet man die Kondition der Probanden vor der ersten Behandlung, so ergibt sich eine Einstufung in „schlecht" bis „mittel", nach 4 Jahren mit einer Kur pro Jahr ergab sich eine Einstufung in „gut", die bis zum Abschluss der Messungen nach 10 Jahren beibehalten wurde.

Der an Einzelpersonen und an einer Probandengruppe erläuterte Anstieg der körperlichen Leistungsfähigkeit und somit auch der mechanischen Leistungsreserve gilt allgemein. Der Ruhepuls und besonders der Belastungspuls sinken, die mechanische Leistungsreserve nimmt zu.

13.6 Blutdrucknormalisierung durch die SMK

Bekannt ist die blutdrucknormalisierende Wirkung der SMT [5]. Ähnliche Wirkungen werden durch die SMK erzielt. Bei dem Einsatz der SMK bei Bluthochdruck konnten ausgezeichnete Ergebnisse erzielt werden. Vor den Therapien erforderliche blutdrucksenkende Medikamente konnten nach den Therapien reduziert oder abgesetzt werden.

Abb. 13.12 zeigt das Behandlungsergebnis der SMK in einem extremen Fall der Hypertonie bei einer weiblichen, 64 Jahre alten Person. Zu Beginn wurde ein Blutdruck von 264/118 mmHg (!) gemessen und mehrmals überprüft. Der extrem hohe Blutdruckwert schloss zunächst eine körperliche Belastung völlig aus.

Vor der SMK wurden Magnetfeldanwendungen durchgeführt. Der Blutdruck wurde vor den Behandlungen in Ruhe gemessen. Es wurde ein Sauerstofffluss von 8 l/min ohne Belastung gewählt. Nachdem eine ausreichende Blutdrucksenkung erreicht wurde, konnte ab dem 5. Tag eine leichte Ergometerbelastung mit 20 Watt bei einem Sauerstofffluss von 12 Liter erfolgen.

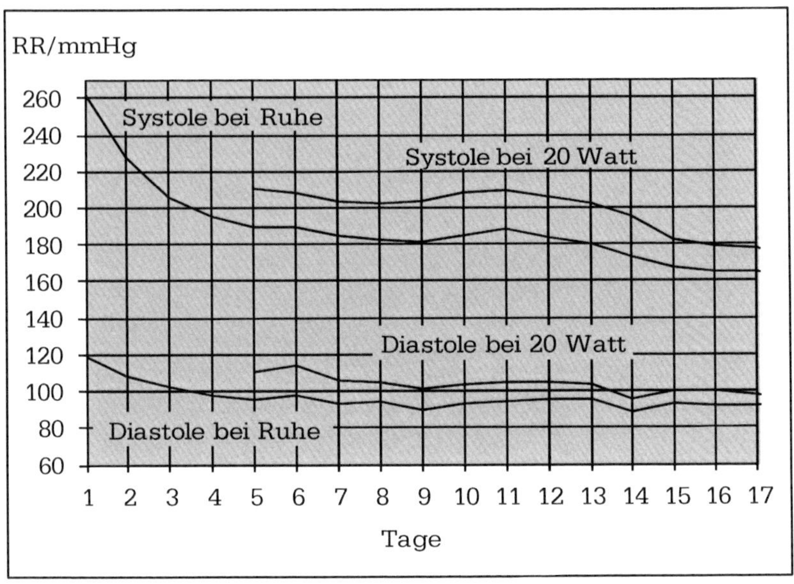

Abb. 13.12 Wirkung der SMK bei extremer Hypertonie

Bei einer Kontrollmessung nach 6 Monaten zeigte sich, dass die Werte des 17. Tages nur um etwa 5 % angestiegen waren.

13.7 Beispiel der Wirkung der SMK bei Tinnitus

Eine Tinnituspatientin litt sehr unter den bei ihr vorhandenen Geräuschen. Erst 2 Jahre nach Tinnitusbeginn absolvierte sie eine SMK mit vorheriger Magnetfeldtherapie. 2 Tage nach Ende der SMK (3 Behandlungen) waren die Geräusche nicht mehr vorhanden. Da die Sauerstofftherapien nicht sofort bei Auftreten des Tinnitus, sondern erst 2 Jahre danach durchgeführt wurden, müssen die Sauerstoffbehandlungen vierteljährlich wiederholt werden, um ständig beschwerdefrei zu bleiben.

In einem anderen Tinnitusfall absolvierte ein junger Mann am Tage des ersten Auftretens der Tinnitusgeräusche eine SMK. Die Geräusche verschwanden nach 2 Tagen und traten nie wieder auf.

13.8 Wirkungen der SMK auf die geistige Leistungsfähigkeit

Verbesserung der Flimmerverschmelzungsfrequenz

Das Diagramm 13.13 zeigt die deutliche Verbesserung der Flimmerverschmelzungsfrequenz durch die Sauerstoff-Mehrschritt-Komplextherapie. Gemessen wurden die Werte einer Gruppe von 25 männlichen Probanden im Alter von 48 bis 76 Jahren. Die untere Linie entspricht den Mittelwerten vor der Sauerstoff-Mehrschritt-Komplextherapie (Messpunkte Rechtecke), die obere Linie entspricht den Mittelwerten nach der Sauerstoff-Mehrschritt-Komplextherapie (Messpunkte Kreise).

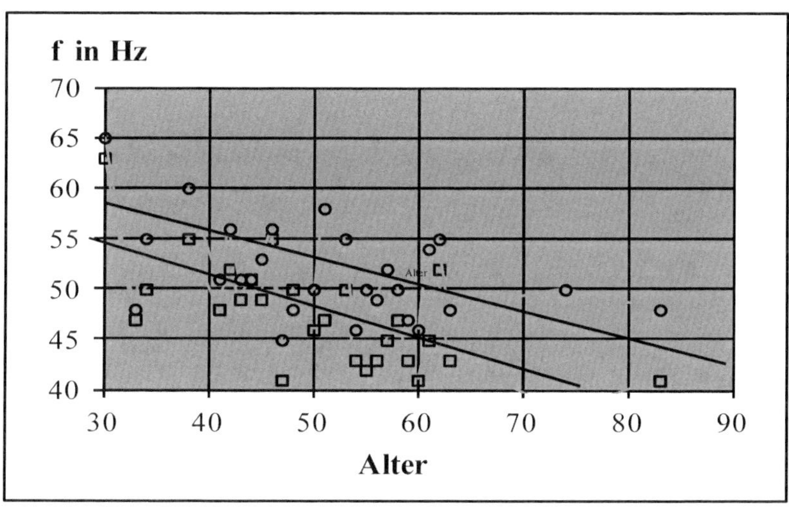

Abb. 13.13 Flimmerverschmelzungsfrequenz in Abhängigkeit vom Alter vor und nach der Sauerstoff-Mehrschritt-Therapie

Neben den genannten objektiv exakt messbaren Verbesserungen sind weitere, subjektiv feststellbare Ergebnisse der Sauerstoff-Mehrschritt-Therapie zu verzeichnen:

- Zunahme der Konzentrationsfähigkeit.
- Abnahme der Müdigkeit, (teilweise zunächst Zunahme in den ersten Tagen!)
- Verbesserung der Schlafqualität.
- Verbesserung der Sehfähigkeit, soweit die Sehschwäche auf unzureichender Sauerstoffversorgung der Augen beruht.

13.9 Einzelberichte zur Wirkung der SMK

Der Autor litt bis 1987 jährlich im Herbst und im Frühjahr unter schweren grippalen Infekten, die die Einnahme von Medikamenten erforderten, zur Bettruhe zwangen und zur Arbeitsunfähigkeit führten. Nachdem er 1988 erstmalig eine Sauerstoff- Mehrschritt-Kur absolviert hatte, blieben die gewohnten Infekte aus. Zunächst wurde angenommen, dass es sich dabei um einen Zufall handelt. Da jedoch mehr als 25 Jahre lang kein einziger Infekt auftrat, daher keine Medikamente benötigt wurden und auch kein Arzt aufgesucht werden musste, sind diese Veränderungen der Stärkung des Immunsystems durch die Sauerstoff-Mehrschritt-Therapie, später der Sauerstoff-Mehrschritt-Komplex-Kur zu verdanken.

Ähnliche Erfolgsbeispiele gibt es in großer Zahl. Hier eine kleine Auswahl, die für viele andere Fälle steht:

Sehr geehrter Herr Möckel,

bei meiner 3. und letzten „Sitzung" der Sauerstoffkur bei Ihnen versprach ich Ihnen, dass ich mich noch mal melde, das will ich hiermit tun.

Ich kann Ihnen bestätigen, dass mir diese Kur sehr gut getan hat und ich nach dem großen gesundheitlichen Tief mich bestens erholt habe und mich wieder im Besitz meiner Kräfte fühle. Nur gut, dass ich die Sauerstoffkur bald nach dem Kennenlernen Ihrer Anschrift in Angriff nahm, denn gerade die tropischen Temperaturen dieses Sommers kosten im Dienst viel zusätzliche Kraft und Durchstehvermögen. Ich habe die Situation bisher gut gemeistert, auch zum Erstaunen meiner Kolleginnen.

Die abendliche Müdigkeit macht mir noch etwas zu schaffen. Ich hoffe einfach, dass sich das noch normal einpegelt. Dafür ist jetzt der feste Nachtschlaf eine ständige Kraftquelle!

Mit freundlichem Gruß

Rita Fitze (Lehrerin)

Hochschuldozent
Dr. sc. Techn. Dr.-Ing.; Dipl.-Ing. Dietmar M. Richter Dresden

Dozent für Systemtechnik

Sehr geehrter Herr Möckel,
es hat nun doch länger gedauert Ihnen diesen Brief zu schreiben, als ich mir vorgenommen hatte. Ich möchte Ihnen über unsere Eindrücke, die wir nach den Sauerstoffbehandlungen hatten - wie versprochen - berichten:

1. Anneliese Richter

- Sauerstoffbehandlung im September letzten Jahres.
- Die Hüftgelenkoperation erfolgte am 5.Okt. des letzten Jahres.
- Verlauf der Wundheilung - im Vergleich zu Mitpatienten - außerordentlich gut, schnell und problemlos.
- Die gesamte Operation hat meine Frau gut überstanden. Sie läuft jetzt schon nach 5 Monaten weitestgehend ohne Stock.

Die rechte Hüfte muss noch gemacht werden, wahrscheinlich in einem Jahr. Wegen der guten Erfahrungen und signifikant positiven Wirkungen als Folge der Sauerstoffbehandlung möchte meine Frau vorher wieder eine Behandlung bei Ihnen durchführen lassen.

2. Dr. Dietmar Richter

- Sauerstoffbehandlung im September vorigen Jahres.
- Ein positiver Einfluss auf meine Arrhythmien ist nicht feststellbar.
- Vor einem Monat Staroperation am linken Auge.
- Heilungsverlauf sehr gut, keine Probleme wie Schmerzen, Reizungen oder Erosionen.
- Dadurch unterscheidet sich der Heilungsverlauf von dem nach der Staroperation des rechten Auges vor 5 Jahren. Damals traten die oben genannten Probleme auf.

Wir danken Ihnen, sehr geehrter Herr Möckel, für die erfolgreichen, aufmerksamen und freundlichen Behandlungen.

Ihr Dietmar Richter

Sehr geehrter Herr Möckel,

seit meiner Kindheit hatte ich jährlich mindestens zweimal im Jahr mit einem grippalen Infekt zu kämpfen, welcher mich grundsätzlich für mindestens eine Woche, meistens für zwei Wochen an das Krankenbett fesselte. Da die Anforderungen in der Nachwendezeit stark gestiegen waren und Ausfallzeiten im Beruf mir stets zum Nachteil gereichten, suchte ich nach einer Lösung. Ich fand über einen Zeitungsartikel (Prof. Ardenne) die Idee zum Erfolg und setzte vor 5 Jahren meine Hoffnung in die Sauerstoff-Mehrschritt-Therapie.

Ich begab mich in den ersten Jahren für je 3 aufeinander folgende Behandlungen, später für nur eine Behandlung im Frühjahr oder im Herbst zu Ihnen nach Dresden.

Bereits nach der ersten Behandlungsserie von drei Behandlungen innerhalb einer Woche, in meinem 30. Lebensjahr war der Teufelskreis durchbrochen. Zeiten mit schweren Krankheitsverläufen gab es nicht mehr. Die Anzahl der leichten Infekte ging auf ein Minimum zurück.

Ich bin daher sehr froh und Ihnen gegenüber dankbar.

Als kleinen möglichen Nebeneffekt möchte ich noch aufführen, dass sich mein Zahlengedächtnis deutlich verbessert hat. Während ich früher zum Beispiel meine eigene Telefonnummer nur mit Mühe zusammen bekam, so ist dies heute kein Thema mehr.

Mit freundlichen Grüßen

Claudia Peuker

13.10 Therapiestrategie bei Vorhofflimmern und Vorhofflattern

Pilotstudie mit der Sauerstoff-Mehrschritt-Komplextherapie-Kardiovariante (SMKK)

Herzbeschwerden können somatisch, psychisch oder psychosomatisch bedingt sein. Häufig kann eine Pulsunregelmäßigkeit ohne jegliche organische Grundlage bestehen und den funktionellen Herzbeschwerden zugeordnet werden. Häufige funktionelle Störungen der Erregungsbildung und Erregungsleitung sind Arrhythmien, Tachykardien, Brandykardien, Vorhofflimmern und Vorhofflattern. Abgrenzungen zwischen somatischen (organischen) und vegetativen Ursachen sind fließend. [Deutsches Ärzteblatt v. 03. Juli 1985].

O. Hauswirth definierte den Begriff "Biotonus" als die Erregungslage des Sympathikus und Parasympathikus (Vagus). Bei Reizung des Nervus Vagus zum Beispiel durch äußere Einflüsse, körperliche Überlastung, Vergiftung, Medikamente, Angst oder Schreckereignisse verändert sich der Biotonus in Richtung Vagotonie bzw. vegetative Dystonie. Störung der Reizleitungsbildung oder Erregungsleitungsstörungen können die Folge sein [Vegetative Dystonie - Heilkunde Aktuell 30.Januar 2011].

Vorhofflimmern, auch als absolute Arrhythmie bezeichnet, ist eine häufige bedeutsame Herzrhythmusstörung mit ungeordneter Tätigkeit der Herzvorhöfe. P-Wellen fehlen vollständig. Bei Vorhofflattern kommt es bei jedem 2.,3.,4.,oder 5. Vorhofschlag (P-Welle) zu keiner Erregung der Hauptkammern.

Bei anhaltendem Vorhofflimmern und Vorhofflattern sind verschiedene Therapiestrategien üblich:

Kardioversion: Unter leichter Narkose wird ein mittels EKG gesteuerter hoher Gleichspannungsimpuls auf den Brustkorb gegeben. Nachteil sind mögliche Komplikationen durch Thromboembolie und die Narkose. Vier Wochen vor und vier Wochen nach der Therapie muss daher mit Cumarinen antikoaguliert werden. (Hemmung der Blutgerinnung)

Medikamentös: Schnelle Wirkung durch Infusion von Amiodaron und Digitoxin mit anschließender stationärer Kontrolle. Später orale Langzeiteinnahme von Amiodaron und Digitoxin. Nachteilig sind die gravierenden Nebenwirkungen.

Kathederablation: Über die Leistenvene wird ein Katheder über den rechten Vorhof in den linken Vorhof eingeführt. Über den Katheter wird mit hochfrequentem Wechselstrom das für die Rhythmusstörung verantwortliche Gewebe verödet. Nachteilig sind die durch den Eingriff möglichen Komplikationen und die irreversible Verödung.

Rhythmuskontrolle, Frequenzkontrolle: Das Vorhofflimmern und Vorhofflattern werden belassen. Digitalisglykoside senken die Herzfrequenz über indirekte Stimulation des Nervus Vagus. Calziumantagonisten senken die Aufstiegsgeschwindigkeit der diastolischen Depolarisation in den Zellen des Erregungsleitungssystems. Betablocker wirken über eine Blockade von Betarezeptoren negativ chronotrop. Nachteilig sind auch die auftretenden mitunter gravierenden Nebenwirkungen.

Fallstudie

Im betrachteten Fall des Autors, eines 83-jährigen mit gutem gesundheitlichen Allgemeinzustand, erfolgten nach einem ischämischen Hirninfarkt mit Vorhofflimmern- Vorhofflattern eine zweimalige frustrane (vergebliche) elektrische Kardioversionen mit anschließender Standard-Medikation. Innerhalb der folgenden 2 Jahre waren weitere 5 stationäre Behandlungen mit Kardioversionen und Infusionen, teilweise als Notfallbehandlungen über die Intensivstationen, erforderlich. Versuche, die Pulsfrequenz nachhaltig zu stabilisieren und das Vorhofflimmern- Vorhofflattern zu beseitigen, blieben erfolglos. Schließlich musste die Methode der Rhythmus- und Frequenzkontrolle angewendet werden. Das Vorhofflimmern- und Flattern mit allen Nachteilen und Nebenwirkungen der erforderlichen Medikamente musste belassen werden.

Während der betrachteten 2 Jahre ging nicht ein einziges Mal das Vorhofflimmern selbstständig in Sinusrhythmus über. Die Ausgangslage des vegetativen Nervensystems war eine ausgeprägte Vagotonie bis hin zur vegetativen Dystonie.

Es wurde versucht, eine neue, eigene Strategie zur Überleitung des Vorhofflimmerns in den Sinusrhythmus zu finden. Bekannt ist die bei der Frequenzkontrolle medikamentöse Stimulation des Nervus Vagus. Die Anwendung von positiv ionisiertem, sympathikotonisch wirkendem Sauerstoff im Rahmen der Sauerstoff-Mehrschritt-Komplextherapie (SMK) führte gleichfalls zu der gewünschten Beeinflussung des Nervus Vagus.

Selbstversuche mit über 17 000 Einzelmessungen des Blutdruckes, der Pulsfrequenz, der Herzfrequenz, der Sauerstoffsättigung, der ST-II Absenkung, der ventrikulären Extrasystolen, der EKG-Auswertungen und der Messung des Biotonus wurden durchgeführt und ausgewertet.

Die einzelnen Schritte der SMK-Kardiovariante

1. Ermittlung der vegetativen Lage mit dem VNS Diagnosis 3000.
2. Einnahme von Vitamin C, Magnesium, Vitamin B1, Vitamin E und OYO.
3. Trinken von 250 ccm ionisiertem Wasser. Polarisation entsprechend der VNS-Lage.
4. Magnetfeldanwendung zur Auflösung eventueller Geldrollenbildung, Verbesserung der Mikrozirkulation und der Erhöhung der Polarisationsspannung der Zellen.
5. Inhalation von ionisiertem Sauerstoff 8 l/min. mit einer Maske entsprechend der VNS-Lage über 24 Minuten.
6. Inhalation von molekularem Sauerstoff 8 l/min über 30 Minuten mit einer dichten Maske mit 3 l Atembeutel.
7. Durchführung 2 x täglich bis zum Erreichen des Sinusrhythmus.

Ergebnisse der Studie:

- Vorhofflimmern und Vorhofflattern konnten stets und definitiv in den Sinusrhythmus überführt werden.

- Das Wiederauftreten des Vorhofflimmerns erfolgte, wenn sich die vegetative Lage des VNS von der Normotonie in Richtung Vagotonie entfernte und sich so eine vegetative Dystonie ausbildete. Dies geschah wiederholt, wenn psychische und physische Belastungen auftraten, die in einem Fall (sehr belastende Vorstandssitzung mit dadurch wenig Nachtruhe und anschließender extremer sportlicher Betätigung) sogar zu einer Auslösung des internen Defibrillators führte.

- Wird während einer Periode des Sinusrhythmus ein Anstieg des VNS-Wertes (Widerstand über 30 Kiloohm) festgestellt, muss mit Vorhofflimmern gerechnet werden. Wird zu diesem Zeitpunkt prophylaktisch sofort positiv ionisierter Sauerstoff gegeben, ist anzunehmen, dass der Sinusrhythmus erhalten bleibt.

- Die Behandlungsdauer vom Auftreten des Vorhofflimmerns bis zu seiner Beendigung lag zwischen 2 und 14 Tage. Bei sofortiger Therapie mit der SMK-Kardiovariante konnte der Sinusrhythmus innerhalb von 2 Tagen wieder hergestellt werden. Bei späterem Therapiebeginn dauerte es bis zur Beseitigung des Vorhofflimmerns mehr als 14 Tage.

- Tritt Vorhofflimmern als absolute Arrhythmie auf, muss die als Vagotonie aufgetretene vegetative Dystonie durch Anwendung von positiv ionisiertem Sauerstoff beseitigt werden bzw. eine Annäherung an die Normotonie erfolgen. In diesen Fällen zeigt das EKG keine P-Wellen, Herz- und Pulsfrequenz weichen bei starken Schwankungen (40-120/min.) beachtlich voneinander ab. Meist zeigt sich gleichzeitig eine ST-Absenkung von bis zu - 0,15 mV.

- Tritt das Vorhofflimmern als Folge eines Infektes auf, werden sehr hohe VNS-Widerstandswerte (100 kOhm) und sehr kleine Kapazitätswerte (0,01 Mikrofarad) gemessen. In diesen Fällen müssen zunächst die VNS-Werte durch positiv ionisierten Sauerstoff normalisiert werden, erst danach ist Sinusrhythmus zu erreichen.

- Das Trinken von positiv ionisiertem Wasser erwies sich als sehr wirksam. Im Selbstversuch durchgeführtes Trinken von negativ ionisiertem Wasser, also Wasser der falschen Polarität, führte bei vorhandenem Sinusrhythmus innerhalb von einer Stunde zur Auslösung des Vorhofflimmerns!

- Nach Behandlungsbeginn des Vorhofflimmerns mit der SMK-Kardiovariante zeigen sich manchmal nach wenigen Stunden, manchmal nach einigen Tagen, zuerst einzelne P-Wellen, eine Abnahme der ST-Absenkungswerte und eine Annäherung der Herzfrequenz an die Pulsfrequenz. Die Anzahl der P-Wellen nahm zu, es erfolgte ein direkter Übergang in den Sinusrhythmus.

- Neben dem direkten Übergang vom Vorhofflimmern in den Sinusrhythmus wurde zunächst ein Übergang des Vorhofflimmerns in Vorhofflattern mit vielen Extrasystolen beobachtet. Dabei kam es auch vorübergehend zur Bigeminie d. h., nach jedem Normalschlag folgte eine ventrikuläre oder supraventrikuläre Extrasystole mit entsprechender Verminderung der Herzleistung. Unter Fortführung der SMK-Kardiovariante nahm die Zahl der Extrasystolen kontinuierlich ab, bis ein anhaltender Sinusrhythmus erreicht wurde.

Schlußfolgerungen:

- Es wurde eine Methode dargestellt, ich nannte sie SMK-Kardiovariante, die in dem untersuchten Fall definitiv die gewünschte Wirkung der Überführung von Vorhofflimmern in Sinusrhythmus zeigte.
- Es muss ermittelt werden, ob diese Methode generell anwendbar ist, oder unter welchen Randbedingungen sich die Erkenntnisse der Studie verallgemeinern lassen.
- Es muss geprüft werden, ob die SMK-Kardiovariante weiter optimiert und die Behandlungszeit verkürzt werden kann.

14 Magnetfeldtherapie und die Kombination mit Sauerstofftherapien

Lebende Organismen bestehen aus einzelnen Zellen, die über Ionenpumpen eine Zellmembranspannung aufbauen. Über die Zellspannung entsteht ein elektromagnetisches Feld, das durch äußere Magnetfelder, so auch durch Felder der Magnetfeldtherapie verändert werden kann. Die Zelle ist außen positiv, das Zellinnere negativ geladen. Eine gesunde Zelle hat eine Membranspannung zwischen 70 mV und 110 mV, eine kranke Zelle besitzt nur noch 50 mV und die Spannung einer Krebszelle liegt bei nur ca. 20 mV.

Prof. Dr. Wolf A. Kafka [32] entwickelte das BEMER (**B**IO-**E**lektro-**M**agnetische-**E**nergie-**R**egulations-Signal). Dabei handelt es sich um pulsierende Magnetfelder mit breitem Frequenzspektrum bei geringer Intensität. Dieses Magnetfeld wirkt auf alle Zellen. Durch die Magnetfeldbehandlung kann es zu einer Erhöhung von Membranspannungen, die zur Verbesserung des Stoffwechsels und somit zu einer Verbesserung der Energieversorgung der Zellen führen kommen.

Die Behandlungsdauer beträgt allgemein 8 bis 20 Minuten. Pro Tag sind 1 bis 2 Behandlungen üblich. Die Intensität ist je nach Anwendung in Stufen einstellbar. Für die Ganzkörpermatte kann von 2 μ Tesla bis 80 μ Tesla gewählt werden. Für die Durchführung der Magnetfeldtherapie verwendet man ein digital arbeitendes mikroelektronisches Steuergerät und eine Ganzkörper-Spulen-Matte. Anstelle der Matte können auch zur lokalen Behandlung Kissen oder Intensivspulen verwendet werden.

Aktuell wurden Studien zur Magnetfeldtherapie in der Heliosklinik Buch, einem Lehrkrankenhaus des größten Universitätsklinikums Europas, der Charité in Berlin unter der Leitung von Dr. med. Rainer Klopp durchgeführt. Mittels Intravital-Mikroskopie war es möglich, die Blutmikrozirkulation am lebenden Objekt, im Bereich der hauchdünnen Kapillaren, in Bildern oder Videos sichtbar zu machen. So wurden Veränderungen im Gefäßdurchmesser, Fließgeschwindigkeit der Erythrozyten und die Dichte der Kapillargefäße im Gewebe objektiv dargestellt. Es zeigte sich, dass unter dem Einfluss der BEMER-Therapie Kapillaren geöffnet und dadurch bisher nicht durchblutete Gewebebereiche wieder mit Sauerstoff und Nährstoffen versorgt werden konnten. Die hier dargestellten Forschungsresultate sind unter Verwendung des Gerätesystems BEMER 3000 erzielt worden.

Durch die Magnetfeldtherapie ist es möglich, die allgemeine Leistungsfähigkeit zu erhöhen, eine Verbesserung der Durchblutung, besonders der Mikrozirkulation zu erreichen, die Blutgefäße zu erweitern, den Sauerstoffpartialdrucke und die Sauerstoffsättigung zu erhöhen, das Immunsystem zu stärken und die Fließeigenschaften des Blutes zu verbessern sowie der Thrombenbildung entgegenzuwirken.

Die Kombination von Magnetfeldtherapien mit Sauerstofftherapien kann die Wirkung von Sauerstofftherapien verstärken. Wird unmittelbar vor der Sauerstofftherapie eine Magnetfeldtherapie durchgeführt, so wirkt sich oft die dadurch verbesserte Durchblutung und die Verbesserung der Fließeigenschaften des Blutes optimierend auf die anschließend durchzuführende Sauerstofftherapie aus.

In der Naturheilkunde wird der Dunkelfeldmikroskopie zur Untersuchung von frisch entnommenen Bluttropfen große Bedeutung bei der Diagnose verschiedener Beschwerden oder physiologischer Abweichungen beigemessen.

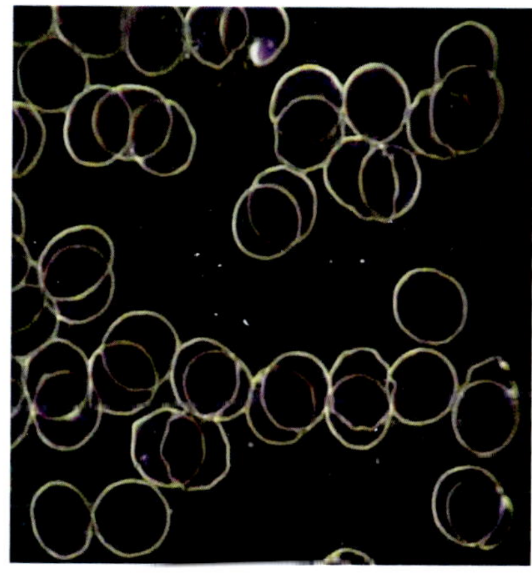

Abb. 14.1 Normale Blutkörperchen Foto Gabriele Hart [34]

Rote Blutkörperchen schwimmen normalerweise frei im Blut. Abb. 14.1 zeigt ein Dunkelfeldmikroskopiefoto normaler roter Blutkörperchen. Sie können sich unter gewissen Bedingungen zu „Geldrollen" aneinanderreihen. Im leichten Ausmaß muss die kurzzeitige Geldrollenbildung zu den normalen Eigenschaften auch von gesundem Blut gezählt werden. Die Geldrollenbildung kann durch zu geringe Flüssigkeitszufuhr, nach dem Essen, nach Aufregung, bei Wut und im saueren Zustand auftreten. Die Fließeigenschaft des Blutes kann sich dadurch verändern, es wird dickflüssiger. Bei schweren Schockzuständen, z. B. nach Verbrennungen, Vergiftungen, bei bestimmten Stoffwechselerkrankungen, ist die Verstopfung kleiner Blutgefäße durch Geldrollenbildung möglich.

Durch Geldrollenbildung wird der Sauerstofftransport beeinträchtigt, da durch das Aneinanderhaften der Blutkörperchen die für die Sauerstoffaufnahme wirksame Fläche wesentlich verkleinert wird.

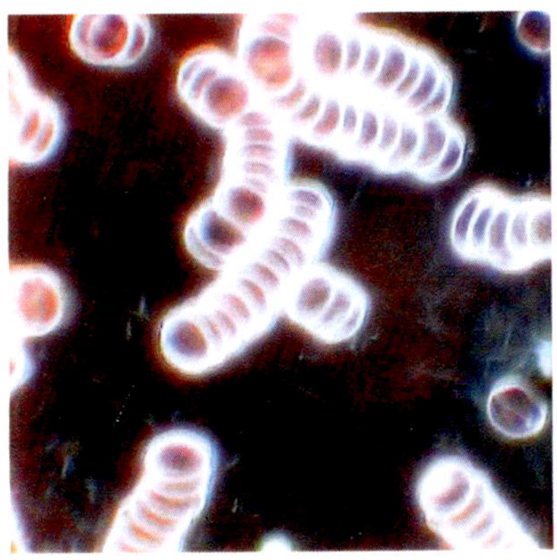

Abb. 14.2 Geldrollenbildung vor der Magnetfeldtherapie Foto Dr. Ursula Schornstein [33]

In Anwesenheit des Autors wurde anlässlich des Internationalen Ärztekongresses Oktober 2000 in Bad Windsheim durch Frau Dr. Schornstein [33] von einem älteren Herrn ein Tropfen Blut entnommen und davon ein Dunkelfeldmikroskopiefoto Abb. 14.2 angefertigt. Danach wurde eine 15 minütige Magnetfeldtherapie durchgeführt. Nach einer Wartezeit von 15 Minuten erfolgte eine nochmalige Blutentnahme mit Dunkelfeldmikroskopie durch Frau Dr. Schornstein. Das Ergebnis zeigt Abb. 14.3. Hier haben sich durch die Wirkung der Magnetfeldtherapie die Geldrollen aufgelöst, es sind freischwimmende Blutkörperchen zu erkennen.

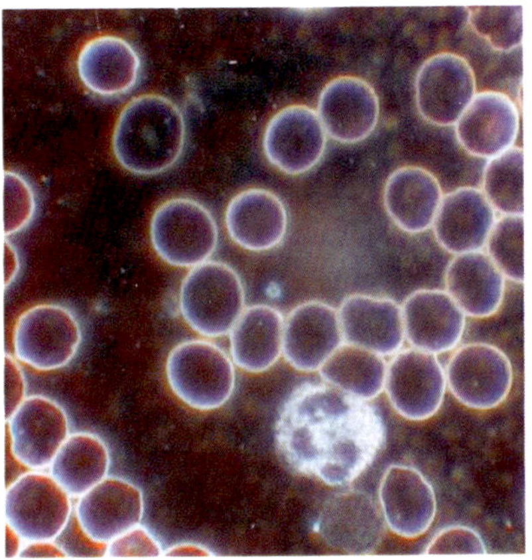

Abb. 14.3 Normale Blutkörperchen nach Magnetfeldtherapie Foto Dr. Ursula Schornstein [33]

Für den Sauerstofftransport steht nach der Magnetfeldtherapie die gesamte Oberfläche der Blutkörperchen zur Verfügung.

Eine Magnetfeldtherapie vor einer Sauerstofftherapie kann die Wirkung der Sauerstofftherapie erhöhen.

15 Heimkuren

Sauerstoff-Kuren können auch im eigenen Heim mit geleasten oder eigenen Sauerstoffkonzentratoren oder mit Sauerstoffflaschen durchgeführt werden.

Zweckmäßig ist die Durchführung der ersten Behandlung mit entsprechenden Untersuchungen und Einweisung in die Kurdurchführung durch eine seriöse Sauerstoffkurstation.

Die exakte Einhaltung der Behandlungsvorschriften ist unbedingt erforderlich. Dazu gehört auch bei der SMT und SMK die Einnahme von Vitamin C, Vitamin B1, Vitamin E, Magnesium und einem die Sauerstoffaufnahme verbessernden Mittel wie OYO.

Heimkuren mit dem 18-Tage-Sauerstoff-Mehrschritt-Standardprozess und der IO_2Th Engler:

Heimkuren werden entsprechend dem 18-Tage Sauerstoff-Mehrschritt-Standardprozess ohne Ergometer-Belastung durchgeführt. Dabei empfiehlt sich die Verwendung eines Sauerstoffkonzentrators mit einem Sauerstofffluss von 4 - 5 Liter/Minute. Die Anwendung von Sauerstoffflaschen ist für 18-Tage-Kuren aus Kostengründen nicht zu empfehlen. Bei Behandlungen von 18 x 2 Stunden mit 4 Liter/min werden 8640 Liter Sauerstoff benötigt. Eine 20-Liter-Sauerstoff-Stahlflasche enthält bei einem Druck von 200 bar 4000 Liter Sauerstoff d. h., dass für eine Kur mehr als 2 Flaschen gebraucht werden.

Heimkuren mit dem 3x15 Minuten Sauerstoff-Mehrschritt-Schnellprozess:

Bei sportlichen Personen konnte eine Heimkur auch bei körperlicher Belastung, z. B. mit einem Ergometer an 3 Tagen mit jeweils 15 Minuten durchgeführt werden. Die Durchführung von Heimkuren bei körperlicher Belastung sollte sich jedoch auf Ausnahmen beschränken und ausschließlich nach einer entsprechenden Einweisung in die Kurdurchführung und unter ärztlicher Aufsicht erfolgen.

Für eine Heimkur als Sauerstoff-Mehrschritt-Schnellprozess werden bei 3 x 15 Minuten und 30 Liter / Minute 1350 Liter Sauerstoff benötigt. Durch einen handelsüblichen Sauerstoffkonzentrator mit einer Leistung von 4 oder 15 Liter Sauerstoff je Minute ist dies nicht möglich. Der gleichzeitige Einsatz von mehreren Sauerstoffkonzentratoren ist aus medizinischer und technischer Sicht möglich, scheidet aber aus Kostengründen bei Heimkuren aus. Zu empfehlen ist hier der Einsatz von 20 Liter-Sauerstoffflaschen mit einem Inhalt von 4000 Litern. An dieser Stelle sei nochmals auf den nicht unproblematischen Umgang mit Sauerstoffflaschen hingewiesen. Die Sicherheitshinweise (Kapitel 8.4) sind strikt einzuhalten.

Entscheidungskriterien für eine Heimkur

Gegenüber der Durchführung der Sauerstoffkur in einer Sauerstoffkurstation ist die Heimkur zu empfehlen, wenn:

- Der zu Behandelnde aus gesundheitlichen Gründen nicht in der Lage ist, eine Sauerstoffkurstation aufzusuchen.
- Die nächste Sauerstoffkurstation vom Wohnort des zu Behandelnden so weit entfernt ist, dass dadurch der Aufwand an Fahrkosten und Fahrzeit zu hoch wird.
- Der anzuschaffende oder auszuleihende Sauerstoffkonzentrator von mehreren Personen genutzt wird.
- Eine Person den Sauerstoffkonzentrator wesentlich häufiger als normal (jährlich einmal) nutzen muss.
- Eine Person wegen Zeitmangel die Kosten eines Sauerstoffkonzentrators in Kauf nimmt und die Inhalation zum Beispiel während der Arbeit am Schreibtisch durchführen möchte.

Zweckmäßig ist es auf jeden Fall, die Kosten für die Kurdurchführung in einer seriösen Sauerstoffkurstation den Kosten für eine Heimkur gegenüber zu stellen.

16 Placebo-Effekt

Wenn der gewünschte Effekt einer Therapie oder eines Medikaments hin und wieder tatsächlich auftritt, obgleich dies aus wissenschaftlicher Sicht nicht möglich ist, dann spricht man von einem Placebo-Effekt. Das heißt, der Glaube an die heilenden Eigenschaften, an ein Medikament oder ein Präparat ist bei der betreffenden Person so groß, dass der Glaube selbst ungeahnte Kräfte im Körper des Betreffenden mobilisiert, auch wenn das Mittel oder die Therapie an sich völlig wirkungslos sind.

Nun könnte man meinen, dass es im Grunde gleichgültig ist, ob tatsächlich die Therapie oder das Medikament zur Heilung führte, oder ob sich dieser Mensch durch seinen Glauben an die Behandlung oder das Produkt quasi selbst geheilt hat.

Es wurden spezielle Versuche zur Wirksamkeit von Sauerstofftherapien im Rahmen des Sauerstoff-Mehrschritt-Schnellprozesses durchgeführt, um nachzuweisen, dass es sich um ein Verfahren mit tatsächlichen Wirkungen und nicht um den Placebo-Effekt handelt: Sieben behandlungsbedürftige, untrainierte männliche Probanden im Alter von 67 - 82 Jahren wurden, ohne es zu wissen, zunächst nicht mit Sauerstoff, son-

Nr.	Alter	körperliche Leistungsfähigkeit			
		vor Placebo	nach Placebo	Differenz absolut	Differenz %
1	56	56	57	1	-1,8
2	54	61	63	2	-3,2
3	77	59	58	-1	1,7
4	46	63	62	-1	1,6
5	55	62	63	1	-1,6
6	82	56	55	-1	1,8
7	69	65	66	1	-1,5

Abb. 16.1 fast unveränderte körperliche Leistungsfähigkeit bei Einatmen von Pressluft

Nr.	Alter	körperliche Leistungsfähigkeit			
		vor SMT	nach SMT	Differenz absolut	Differenz %
1	56	56	68	12	21,4
2	54	61	71	10	16,4
3	77	59	68	9	15,3
4	46	63	75	12	19,0
5	55	62	66	4	6,5
6	82	56	69	13	23,2
7	69	65	79	14	21,5

Abb. 16.2 Steigerung der körperlichen Leistungsfähigkeit durch SMT-Schnellprozess

dern mit Pressluft behandelt. Gemessen wurde die Veränderung der körperlichen Leistungsfähigkeit in Watt bei einer konstanten Herzfrequenz HF = 120 vor und 14 Tage nach den Behandlungen. Die Ergebnisse sind in der Tabelle Abb. 16.1 für Placebo und 16.2 für die SMT dargestellt. Mit Pressluft ergab sich eine mittlere Veränderung von + 0,17 %, mit Sauerstoff ergab sich eine signifikante mittlere Verbesserung von 17,6 %.

17 Therapieversager

Als Therapieversager werden die Fälle bezeichnet, bei denen trotz ordnungsgemäßer Durchführung der Sauerstoff-Mehrschritt-Therapien keine oder ungenügende Wirkungen eintreten. Weiterhin gibt es Grenzfälle, bei denen die reguläre Therapiedurchführung nicht ausreicht und zum Beispiel die Anzahl der Behandlungen erhöht werden muss. Kettenraucher können zu Therapieversagern werden. Durch das Rauchen kann es zu einer Vergiftung des Hämoglobins durch Kohlenmonoxid kommen. Vor einer Sauerstoffkur kann daher eine Hämoglobin-Entgiftung nötig sein.

17.1 Echte Therapieversager

Fälle von echten, absoluten Therapieversagern treten relativ selten auf. Bei echten Therapieversagern wird durch die Sauerstofftherapie keine anhaltende Erhöhung der Ruhe O_2-Aufnahme, der Leistungsreserven, des arteriellen pO_2 und keine Absenkung des venösen pO_2 erzielt.

Erhöht sich bei diesen Therapieversagern der arterielle Sauerstoffpartialdruck pO_2art. unter Sauerstoffaufnahme nicht oder nur unwesentlich, so ist zur Klärung der Ursachen eine Sauerstoff-Aufnahmemessung angebracht. Liegen die Werte der Sauerstoffaufnahme für das entsprechende Alter unter Berücksichtigung der Körpergröße und des Körpergewichtes unter den Normalwerten, so ist anzunehmen, dass die Lunge nicht oder nicht ausreichend in der Lage ist, genügend Sauerstoff aufzunehmen. Lungendegeneration, chronische Lungeninsuffizienz oder eine Raucherlunge mit starker arterieller Hypoxämie könnten die Ursachen sein.

Erhöht sich der arterielle Sauerstoffpartialdruck pO_2art. unter Sauerstoffaufnahme nicht oder nur unwesentlich, obgleich die Sauerstoff-Aufnahmemessung normale Werte ergeben hat, so ist anzunehmen, dass das Blut nicht in der Lage ist, ausreichend Sauerstoff in die Zellen zu transportieren.

Die Therapieversagerrate ist stark altersabhängig. Es ist einleuchtend, dass bei jungen, völlig gesunden Menschen Sauerstofftherapien meist unwirksam sind. Ein ausgezeichneter Gesundheitszustand kann kaum noch weiter verbessert werden. Abb. 17.1 zeigt die Abhängigkeit der Versagerrate in % in Abhängigkeit vom Alter. (Nach eigenen Analysen und nach [2])

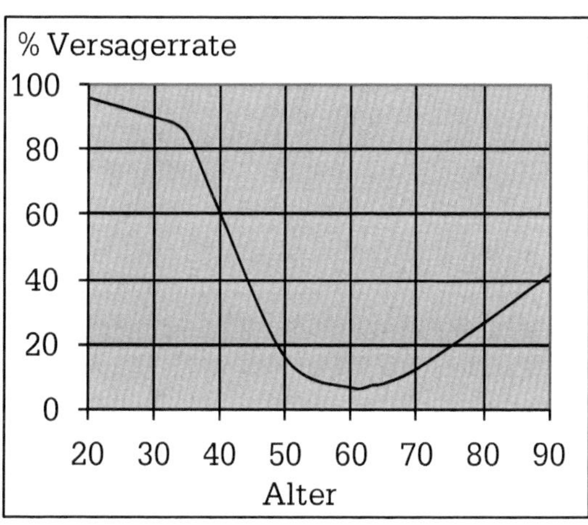

Abb. 17.1 Abhängigkeit der Versagerrate vom Alter

17.2 Scheinbare Therapieversager

Ein routinemäßig transcutan gemessener, zu geringer Anstieg des arteriellen Sauerstoffpartialdruckes kann in selteneren Fällen Therapieversager vortäuschen. Zum Beispiel ergaben sich bei einer 60-jährigen Person in Ruhe bei Atmung normaler Luft sowie bei einer Ergometerbelastung mit 50 Watt bei einer Sauerstoffaufnahme von 26 Liter je Minute bei transcutaner Messung zu niedrige Werte. Diese deuteten zunächst auf einen Therapieversager hin. Erst die blutigen, arteriellen Messungen des Sauerstoff-Partialdruckes zeigten die tatsächlichen Werte. Entgegen den normalen Abweichungen um ca. 20 % lagen die wahren Werte um den Faktor 5,5 höher als die transcutan gemessenen Werte. Ein Therapieerfolg ist daher auch in diesem Fall zu erwarten. (Abb. 17.2)

Sauerstoff-Partialdruck	Ruhe O_2 4 l/min	Belastung 50 W O_2 26 l/min
transcutan	40 mmHg	55 mmHg
arteriell	70 mmHg	380 mmHg

Abb. 17.2 Scheinbarer Therapieversager durch zunächst nur transcutane pO_2-Messung

In einigen Fällen wurden Personen bei ihrer ersten Sauerstofftherapie wegen des sich bei der Sauerstoffaufnahme nur unwesentlich erhöhenden arteriellen Sauerstoffpartialdruckes pO_2art. als Therapieversager eingestuft. Trotzdem konnte festgestellt werden, dass nach einem Jahr bei einem erneuten Therapieversuch der Sauerstoffpartialdruck bei Sauerstoffaufnahme deutlich anstieg. Nach einem weiteren Jahr war der pO_2art.-Anstieg bei Sauerstoffgabe normal. Daraus kann abgeleitet werden, dass auch anfänglich als Therapieversager eingestufte Personen nach Therapiewiederholungen durchaus Aussichten auf Therapieerfolge haben können (Abb. 17.3).

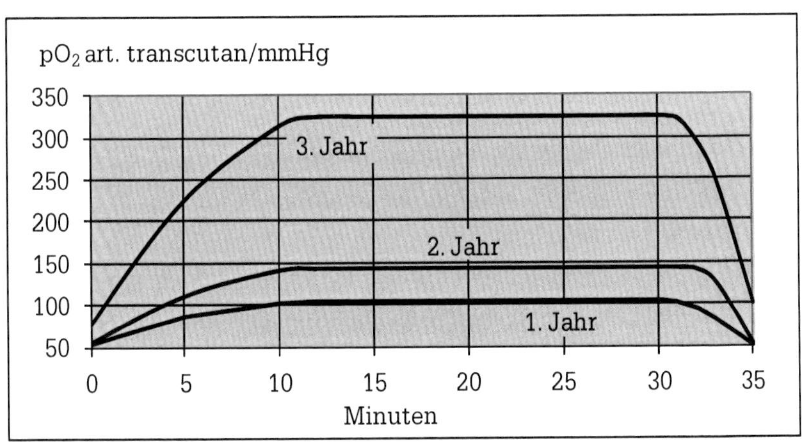

Abb. 17.3 Sauerstoffpartialdruck transcutan während der Sauerstoffaufnahme. Mittelwerte aus den einzelnen 3 x 30-Minuten Sauerstoff-Mehrschritt-Schnellprozessen

18 Unwirksamkeit

Obgleich bei Sauerstofftherapien im Allgemeinen bedeutende Therapieerfolge zu erwarten sind, kann durch unsachgemäße Therapiedurchführung der Erfolg versagt bleiben. In diesen Fällen kann nicht von Therapieversagern gesprochen werden, da die Ursache des Versagens nicht durch die Sauerstoff-Mehrschritt-Therapie oder die Patienten begründet ist, sondern ausschließlich durch Fehler bei der Therapiedurchführung.

Die Sauerstoff-Mehrschritt-Therapie ist unwirksam, wenn die einzelnen Schritte nicht so dimensioniert und aufeinander abgestimmt sind, dass die Schaltschwelle überschritten wird. Um Fehler bei der Therapiedurchführung rechtzeitig erkennen und bestehende Mängel beseitigen zu können, sind Messungen, besonders des Sauerstoffpartialdruckes, erforderlich.

18.1 Unsachgemäße Therapiedurchführung

Folgende Fehler können zur Unwirksamkeit von Sauerstofftherapien führen:

- Die Sauerstoffaufnahme ist bei den Aktivvarianten durch zu geringe körperliche Belastung ungenügend.
- Die Sauerstoffaufnahme ist trotz ausreichendem Sauerstofffluss durch eine falsche Maske oder durch Verrutschen der Maske zu gering.
- Der Sauerstofffluss, d. h., die Sauerstoffzufuhr zur Maske ist zu gering.
- Die Konzentration des Sauerstoffes ist zu gering. Dies kann durch ungeeignete Masken mit zu viel Nebenluft, aber auch durch servicebedürftige Sauerstoffselektoren bedingt sein.
- Die Inhalationsdauer ist zu kurz.
- Es wurden chemische Sauerstofferzeugungsgeräte verwendet (siehe 8.8 chemische Sauerstofferzeugungsgeräte Seite 59). Bei diesen ist der Sauerstofffluss viel zu gering und die Inhalationszeit viel zu kurz.

Leider werden diese Fehler bei der Kurdurchführung manchmal nicht bemerkt. Durch die daraus resultierenden Misserfolge wird durch die Betroffenen in Unkenntnis der wahren Ursachen generell an der Wirksamkeit der Sauerstofftherapien gezweifelt.

19 Kontraindikationen

Auch bei Sauerstofftherapien gibt es Kontraindikationen. In folgenden Fällen dürfen Sauerstoff-Mehrschritt-Therapien nicht oder nur unter besonderer Vorsicht und nach Konsultation des behandelnden Arztes durchgeführt werden: (absolute Kontraindikationen siehe nächste Seite)

- Hypertonie: Bei Hypertonikern sind Sauerstofftherapien mit körperlicher Belastung nicht oder nur bei ständiger Blutdruckkontrolle unter Beachtung der Abbruchkriterien für Ergometerbelastung durchzuführen (Kapitel 20).
- Chronisch-entzündliche Prozesse auf annehmbar auto-immunologischer Grundlage.
- Nicht normale Atemregulation: In seltenen Fällen besteht die Gefahr, dass eine nicht normale Atemregulation vorliegt (Loeschke Effekt). Durch mehr Sauerstoff in der Atemluft wird der O_2-Gehalt des Blutes nicht wie normal erhöht, sondern unter die Ausgangswerte gesenkt. Da der Patient meist nichts von seiner anormalen Atemregulation weiß und sich auch bei der Sauerstoffinhalation nicht unwohl fühlt, wird empfohlen, bei jeder Person die transcutane Sauerstoffpartialdruckmessung während der gesamten Sauerstoffinhalationszeit durchzuführen. Durch diese Messung können Risiken durch abnormale Atemregulation ausgeschlossen werden. Die Fehlsteuerung wird rechtzeitig erkannt und die Sauerstoffzufuhr kann sofort abgebrochen werden. Die körpereigene Atemregulation erfolgt bei diesen Personen nicht wie normal durch den pCO_2- Überschuss des Blutes, sondern wird überwiegend durch den niedrigen pO_2 des Blutes gesteuert. (Loeschke Effekt). [9] [10] Erhöhte Sauerstoffzufuhr beseitigt den adäquaten Reiz für die O_2-Mangel-Rezeptoren, sodass es zur alveolaren Hypoventilation mit der erwähnten Abnahme des Ruhe-pO_2 sowie zu einem Anstieg des arteriellen pCO_2 kommt.
- Behandlung von Kindern kann problematisch sein, da sie oft hyperventilieren. Sie sind auf eine ruhige Atmung hinzuweisen.
- Infarkte (kardiologische Erkrankungen)
- Lokal entzündliche Begleitreaktionen degenerativer Prozesse
- Verminderte Erregungsreizschwelle
- Überfunktion der Schilddrüse (Hyperthyreose)
- Akute Infektionen

Absolute Kontraindikationen [5] sind:

- Respiratorische Globalinsuffizienz: (Akute Atemschwäche) Absolute Kontraindikation unter ambulanten Bedingungen. Bei Patienten mit schwerer chronischer respiratorischer Insuffizienz kann es durch O_2-Luft Gemische mit O_2-Anteilen > 50 Vol.-% zur Atemdepression (Verminderung der Atemfrequenz), arteriellem pCO_2 > 60 mmHg und respiratorischer Azidose kommen. Unter ärztlicher Aufsicht, ohne körperliche Belastung und mit einer geringen Sauerstoffkonzentration (maximal Verdreifachung des Sauerstoffgehaltes in der Inspirationsluft) kann die Sauerstofftherapie auch besonders für Patienten mit schwerer chronischer Lungeninsuffizienz helfen.

- Akute Infekte

- Akute Allergien

- Migräne während der Anfälle

- Angina Pectoris-Anfälle

- Schübe von Bluthochdruck

- Epilepsie: Durch Sauerstofftherapien würden epileptische Anfälle ausgelöst oder verstärkt.

- Immunsuppressive Therapie (Immunabwehr unterdrückend) nach Transplantationen

- Schwangerschaft (Erblinden des Kindes ist möglich)

- Vergiftungen mit Substanzen, die die Atemtätigkeit herabsetzen.

- Behandlung von Neugeborenen. Hier kann eine lang anhaltende Sauerstoffbehandlung mit einer Konzentration von mehr als 40 % zu einer Augenlinsenschädigung (retrolentale Fibroplasie) führen, die eine Erblindung zur Folge haben kann.

Um Kontraindikationen auszuschließen, sollten Sauerstofftherapien im Zweifelsfall besonders bei therapeutischen Anwendungen nur nach eingehender ärztlicher Untersuchung erfolgen.

20 Abbruchkriterien bei Ergometerbelastung

Die Ergometerbelastung darf nicht erfolgen bzw. ist abzubrechen, wenn folgende Kriterien vorliegen oder während der Belastung auftreten:

Objektive Kriterien

- Dekompensationszeichen (bei Belastung keine Blutdruckzunahme oder Pulsabnahme)
- während der Behandlung auftretendes starkes Angina-Pectoris-Syndrom
- fieberhafter Infekt
- erhebliche Beschwerden oder Schäden am Halte- oder Stützapparat

Subjektive Kriterien (allg. Zeichen)

- muskuläre Erschöpfung
- Schwindelgefühl
- drohende Ohnmacht
- Kopfschmerzen
- zunehmender Herzschmerz
- schwere Dyspnoe (stark erschwerte Atmung)

Klinische Zeichen

- starke Zyanose (Blaufärbung der Haut, der Lippen und Fingernägel durch erhöhten Kohlendioxidgehalt des Blutes)
- kalte, feuchte Haut
- zerebrovaskuläre Insuffizienz (Durchblutungsstörungen der Gefäße des Gehirns)

Hämodynamische Zeichen

- Erreichen der Altersgruppen-Pulsfrequenz-Vorgabe nach Hollmann (220 minus Alter)
- Überschreiten des systolischen Blutdruckes von 230 mmHg
- Überschreiten des diastolischen Blutdruckes von 140 mmHg
- Verkleinerung der Butdruckamplitude unter 20 mmHg
- Anstieg des diastolischen Blutdruckes über 130 mmHg bei gleichzeitiger Verkleinerung der Blutdruckamplitude
- Fehlen des Blutdruck-Anstieges während mehr als 2 Ergometer- Belastungsstufen. (2 x 50 Watt)

21 Risiken und Nebenwirkungen

Bei Beachtung der Kontraindikationen, der Einhaltung der üblichen Inhalationsdauer bei entsprechender Sauerstoffkonzentration und dem vorgegebenen Sauerstofffluss, besteht bei Sauerstofftherapien keine Gefahr für Risiken und Nebenwirkungen.

21.1 Sauerstoffvergiftungen

- Sauerstoffvergiftungen sind bei Einhaltung der vorgegebenen Werte für Inhalationsdauer, Sauerstoffkonzentration und Sauerstofffluss ausgeschlossen.

- Sauerstoff wirkt nur toxisch, wenn er in konzentrierter Form über längere Zeit inhaliert wird. Bei einer Sauerstoffinhalation bis zu 7 Tagen mit einer Sauerstoffkonzentration von 50 % waren keine klinisch bedeutsamen Symptome zu beobachten. Die Inhalation von 100%igem Sauerstoff über einen Zeitraum von 24 Stunden und länger führt jedoch zu zellulären und funktionalen Schädigungen der Lunge. Das sind: Zellveränderungen des Alveolarepithels, Einschränkung der Ziliarbewegung, Sekretverdickung sowie Veränderungen des Minutenvolumens, Kohlendioxiddetrention und pulmonale Vasodilatation.

21.2 Risiken bei Ergometerbelastung

- Risiken bei der Ergometerbelastung sind nicht durch den Sauerstoff bedingt, sondern ausschließlich durch die Ergometerbelastung selbst.

- Bei Beachtung der Abbruchkriterien für die Ergometerbelastung (Kapitel 20) sind die Risiken äußerst gering. Wer eine bestimmte Leistung z. B. beim Radfahren, Laufen oder Gartenarbeiten ohne Beschwerden erbringt, kann unbesorgt die gleiche Leistung auf dem Ergometer vollbringen. Unsportliche Personen mit wenig körperlicher Betätigung sollten bei der Sauerstofftherapie nicht über die von der WHO empfohlene 50 Watt-Grenze gehen. Im Zweifelsfall ist die maximale Ergometerbelastung durch den Arzt festzulegen.

- Bei Herz-Kreislauferkrankungen sollte vor der Ergometerbelastung grundsätzlich ein Arzt konsultiert werden.

21.3 Freie Radikale - Ionisierter Sauerstoff

Freie Radikale sind Ionen, Atome oder Moleküle, die ein ungepaartes Elektron besitzen und ein paramagnetisches Verhalten aufweisen. Diese Radikale sind für das Leben und die Gesundheit des Menschen zur Abwehr von schädlichen Einflüssen wie Viren und Bakterien unentbehrlich. In kleineren Mengen helfen sie uns, gesund zu bleiben. Andererseits sind freie Radikale in größeren Mengen durch die Bildung von Radikalen-Kaskaden gesundheitsschädigend. Sie können die Ursache des altersbedingten Abbaus und vieler Krankheiten, wie beispielsweise Durchblutungsstörungen, Arteriosklerose, Herzinfarkt, Apoplexie, Krebs und rheumatische Erkrankungen sein.

Im Laufe der menschlichen Entwicklung haben sich im Körper Mechanismen gebildet, die ein Gleichgewicht herstellen zwischen den lebensnotwendigen aktivierten Sauerstoffstufen, den Radikalen und den Gegenmechanismen (Scavenger, Antioxydantien), die die Bildung von überschüssigen und gefährlichen Radikalen verhindern.

Bei der Sauerstoff-Inhalationstherapie mit negativ ionisiertem Sauerstoff (IO_2Th) werden freie Radikale inhaliert. Bedeutet dies nicht die Möglichkeit einer Auslösung von Radikalen-Kaskaden-Reaktionen und somit eine Gefahr für die Gesundheit des Menschen? Nein, die Anzahl der bei der Sauerstofftherapie mit negativ ionisiertem Sauerstoff aufgenommenen Radikale ist viel zu gering. Mit jedem Atemzug gelangen ständig $0{,}5 \times 10^7$ Radikale in unseren Körper. Jede Zigarette erzeugt 10^{12} Radikale sowie 10000 Mutationen. Bei jedem Glas Alkohol, auch bei Stress entstehen Unmengen Radikale. Bei jeder Röntgenuntersuchung, bei Chemotherapie oder Strahlentherapie entstehen riesige Mengen Radikale. Krebserkrankung ist durch Radikalenentgleisung charakterisiert.

Bei der Sauerstofftherapie mit negativ ionisiertem Sauerstoff wird eine definierte Menge von vier Sauerstoffformen (O_2, O_2^-, $^1O_2$, O_2^+) inhaliert. Nur jedes 100 billionste Molekül ist dabei ionisiert. Dies kommt einer homöopathischen Dosis gleich.

Eine Fragebogenstudie von Bernsdorf (1985) und Engler (1987) berichtet über 50 000 Behandlungen mit der IO_2Th mit allgemein gutem Erfolg, besonders bei rheumatischen Erkrankungen, Asthma bronchiale, in der Geriatrie, bei Durchblutungsstörungen und so weiter. Es wurden keine Komplikationen registriert.

Nach Varga (1987) beinhaltet 1 cm^3 Luft (ähnlich bei Sauerstoff) $2{,}67 \times 10^{19}$, meist neutrale Gasatome. Die Ionenquelle für die IO2Th erzeugt durchschnittlich 150000 ionisierte Luftmoleküle. Somit wird etwa jedes Hundertbillionste (10^{14}) Luftmolekül ionisiert. Daher ist anzunehmen, dass die Sauerstoffionen in dieser kleinen Konzentration wie ein homöopathisches Mittel als Information wirken. Schädliche Wirkungen sind bei der IO2Th nicht zu befürchten, sie ist nebenwirkungsfrei. [3]

21.4 Falsche Wahl der Polarisation des ionisierten Sauerstoffs

Durch die ionisierte Sauerstofftherapie kann die vegetative regulative Lage (VRL) verändert werden. Angestrebt wird die Normotonie, ein Gleichgewicht zwischen Vagotonie und Sympathikotonie.

Wird bei Vagotonie negativ ionisierter Sauerstoff verwendet, so wird die Vagotonie verstärkt, es erfolgt nicht wie erforderlich eine Annäherung an die Normotonie sondern eine Verstärkung der Vagotonie. Umgekehrt ist die Wirkung bei Sympathikotonie, diese wird bei Anwendung von positiv ionisierten Sauerstoff verstärkt.

Vor Therapien mit ionisiertem Sauerstoff sollte daher stets die VRL z. B. mit einem VNS-Diagnosis 3000 gemessen werden, um negative Auswirkungen der Therapie zu vermeiden und eine Annäherung an die Normotonie zu erreichen.

22 Biologisches Alter

Grundsätzlich unterscheidet man zwischen dem auf das Geburtsdatum bezogene kalendarische Alter und dem biologischen Alter, das beachtlich vom kalendarischen abweichen kann. Das biologische Alter sagt aus, mit welchem körperlich, geistig und gesundheitlich durchschnittlichen Alterszustand eine bestimmte Einzelperson verglichen werden kann.

Das biologische Alter kann nach der Messung von signifikant altersabhängigen Parametern bestimmt werden. Die Ergebnisse der Messungen der einzelnen Parameter werden mathematisch aufbereitet und ausgewertet. Die nach verschiedenen Methoden zur Bestimmung des biologischen Alters ermittelten Ergebnisse weichen jedoch stark voneinander ab. Eine standardisierte, exakte Bestimmung des biologischen Alters ist zur Zeit noch nicht möglich.

In die Tests zur Ermittlung des biologischen Alters können u.a. hinzugezogen werden:

- arteriovenöse Sättigungsdifferenz η
- Bestimmung der Güte des Blutgefäßsystems, auch durch den Hypoxietest
- Ruhe- pO_{2art} - Erwartungskurve
- Ermittlung der maximalen Leistungsreserve
- Bestimmung der Hautelastizität (Abb. 20.1)
- Messung der optischen Reaktionszeit
- Messung der akustischen Reaktionszeit
- Suchtest nach Millner

Die angegebenen Parameter werden durch die Sauerstoff-Mehrschritt-Therapie verbessert. Dadurch ist es möglich, die Werte für das biologische Alter gegenüber dem kalendarischen Alter um 10 - 15 Jahre zu reduzieren. Bei Probanden, welche über 10 und mehr Jahre durch die Sauerstoff-Mehrschritt-Therapie einen guten Sauerstoff-Status gesichert haben, konnten Werte ermittelt werden, die einer Reduzierung des biologischen Alters um 10 - 20 Jahre gegenüber dem kalendarischen Alter entsprachen.

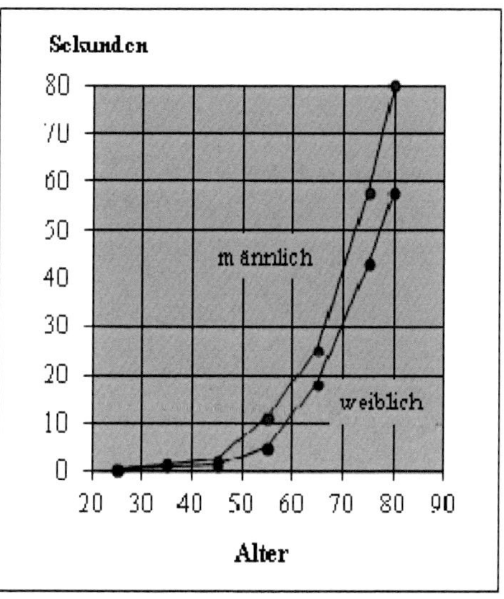

Abb. 21.1 Glättungszeit einer Hautfalte am Handrücken [2]

Die Hautelastizität ist signifikant vom Alter abhängig. Diagramm Abb. 21.1 [2] zeigt die Glättungszeit einer am Handrücken durch Hochziehen der Haut mit zwei Fingern erzeugten Hautfalte in Abhängigkeit vom Alter.

23 Gesundheit und Wohlbefinden bis ins hohe Alter

23.1 Allgemein

Jeder Mensch kann selbst wesentlich dazu beitragen, dass er in körperlicher und geistiger Frische ein hohes Alter erreicht. Dabei spielen die auf den gesamten Körper wirkenden Sauerstofftherapien wie dargelegt eine große Rolle. Trotzdem sind auch andere Faktoren, wie die Lebenseinstellung, die Ernährung mit ausreichender Vitaminzufuhr und körperliche Betätigung von großer Bedeutung.

Vieles im Leben ist eine Angelegenheit der Einstellung zu den Dingen. Stille kann als etwas Wunderschönes empfunden und genossen werden, sie kann aber auch als „Friedhofsstille" belastend und bedrückend empfunden werden. Wie immer im Leben sollte ein ausgewogenes Gleichgewicht zwischen den Extremen des täglichen Lebens herrschen. Das ist ebenso wichtig wie ein geordneter Lebensrhythmus mit ausreichend Schlaf und Einnahme der Mahlzeiten möglichst stets zur gleichen Zeit.

Positives Denken sollte angestrebt werden, wenn es auch nicht immer leicht ist. Bei Unannehmlichkeiten sollte man zu sich sagen, dass man Glück hatte, weil es viel schlimmer hätte kommen können. „Es ist ja nur eine Tasse zerbrochen – so ein Glück, dass nicht alle Tassen nur noch ein Scherbenhaufen sind."

Bei den materiellen Dingen ist es nicht entscheidend, was man besitzt, sondern dass man mit dem, was man besitzt, zufrieden ist. Ein Millionär kann mit sich und dem Leben unzufrieden sein, weil er „nur" eine Million auf dem Konto hat, wogegen der Nachbar eine Million mehr besitzt als er. Sollte er sich nicht lieber sagen, ich bin glücklich und zufrieden mit meiner Million? Ich kann mir alles leisten, was ich möchte, meine Wünsche sind nicht größer als meine Möglichkeiten!

Leider leben wir in einer Zeit, in der die materiellen Dinge im Vordergrund stehen und der Schein über das wirkliche Sein gestellt wird. Das Gefühl und die Besinnlichkeit kommen oft zu kurz. Freuen wir uns doch wieder über Kleinigkeiten des Alltages, über Blumen, die Natur, einen Sonnenuntergang, ein Glas Wein mit Freunden und genießen wir die Musik ebenso wie die Stille.

Ob noch im Arbeitsprozess stehend oder als Rentner, wichtig ist eine körperliche und geistige Betätigung mit Wechsel zwischen Tätigkeit und Ruhepausen. Ausreichend Schlaf muss eine Selbstverständlichkeit sein. Man sollte viel arbeiten oder sich beschäftigen, sich viel vornehmen, ohne sich dabei zu überlasten. Ein Leben ohne Hobbys, ohne geistige oder körperliche Betätigung auch im Alter, lässt den Menschen schneller altern und kann, wenn noch ständige Unzufriedenheit dazu kommt, zur Selbstzerstörung führen.

23.2 Ernährung

Ernährungswissenschaftler haben oftmals untereinander unterschiedliche Meinungen zu ihrem Fachgebiet. Es ist eine schwierige Wissenschaft, weil die Wirkungen der Ernährung und das Wohlbefinden des Menschen von sehr vielen sich überlagernden Einflussfaktoren abhängt. Trotzdem können einige grundlegende Empfehlungen gegeben werden.

Der menschliche Körper ist seit Tausenden von Jahren auf natürliche Nahrungsmittel eingestellt. Heute sind die Nahrungsmittel meistens industriell aufbereitet und übermäßig konserviert. Viel Chemie in Form von Farbstoffen für ein gutes „Outfit" der Produkte, Aromastoffe, die den natürlichen Geschmack vortäuschen, Bindemittel, die die verloren gegangene Konsistenz ersetzen sollen und Konservierungsstoffe sind in sehr vielen Produkten der Nahrungsmittelindustrie enthalten. Ist es nötig, Eisbein im Kunststoffbeutel mit so vielen Konservierungsstoffen zu versehen, dass die angegebene Haltbarkeitsdauer über einem Jahr liegt? Früher wurde Milch in Schälchen aufgestellt und hatte dann als saure Milch einen guten natürlichen Geschmack. Jetzt wird Milch, nachdem die Verpackung geöffnet wurde, bald ungenießbar.

Wenn auch die negativen Auswirkungen der unnatürlich aufbereiteten Nahrungsmittel auf den Menschen meist nicht sofort spürbar sind, so könnte man doch zum Beispiel fragen, warum jetzt so viele Kinder unter Neurodermitis leiden und Allergien zunehmen. Einseitige Ernährung schadet auf Dauer dem Körper, da bestimmte Nährstoffe im Übermaß aufgenommen werden, andere lebensnotwendige fehlen.
Die gesundheitlichen Folgen sind vielfältig. Sie reichen von allgemeinen, unspezifischen Erscheinungen, wie Müdigkeit, geringe Leistungsfähigkeit, geringe Widerstandskraft bis hin zu schweren Mangelerscheinungen.

Grundlegend zu empfehlen ist:

- Viel Gemüse, Obst und Kartoffeln essen.
- Wenig Fleisch und Wurst zu sich nehmen.
- Zucker möglichst vermeiden.
- Vollkornbrot anstelle von Weizenbrot verzehren.
- Täglich auch ohne das im Alter abnehmende Durstgefühl 2,5 Liter trinken (außer bei akuter Herzleistungsschwäche).

23.3 Körpergewicht

Wichtig für das Wohlbefinden und die Gesundheit des Menschen ist auch sein Gewicht. Ein großer Teil der Deutschen ist zu dick. Entscheidend ist hierbei die Frage, was ist Normalgewicht und was ist Übergewicht?

Die Broca Formel (Körpergröße in cm minus 100 = Körpergewicht als Normalgewicht) ist überholt. Danach sind Menschen schon übergewichtig, wenn sie das Normalgewicht um 20 % überschreiten. Als Idealgewicht wurde das Normalgewicht minus 10 % angesehen.

Die neue Formel, die eine bessere Relation von Körpergröße und Gewicht vermittelt heiß **Body-Maß-Index (BMI)**.

Zur Ermittlung des BMI wird das Körpergewicht in Kilogramm durch die Körpergröße (in Metern) zum Quadrat geteilt. Man kann jedoch auch das Körpergewicht in Kilogramm durch die Körpergröße und in Metern dividieren und das Ergebnis nochmals durch die Körpergröße teilen.

$$\text{BMI} = \frac{\text{Körpermasse in kg}}{\text{Körpergröße in Metern}^2}$$

Beispiel: Größe 1,80 m Gewicht: 75 kg:
75 : 1,80 = 41,66 : 1,80 = <u>23,15</u>

Klassifikation	**BMI kg/m²**	**Risiko für Übergewicht-Begleiterkrankungen**
Starkes Untergewicht	< 16	niedrig
Untergewicht	16-18,5	niedrig
Normalgewicht	18,5-24,9	durchschnittlich
Präadipositas	25-29,9	gering erhöht
Adipositas I	30-34,9	erhöht
Adipositas II	35-39,9	hoch
Adipositas III	> 39	sehr hoch

Abb. 22.1 Klassifikation des Body-Mass-Index nach WHO

Die Klassifikation des BMI nach Abb. 22.1 berücksichtigt nicht das Alter und das Geschlecht. Abb.22.2 stellt den idealen bzw. wünschenswerten BMI unter Berücksichtigung des Alters und des Geschlechtes entsprechend der Homepage der "Österreichischen Gesellschaft für Ernährung" dar.

Altersgruppen Jahre	Wünschenswerter BMI Frauen	Wünschenswerter BMI Männer
19-24	19,5	21,4
25-34	23,2	21,6
35-44	23,4	22,9
45-54	25,2	25,8
55-64	26,0	26,0
> 64	27,3	26,6

Abb. 22.2 Wünschenswerter, idealer BMI

Der Bauchumfang ist ideal, wenn er bei Männern unter 94 cm, bei Frauen unter 80 cm liegt. Entsprechend Empfehlung des National Institutes of Health in den USA sollen Frauen höchstens 88 cm Bauchumfang haben, Männer nicht mehr als 102 cm, Nach Angaben der deutschen Adipositas- Gesellschaft ist das Risiko jedoch schon erhöht, wenn der Bauchumfang von Frauen über 80 und der von Männern über 88 cm beträgt.

Wer zu Hause seinen Taillenumfang bestimmen möchte, sollte dies möglichst morgens vor dem Frühstück tun. Halten Sie ein Maßband ungefähr in Höhe des Bauchnabels, atmen Sie leicht aus. Das Fettgewebe am und vor allem im Bauch, auch viszerales Fett genannt, spielt eine wichtige Rolle, weil es eine ganze Reihe von Signalstoffen produziert. Fettschichten in anderen Körperregionen sind stoffwechselphysiologisch nicht so aktiv. Deshalb sind Polster an Hüfte, Po oder Beinen für die Gesundheit etwas weniger riskant. Das gefährliche Gewebe lagert sich zuerst zwischen den inneren Organen ab, bevor zusätzliche Pfunde äußerlich sichtbar werden.

Durch Bauchfett kann verursacht werden: Herzinfarkt, Bluthochdruck, Schlaganfall Arteriosklerose und Diabetes-Erkrankungen. Auch das Risiko für Thrombosen, Alzheimer und Krebs steigt.

23.4 Säure-Basen-Gleichgewicht

Das ausgeglichene Verhältnis zwischen Säuren und Basen im menschlichen Organismus ist die Voraussetzung für alle Lebensvorgänge, für die Gesundheit und für die Kraft, bei Krankheiten schnell wieder gesund zu werden.

Die pH-Scala wird allgemeingültig als Messgrundlage benutzt, um den Säure-Basen-Haushalt verständlich zu machen, der Wert 7 bedeutet neutral:

Die pH-Skala
0 1 2 3 4 5 6 7 8 9 10 11 12 13 14
sauer ...... neutral 7 ....basisch

Mit dieser pH-Skala kann man die Stärke einer Säure definieren. Säuren und Basen brauchen wir beide im Körper für die vielen wechselseitigen Prozesse. Wichtig ist: Treffen ein Säuremolekül und ein Basenmolekül aufeinander, so neutralisieren sie sich gegenseitig und es entsteht ein für den Körper ungefährliches Salzmolekül, das problemlos ausgeschieden wird. Werden dem Körper zu viele Säure bildende Nahrungsmittel zugeführt, so kann er diese Säuren mithilfe seiner Pufferkapazitäten nicht mehr ausgleichen. Von Bedeutung ist auch, dass bei der pH-Skala ein logarithmischer Zusammenhang besteht. Der Mensch lebt in einem basischen Bereich, unser Blut soll einen **pH-Wert von 7,35 bis 7,45 haben.**

Jede Verschiebung des Säure-Basen-Gleichgewichts ist eine Belastung unserer Gesundheit, die sich ständig verstärkt bis hin zu organischen Schäden.

Bei akuter Übersäuerung: Akute Infektionen sind ein deutliches Zeichen für einen akuten Übersäuerungszustand. Die Ausscheidungsorgane wie Nieren, Darm, Leber und Lunge arbeiten mit höchster Kraft, um durch Entzündungen, Katarrhe, Fieber und andere Ausscheidungsvorgänge entstandenes Gift auszuscheiden.

Bei chronischer Übersäuerung kommen aus "heiterem Himmel" Krankheiten zutage, die nur deshalb auftreten können, weil durch unterschwellige Übersäuerung der Boden dafür bereitet wurde. Es reicht dann ein kleiner Anlass aus, um die Krankheit ausbrechen zu lassen. Ein typisches Beispiel für chronische Übersäuerung sind Rheumapatienten. Auch andere Abbaukrankheiten gehen von chronischer Übersäuerung aus.

Die Lunge dient im Säure-Basen-Gleichgewicht als wichtiges Ausscheidungsorgan. Sie gibt saures Kohlendioxid ab und nimmt basischen Sauerstoff auf. Durch Bewegung an frischer Luft - und da reicht schon ein 30-minütiger Spaziergang - senkt sich sofort Ihr pH-Wert.

Eine exakte Aussage zum Säure-Basen-Gleichgewicht ist nur durch die Messung des pH-Wertes des Blutes möglich.

Die Säure-Basen Situation kann annähernd über den pH- Wert des Urins bestimmt werden. Dazu verwendet man pH Teststreifen, die in Heftform erhältlich sind. Wie das Diagramm Abb. 22.2 zeigt, ist der Ideal-pH-Wert (weißes Gebiet) wesentlich von der Uhrzeit abhängig.

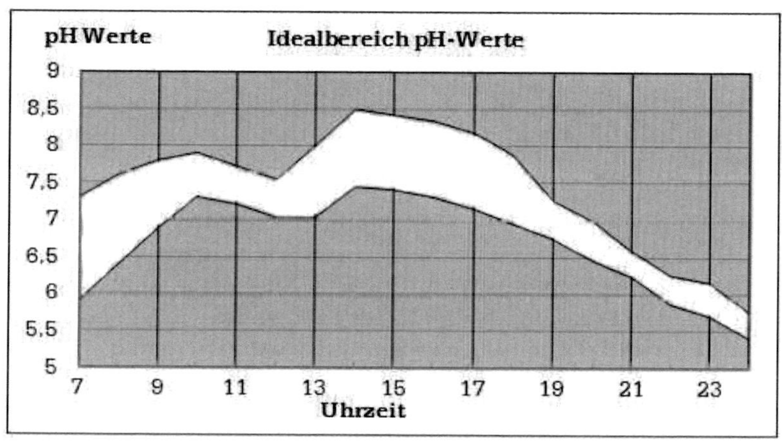

Abb. 22.2 Idealbereich der pH-Werte des Urins

Es gibt verschiedene Wege, um Übersäuerungen des Körpers entgegenzuwirken:

- **Geeignete Lebensmittel**
  basisch z. B.: Gemüse, Kräuter, Essig und Zitronensaft(!).

- **Psychische Faktoren**
  Ärger, Stress, Depressionen vermeiden und abbauen
  ausreichend Schlaf.

- **Physische Einflüsse**
  körperliche Überlastung mit Laktatbildung vermeiden,
  regelmäßiger stressfreier Sport.

- **Magensaftresistente Tabletten** mit dem Wirkstoff Hydrogencarbonat wie z. B. BICANORM. Diese Tabletten werden nicht durch die Magensäure zerstört und erst im Darmtrakt wirksam.

Die Anwendung von Bullrichsalz oder Kaiser Natron ist zur Entsäuerung des Körpers nicht sinnvoll, da sie den ph-Wert nur im Magen erhöhen, aber nicht im Darmtrakt wirken.

23.5 Körperliche und geistige Betätigung

Früher waren die Menschen gezwungen, sich im Beruf, im Haushalt und in der Freizeit körperlich mehr zu betätigen. In unserer Zeit leiden die Menschen meist unter Bewegungsmangel. Maschinen und Geräte nehmen uns zunehmend die körperliche Arbeit ab, sodass häufig nur noch Knöpfchen zu drücken oder Schalter zu betätigen sind. Jeder sollte daher für einen Ausgleich zum Beispiel durch Sport, Gartenarbeit, Fahrrad fahren oder Wandern sorgen.

Richtig ist es, geistig rege und interessiert zu sein und zu bleiben, sich weiterzubilden, zu reisen, oder zu lesen. Auch Konzert- und Theaterbesuche sind eine sinnvolle Bereicherung des Lebens.

Hobbys aller Art und soziale Beziehungen können im Alter dem Leben einen Sinn geben. Wer aber glaubt, ohne körperliche und geistige Betätigung auskommen zu können, wird bald mit einem Verfall seiner geistigen und körperlichen Kräfte rechnen müssen.

23.6 Wasser

Ausreichendes Trinken von Wasser ist lebensnotwendig. Der Tagesbedarf bei gesunden Erwachsenen mit 70 kg Körpergewicht liegt bei 2-3 Liter pro Tag.

Bei ungenügender Zufuhr von Wasser kommt es zur Hypohydrie. Diese ist bedingt durch zu starkes Verdunsten über die Körperoberfläche bei höheren Temperaturen, bei Flüssigkeitsverlust durch Erbrechen, Durchfall und Verbrennungen oder oft im Alter, weil hier das Durstgefühl fehlt.

Die Verminderung von Körperwasser führt als Stress zur Bildung von freien Radikalen:

3%-ige Körperwasserverminderung

führt zum Rückgang des Speichelflusses mit trockenem Mund und Zunge, verminderter Harnproduktion und zu Nervosität. (Vn S+)

5%-ige Körperwasserverminderung

führt zur beschleunigten Herztätigkeit mit Anstieg von Puls und Temperatur. Durch die Stresssituation kommt es zur Sympathikotonie (V- S+) mit verminderter psychischer und körperlicher Leistungsfähigkeit.

20%-ige Körperwasserverminderung

führt zum Tod weil alle Funktionen und Reaktionen des Organismus, die vom Wasser abhängen, erlöschen. Bei vollständiger Unterbrechung der Wasserzufuhr tritt der Tod nach 7 Tagen ein.

Ohne genügend Wasser wird Sauerstoff nicht optimal in die Mitochondrien transportiert. Die Symptome bei Wassermangel sind ähnlich wie die bei Sauerstoffmangel.

Vor Sauerstoffkuren und Magnetfeldtherapien sollte stets ein Glas Wasser getrunken werden. Es bietet sich an, dies mit dem Einnehmen der obligatorischen Vitamine und Mineralien zu verbinden.

23.7 Vitamine und andere Bioenergiefaktoren

Vitamine sind eine der Grundvoraussetzungen für die Gesundheit. Fehlt nur ein einziges Vitamin, können wir krank werden, denn es ist durch nichts Anderes zu ersetzen, auch wenn nur kleine Mengen davon erforderlich sind. [22]

Immer mehr setzt sich die Erkenntnis durch, dass neben einer vernünftigen Lebensweise eine ausgeglichene Vitalstoffversorgung für unsere Gesundheit und unser Wohlbefinden unentbehrlich ist. Der Gehalt an Vitaminen, Mineralstoffen, Spurenelementen, Aminosäuren und Ballaststoffen in unserer heutigen Ernährung ist oft durch die industrielle Verarbeitung mangelhaft.

Hinzu kommt, dass der Vitalstoffbedarf besonders bei Stress, Umweltbelastungen, Medikamenteneinnahme, Tabak- und Alkoholgenuss sowie veränderten Ernährungsgewohnheiten sogar noch steigt. Um Befindlichkeitsstörungen vorzubeugen und Mangelerscheinungen auszugleichen, empfiehlt es sich, die Nahrung mit hochwertigen Vitalstoffen zu ergänzen [19 - 21]

Vitalstoffe sind Vitamine, Mineralien, Spurenelemente und weitere wichtige Zellfaktoren wie:

- Vitamin C, Vitamin E, Beta Karotin, Vitamine B1 bis B6, Vitamin B12, Vitamin D, Folsäure, Biotin.
- Kalzium, Magnesium, Kalium, Phosphat.
- Spurenelemente sind: Zink, Mangan, Kupfer, Selen, Chrom, Molybdän; Aminosäuren.
- Lysin, Prolyn Karnitin, Arginin, Cystein, Insositol, Coenzym Q10, Pycnogenol und Bioflavonoide.

Nobelpreisträger Linus Pauling sagte: „Wer Vitamin C und andere Vitamine in ausreichender Menge zu sich nimmt, kann die Länge seines Lebens und die Periode intakter Gesundheit um schätzungsweise 25 Jahre verlängern“.

24 Vorbehalte

Der Philosoph Arthur Schopenhauer schrieb treffend:

"Neue Ideen und Erkenntnisse durchlaufen drei Stadien: Zuerst werden sie belächelt, dann werden sie heftig bekämpft, schließlich werden sie als Selbstverständlichkeit angenommen".

Dr. Semmelweiß, heute geehrt als „Retter der Mütter", wurde erst belächelt, dann beschimpft. Er vertrat die Meinung, dass Frauen nicht mehr an Kindbettfieber sterben, wenn sich die Ärzte nach der Berührung von Leichen die Hände waschen, bevor sie zu den Gebärenden in den Kreißsaal gehen. Heute ist diese Hygieneregel eine Selbstverständlichkeit.

Warum sollte es bei Sauerstofftherapien, die unglaubliche, lang anhaltende Wirkungen haben, da anders sein?

Es gibt immer Ignoranten, die Neues und Unbekanntes ablehnen, ohne sich selbst intensiv und vorurteilsfrei mit der Materie beschäftigt zu haben.

Ein großer Teil der Ärzte hat die Sauerstofftherapie als positiv anerkannt, ein Teil von ihnen führt Sauerstofftherapien selbst mit ausgezeichnetem Erfolg durch. Kritiker behaupten kaum noch, dass Sauerstofftherapien gefährlich seien oder Nebenwirkungen hätten. Es wird lediglich immer noch von einigen Wenigen, oft wegen geschäftlicher Interessen behauptet, die Sauerstofftherapien hätten keine lang anhaltende Wirkung, obgleich das Gegenteil tausendfach subjektiv empfunden und objektiv durch unwiderlegbare Messungen bewiesen wurde.

Wird bei Sauerstofftherapien keine Wirkung gemessen, so kann es möglich sein, dass die Messungen zu einem falschen Zeitpunkt durchgeführt wurden. Tatsächlich zeigen Messungen unmittelbar nach Inhalationsende, dass der Sauerstoffpartialdruck wieder auf den Wert vor der Sauerstoffaufnahme absinkt, sich also nicht sofort eine Verbesserung des pO_2 ergibt. Werden die gleichen Messungen jedoch nach 2 Tagen, Wochen oder nach Monaten wiederholt, zeigt sich die lang anhaltende pO_2-Erhöhung.

Ähnlich ist es mit der Verbesserung der Ergometerleistung. Auch sie zeigt unmittelbar nach Inhalationsende keine Wirkung. Erst nach etwa zwei Tagen, kann der beachtliche, lang anhaltende Leistungsgewinn nachgewiesen bzw. gemessen werden.

Besonders drastisch wirkt sich der Zeitpunkt der Messung auf den ermittelten Laktatwert (Milchsäure) aus. Bei Inhalationsende ist keine Verbesserung, d. h. keine Absenkung des Laktatwertes messbar. Wird nach einer Woche gemessen, so ergibt sich sogar eine Verschlechterung, d. h. ein Anstieg der Laktatwerte. Erst nach 4 Wochen und später zeigt sich eine bedeutende, lang anhaltende Verbesserung, also eine Absenkung der Laktatwerte.

Auch die Behauptung der Kritiker, dass die auftretenden positiven Wirkungen auf Placeboeffekten beruhen, konnten durch Kontrollgruppen entkräftet werden. Die Probanden der Kontrollgruppen glaubten, Sauerstoff einzuatmen, sie inhalierten jedoch nur Pressluft. Es gab deutliche Unterschiede zwischen den mit Sauerstoff und Pressluft behandelten Probanden (siehe auch Kapitel 16 Placebo Effekt: Einbildung - Glaube an die Wirkung).

Gegner der Sauerstofftherapien können heute nach all den objektiv und subjektiv nachgewiesenen Erfolgen wohl nur jene sein, die ökonomische Nachteile haben, wenn die Menschen durch Sauerstofftherapien gesund bleiben oder werden.

25 Statistik

Nicht immer erkennt man aus den gewonnenen Messwerten, ob eine Veränderung der Werte, z. B. durch eine Sauerstoffkur rein zufällig oder tatsächlich, man sagt signifikant ist. Die Überprüfung der Wirksamkeit der Anwendung von Sauerstoff erfolgt mittels statistischer Verfahren. Dafür bietet der Signifikanztest (z. B. der t-Test) mittels Vergleiches von Vorher-Nachher-Differenzen zwischen der Probandengruppe ohne und mit Sauerstoffanwendung eine gute wissenschaftlich gestützte Methode.

Dic Fragestellung lautet hier: Wie hoch ist die Wahrscheinlichkeit, dass die Verbesserungen der körperlichen Leistungsfähigkeit bei einer Sauerstoffkur nicht zufällig zustande gekommen, sondern signifikant sind. Mit dem t-Test wird festgestellt, ob sich die arithmetischen Mittelwerte des Vor- bzw. Nachtests signifikant voneinander unterscheiden.

Bei der manuellen Rechenmethode endet die Berechnung mit einer sog. Prüfgröße (t- Wert). Mit dieser Prüfgröße kann man in Tabellen der Statistiklehrbücher (hier Tabelle Abb. 25.3) überprüfen, ob die Prüfgröße entsprechend der Probandenzahl signifikant ist oder nicht. Dazu wird der nach der Formel berechnete t- Wert (Abb. 25.4) mit dem zugehörigen Tabellenwert verglichen. Signifikanz liegt vor, wenn der berechnete t- Wert größer als der Tabellenwert für die betrachtete Spalte und die Anzahl der Probanden n ist.

Man kann auf das Vorhandensein verschiedener **Irrtumswahrscheinlichkeiten p** prüfen [25]:

$p > 0{,}05$	Fehler > 5 %	≙	nicht signifikant
$p < 0{,}05$	Fehler < 5 %	≙	schwach signifikant
$p < 0{,}025$	Fehler < 2,5%	≙	signifikant
$p < 0{,}01$	Fehler < 1 %	≙	hoch signifikant
$p < 0{,}005$	Fehler < 0,5 %	≙	hoch signifikant

Es sollen hier die Werte der Probanden einer Gruppe vor und nach der Sauerstoffkur verglichen werden. Daher handelt es sich um einen „abhängigen Test". Sollten dagegen Werte verschiedener Gruppen, z. B. einer weiblichen mit einer männlichen, verglichen werden, so würde es sich um einen „unabhängigen Test“ handeln. Im Folgenden wird ausschließlich der abhängige Test betrachtet.

Für die Berechnung verwendete statistische Begriffe und Formeln für den abhängigen Test

n	(1)	Anzahl der Probanden bzw. Werte
$\mathbf{x}_{1i}$	(2)	Werte des Eingangstestes für die einzelnen Personen $i = 1$ bis $i = n$
$\mathbf{x}_{2i}$	(3)	Werte des Ausgangstestes für die einzelnen Personen $i = 1$ bis $i = n$
$d_i = \mathbf{x}_{1i} - \mathbf{x}_{2i}$	(4)	Differenzen der Messwerte zwischen Eingangs- und Ausgangstestes für die einzelnen Personen $i = 1$ bis $i = n$
$d\,i^2$	(5)	Quadrat der Differenzen der Messwerte zwischen Eingangs- und Ausgangstest für die einzelnen Personen $i = 1$ bis $i = n$
$\overline{\mathbf{x}_1}$ und $\overline{\mathbf{x}_2}$	(6)	arithmetischer Mittelwert aus den einzelnen Messwerten des Eingangstestes und arithmetische Mittelwerte aus den einzelnen Messwerten des Ausgangstestes
$\overline{d} = \overline{x_1} - \overline{x_2}$	(7)	Differenzen der arithmetischen Mittelwerte
$s_1 = \sqrt{\dfrac{\sum x_{1i}^{\;2} - \dfrac{\left(\sum x_{1i}\right)^2}{n}}{n-1}}$	(8)	Streuung s_1 für Eingangstest (in plus und minus), entsprechend dazu s_2 für den Ausgangstest
$s_d = \sqrt{\dfrac{1}{n(n-1)}\left(n\sum d_i^{\;2} - (d_i)^2\right)}$	(9)	Standardabweichung
$t = \dfrac{\overline{d}}{s_d} * \sqrt{n}$	(10)	t-Testwert zur Bestimmung der Signifikanz mit Tabelle Abb. 25.4

Beispiel:

Als Beispiel soll geprüft werden, ob und wenn ja, mit welcher Wahrscheinlichkeit, bei einer Gruppe von 7 gesunden, untrainierten Teilnehmerinnen 53 - 57 Jahre alt, Pulsfrequenz stets 120, durch eine Sauerstoffkur signifikante Verbesserungen der körperlichen Leistungsfähigkeit nachgewiesen werden können.

Eingangstest		Ausgangstest	
x_{1i}	Watt	x_{2i}	Watt
x_{11}	55	x_{21}	65
x_{12}	62	x_{22}	67
x_{13}	58	x_{23}	63
x_{14}	61	x_{24}	62
x_{15}	59	x_{25}	66
x_{16}	57	x_{26}	66
x_{17}	63	x_{27}	63

Abb. 25.1 Messwerte der Testpersonen

Die Messergebnisse vor der Sauerstoffkur (Prätest = Eingangstest = 1. Leistungsermittlung) werden mit den Messergebnissen nach der Sauerstoffkur (Posttest = Ausgangstest = 2. Leistungsermittlung) verglichen. Dabei sind die Werte des Eingangstestes für die einzelnen Personen x_{11}, x_{12}, ...,x_{1n} und die Werte des Ausgangstestes x_{21}, x_{22}, ..,x_{2n} in eine Tabelle entsprechend Abb. 25.1 einzutragen.

Die Berechnungen können von Hand oder über Windows Excel durchgeführt werden.

Berechnet werden zunächst die Quadrate der einzelnen Messwerte für den Eingangs- und Ausgangstest, danach werden die Differenzen zwischen den einzelnen Messwerten und deren Quadrate berechnet. Schließlich erfolgt die Berechnung der Summen für die 6 Spalten der Tabelle 25.4. Aus den Summen der 1. und der 3. Spalte ergeben sich nach Formel (6)

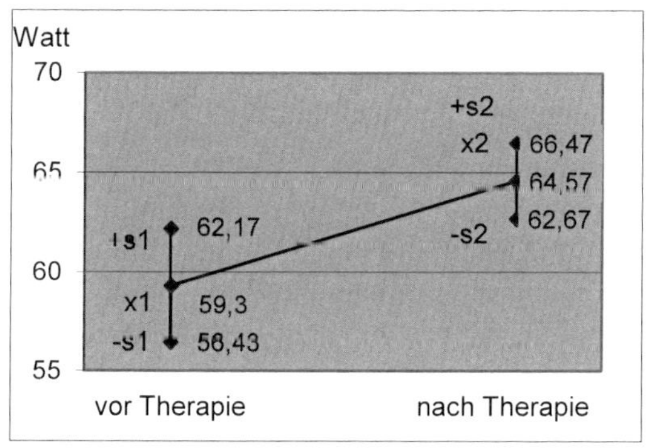

Abb. 25.2 Leistungssteigerung durch Sauerstofftherapie. Mittelwerte und Streuung, statistische hoch signifikant, mit Irrtumswahrscheinlichkeit von $p > 1$ %

die beiden Mittelwerte und aus der Formel (8) die Streuungen s_1 und s_2. Nach der Formel (7) berechnet man die Differenz der arithmetischen Mittelwerte d. Die Berechnung des t-Wertes nach Formel (10) ergibt den Wert 3,71. Da entsprechend (1) n=7 ist, wird der t- Wert mit der Zeile für n=7 der Tabelle Abb. 25.3 verglichen. Da der t- Wert mit 3,71 größer als der Tabellenwert von 3,00 ist, ist die Verbesserung der körperlichen Leistung mit p = 0,99 bzw. 99 % Wahrscheinlichkeit hoch signifikant. Werden die Mittelwerte x_1 und x_2 sowie die Streuungen s_1 und s_2 der Tabelle Abb. 25.4 entnommen und in einem Diagramm wie üblich dargestellt, so ergibt sich das Diagramm Abb. 25.2.

	Irrtumswahrscheinlichkeit p			
n	0,5%	1%	2,5%	5%
1	63,66	31,82	12,71	6,31
2	9,92	6,96	4,30	2,92
3	5,84	4,54	3,18	2,35
4	4,60	3,75	2,78	2,13
5	4,03	3,37	2,57	2,02
6	3,71	3,14	2,45	1,94
7	3,50	3,00	2,36	1,89
8	3,36	2,90	2,31	1,86
9	3,25	2,82	2,26	1,83
10	3,17	2,76	2,23	1,81
11	3,11	2,72	2,20	1,80
12	3,05	2,68	2,18	1,78
13	3,01	2,65	2,16	1,77
14	2,98	2,62	2,14	1,76
15	2,95	2,60	2,13	1,75
16	2,92	2,58	2,12	1,75
17	2,90	2,57	2,11	1,74
18	2,88	2,55	2,10	1,73
19	2,86	2,54	2,09	1,73
20	2,85	2,53	2,09	1,72
21	2,83	2,52	2,08	1,72
22	2,82	2,51	2,07	1,72
23	2,81	2,50	2,07	1,71
24	2,80	2,49	2,06	1,71
25	2,79	2,49	2,06	1,71
26	2,78	2,48	2,06	1,71
27	2,77	2,47	2,05	1,70
28	2,76	2,46	2,05	1,70
29	2,76	2,46	2,05	1,70
30	2,75	2,46	2,04	1,70
35	2,72	2,44	2,04	1,69
40	2,70	2,42	2,02	1,68
45	2,69	2,41	2,01	1,68
50	2,68	2,40	2,01	1,68
55	2,67	2,40	2,00	1,67
60	2,66	2,39	2,00	1,67
80	2,64	2,37	1,99	1,66
100	2,63	2,36	1,98	1,66
120	2,62	2,36	1,98	1,66
150	2,61	2,35	1,98	1,66
∞	2,58	2,33	1,96	1,64

Tabelle 25.3 Testwert t in Abhängigkeit von der Probandenzahl n bei verschiedenen Irrtumswahrscheinlichkeiten p

Eingangstest		Ausgangstest		Differenzen Eing.z.Ausg.	
x_{1i}	x_{1i}^2	x_{2i}	x_{2i}^2	di	di²
55	3025	65	4225	10	100
62	3844	67	4489	5	25
58	3364	63	3969	5	25
61	3721	62	3844	1	1
59	3481	66	4356	7	49
57	3249	66	4356	9	81
63	3969	63	3969	0	0
$\sum x_{1i}$	$\sum x_{1i}^2$	$\sum x_{2i}$	$\sum x_{2i}^2$	$\sum d_i$	$\sum d_i^2$
415	24653	452	29208	37	281
Summe 1	Summe 1 der Quadrate	Summe 2	Summe 2 der Quadrate	Summe der Differenzen	Summe der Quadrate d. Differenzen

$\bar{x}_1$	$\bar{x}_2$	$\bar{d} = \sum \frac{d_i}{n}$
59,3	64,57	5,29
arithmet. Mittelwert 1	arithmet. Mittelwert 2	Mittelwert d. Differenzen

s_1	s_2
2,87	1,90
Streuung 1	Streuung 2

n	s_d	t
7	3,77	3,71
Personen	Standard-weichung	Prüf größe

Abb. 25.4 Schema zur Ermittlung der arithmetischen Mittelwerte, der Standardabweichung und des t-Wertes zur Be stimmung der Signifikanz.

25.1 Berechnung der Statistik mit dem Computerprogramm Excel

Mit dem Computerprogramm Excel ist eine bequeme und sichere Berechnung des arithmetischen Mittelwertes und der Standardabweichung zur Erstellung eines Diagramms entsprechend Abb. 25.2 und der Ermittlung der Signifikanz p möglich.

Grundlage der Berechnung ist nach dem Start von Excel die Eingabe der Messwerte der zu prüfenden Gruppe vorher und nachher entsprechend Abb. 25.1 in die Excel Spalten.

Berechnung arithmetischer Mittelwert:
In der Symbolleiste f_x anklicken > Auswahl Statistik > Auswahl MITTELWERT > OK > Es erscheint Menü Mittelwert > Bei Zahl 1 Ikon rechts anklicken, es erscheint die Eingabetabelle > Werte der ersten Spalte markieren > OK > Es erscheint das Menü Mittelwert mit dem berechneten 1. Mittelwert. Vorgang für 2. Spalte wiederholen, 2. Mittelwert erscheint.

Berechnung Standardabweichung (Streuung):
In der Symbolleiste f_x anklicken > Auswahl Statistik > Auswahl STABW > OK > Es erscheint Menü STABW. Weiter verfahren wie bei MITTELWERT. Beide Werte für die Standardabweichung werden berechnet und erscheinen im Menü.

Berechnung p:
In der Symbolleiste f_x Anklicken > Auswahl Statistik > Auswahl TTEST > OK > Es erscheint Menü TTEST > Bei „Matrix 1“ Ikon rechts anklicken, es erscheint die Eingabetabelle > Werte der ersten Spalte markieren > OK > Es erscheint das Menü TTEST. Vorgang „ Matrix 2“ wiederholen. Bei „Seiten“ eine 2 eingeben für Zahl. Bei „Typ“ eine 1 eingeben für Zahl, da bei einer Gruppe die Mittelwerte vorher und nachher verglichen werden sollen (bei 2 verschiedenen Gruppen eine 2 eingeben). Es erscheint ein Ergebnis mit z. B. 0,01 d. h., dass mit 99%iger Sicherheit die Mittelwertunterschiede nicht rein zufällig zustande gekommen sind. Oder, dass mit 99 %iger Wahrscheinlichkeit die festgestellten Unterschiede auftreten. [28] Damit wird wissenschaftlich bewiesen, dass die Verbesserungen der entsprechenden Werte durch Sauerstofftherapien nicht zufällig zustande kommen.

26 Schlusswort

Es wurde nachgewiesen, dass Sauerstofftherapien positiv und lang anhaltend auf den gesamten Körper wirken und bei vielen Beschwerden, Krankheiten sowie zur Konditionierung erfolgreich sind.

Durch eine gesunde Lebensweise in Verbindung mit körperlicher und geistiger Betätigung kann die Wirkung von Sauerstofftherapien unterstützt werden.

Jeder Mensch kann somit dazu beitragen, bei guter Lebensqualität ein hohes Alter zu erreichen. Letztlich trägt jeder Mensch die Verantwortung für seine Gesundheit selbst.

Wünschen wir uns, dass die Sauerstofftherapien in vollem Umfang das werden, was ihnen aufgrund der nachgewiesenen Wirkungen und Erfolge zukommt und sie ein von den Kassen voll akzeptierter, unverzichtbarer Bestandteil der Medizin werden.

27 Grundlagen - Literatur

- Die Grundlagen der Sauerstoff-Mehrschritt-Therapie basieren auf Erkenntnissen, Informationen und Aufzeichnungen von Prof. Manfred von Ardenne (vorwiegend [2] und [5]).
- Die Grundlagen der IO_2Th basieren auf Erkenntnissen und Informationen von Dr. Ivan Engler (vorwiegend [3] [4]).

28 Literatur - Quellen

[1] Zschr. Altersforschung 39 (1984) 17 (Nr. 297): Standardwerte Trainingszustand Alters- u. Gewichtskorrigiert.

[2] M. von Ardenne: Sauerstoff-Mehrschritt-Therapie. Physiologische und technische Grundlagen. Georg Thieme Verlag Stuttgart 1987.

[3] Ivan Engler: Handbuch Ionisierter Sauerstoff - Ionisierter Sauerstoff Spurbuchverlag 2001 Baunach

[4] Karl Hecht: Richtiges Atmen mit der richtigen Luft. Spurbuchverlag Baunach, 2013

[5] M. von Ardenne: Wo hilft Sauerstoff-Mehrschritt-Therapie? Wissenschaftsverlag Mannheim/Wien/Zürich 1989

[6] M. von Ardenne, W. Klemm: Steigerung der geistigen Leistungsfähigkeit durch Sauerstoff- Mehrschritt- Therapie. Computergestützte Messungen der Informationsverarbeitungskapazität, des Kurzzeitgedächtnisses, der Intelligenz und weiterer Größen cerebraler Leistungsfähigkeit. Zschr. Altersforschung 44 (1989),37 (Nr.379)

[7] Dr. Volker Netz: Hypoxietest - Ein Handbuch für die Praxis. Sanatura Verlag 1992

[8] M. von Ardenne: Patienteninformationen

[9] Loeschke, H.H: Spielen für die Ruheatmung des Menschen vom O_2-Druck abhängige Erregungen der Chemoreceptoren eine Rolle? Pflügers Arch ges. Physiol. 257 (1953) 349

[10] Loeschke, H.H.: Respiratory chemosensitivity in the medulla oblongata. Acta neurobiol. exp 33 (1973) 478

[11] H. Loewe, J. Blasig, D. Moderson: Zur Bedeutung der Mikrozirkulation bei myokardialen Durchblutungsstörungen, Acta biol. med germ 39 (1980) 419.

[12] Heinz und Rut Bartels: Physiologie - Lehrbuch und Atlas, Urban und Schwarzenberg

[13] National Conference on Oxygen Therapy: Dr. Fulmer: American College of Chest Physicans, o11 Busse Highway, Park Ridge, Illinois 60068-2375 1984

[14] Gebrauchsinformationen Sauerstoff für medizinische Zwecke Air Liquide

[15] Paul Mohr: Sauerstofftherapien - Die gesunde Art Energie zu tanken. Dr. Werner Jopp Verlag Wiesbaden 1990

[16] Scheibe, Bringmann und Reinhold: Sportliches Training während der Kur Verlag Volk und Gesundheit, Berlin 1986

[17] Manfred von Ardenne: Das energetische Schicksal des Menschen und seine günstige Beeinflussung durch Sauerstoff-Mehrschritt-Therapie. Mitteilung aus dem Forschungsinstitut Manfred von Ardenne Nr. 380a 1986

[18] M. von Ardenne: W. Dauerstedt, E. Hagemoser und V. Netz: Erschließung körperlicher Leistungsreserven bei Freizeit- und Erholungssportlern durch Sauerstoff-Mehrschritt-Therapie und Training. Ergometrische Untersuchungen zur Wirkung des 15 min-O_2-Mehrschritt-Schnellprozesses. Dtsch. Zeitschr. Sportmed. 12 (1989).

[19] Warum kennen Tiere keinen Herzinfarkt, Dr. med. Matthias Rath ISBN 90- 76332-01-0 MR Verlag 1999

[20] Gesundheit ist machbar, Dr. Mathias Rath, ISBN 90-76332-04-5 MR Verlag 1999

[21] Fortschritte der Zellular Medizin, Dr. Rath, Postbus 856, NL 7600 AK Almelo MR Verlag 1999

[22] Manfred von Ardenne: Theoretische und experimentelle Grundlagen der Krebs-Mehrschritt-Therapie, 2. Aufl. (Konzept der O_2-Mehrschritt-Therapie). VEB Volk und Gesundheit, Berlin 1970/71

[23] Manfred von Ardenne: Permanente Wiederanhebung von im höherem Lebensalter abgesunkenem arteriellen pO_2. Vortrag ZIMET, AdW Jena 25.04.1977. Techn. Med. 7 (1977) 97

[24] Balogh, T: Prüfung des Effektes von Luftionen mittels Blutgasanalyse in postoperastiven Perioden. Veranst. Staatl. Inst. Rheumatol. Physiother. Budapest 17.04.1975

[25] Lehrheft Angewandte Statistik im Sport DHFK Leipzig 1988

[26] Tafel statistische Prüfverfahren M.Mielhe DHFK 1986

[27] Einführung in die Physiologie des Menschen Schmid, R.F.,Thews. Springer Berlin 1976

[28] E. Scherfer: was bedeutet Signifikanz und was drückt ein p – Wert aus. Zeitschrift für Physiotherapeuten 55 (2003) 4

[29] Sanatorium Dr. med. S.H. Wolf, Bad Wildungen

[30] Ivan Engler Tonus des vegetativen Nervensystems: Sein Bedeutung und Messung OM Ernährung 2007/120

[31] Einfluss der Sauerstoff-Mehrschritt-Therapie (SMT) Nach M.v. Ardenne auf individuell und arbeitsbedingt erniedrigte Adaptionsleistungen im Lärmempfindlichkeits- und Nyktometertest. Gekürzt aus:J. Axmann Arbeitshygieneinspektion des Rates des Kreises Hoyerswerda und W. Klemm Forschungsinstitut M. v. Ardenne Dresden.

[32] Prof. Dr. Wolf Kafka Internationaler Ärztekongress 2000 Bad Windsheim

[33] Dr. Ursula Schornstein, Praxis für Naturheilweisen & Gesprächstherapie 83410 Laufen

[34] Gabriele Hard - Naturheilkundliche Arztpraxis Dresden

[35] MedizInfo® Jürgen Wehner D-24939 Flensburg

[36] National Health Survy

[37] M. von Ardenne: Gesundheit durch Sauerstoff-Mehrschritt-Therapie. Nymphenburger Verlagshandlung, München 1985.

[38] G. Thews, P. Vaupel: Grundriss der vegetativen Physiologie. Springer Verlag Heidelberg 1981

[39] M. von Ardenne, W. Klemm: Messungen über die anhaltende Steigerung der Ruhe O_2-Aufnahme, der CO_2-Abgabe, des Atemzeitvolumens und der Leistungsreserven nach Sauerstoff-Mehrschritt-Therapien

[40] P.G. Loew, G. Thews: Die Altersabhängigkeit des arteriellen Sauerstoffdruckes bei der berufstätigen Bevölkerung. Klin Wochenschrift 40 (1962) , 1093

[41] M. von Ardenne: Stimulation der Abwehr von Krankheiten und Senkung ihrer Gefährlichkeit im hohem Alter als konkrete Wege zur Näherung an das Grenzalter des menschlichen Organismus. Ärztezeitschrift f. Naturheilverfahren 27 (1986) 757 (Nr. 324).

[42] Mithoefer J.C., F.D. Holford, J.F.H.Keighley; The effect of oxygen administration of mixed venous oxygenation in chronic obstructive pulmonary disease. Chest 66 81974) 122

[43) Schmidt R.F., Thews: Einführung in die Physiologie des Menschen. Springer, Berlin 1976

[44] Reusch, J.: Sauerstofftherapie in der Überdruckkammer. Ärztl. Praxis 20 (1968) 5203

[45] Lazlo Fodor: Praxis der Sauerstofftherapie Hippokrates Ver lag Stuttgart 1994

29 Glossar

Adenosin-triphosphat ATP	wichtigster Energiespeicher und Energieüberträger im lebenden Organismus
Aktivvariante	Sauerstofftherapie mit körperlicher Belastung
Alveolarepithel	die die Lungenbläschen auskleidende einschichtig Zellschich (Epithel).
Alveolen	dünnwandige Lungenbläschen, durch deren Wände der Gasaustausch zwischen der Atemluft und dem Lungenblut stattfindet
Anamnese	Vorgeschichte, einschließlich früheren Erkrankungen nach Angaben des Patienten
Angina pectoris	Verengung der Herzkranzgefäße mit Schmerzen in der Herzgegend mit Beklemmungs- und Angstgefühl
Angiologie	Lehre von den Blutgefäßen und ihren Krankheiten
Apoplexie	Schlaganfall
Applikation	Verabreichung, Anwendung von Medikamenten und Therapien
Arterien	Schlagadern, die das mit Sauerstoff angereicherte Blut vom Herzen zu Organen und Geweben führen
ATP	Abkürzung für Adenosintriphosphat
Defibrillator	Gerät zur Wiederbelebung bei Herzstillstand oder Herzkammerflimmern
Endothel	Zellen, welche die Kapillarwände auskleiden
Epithel	papillenreiche Zellschicht (Papillen: warzennartige Erhebungen)
Ergometer	Gerät zur Ermittlung der körperlichen Leistungsfähigkeit, z.B. Fahrradergometer (Heimtrainer mit exakter Wattanzeige)
Exspiration	Ausatmung
fakultativ	freiwillig, nach Belieben
FEF = Peak-Flow:	stärkster ausgestoßener Luftstrom (Atemfluss) zu Beginn einer starken Ausatmung in l/min (max. 600l/min.)
FEV_1 = Atemstoß	Nach maximaler Einatmung maximales Ausatmungsvolumen in Litern in der ersten Sekunde

Globuline	wichtige Eiweißkörper im menschlichen Organismus
Hyperbar	unter erhöhtem Druck (Druckkammer)
Hypertonie	Bluthochdruck
Hypotonie	erniedrigter Blutdruck
Hypoxämie	Verminderung des Sauerstoffes im Blut infolge Beeinträchtigung der Atmung oder als Folge von Kreislaufstörungen
Indikation	Anwendung bestimmter Heilmethoden oder Medikamente, Heilanzeige
Insuffizienz	Unvermögen, ungenügende Leistung, z. B. eines Organs
IO_2Th	Sauerstoff-Inhalations-Therapie mit ionisiertem Sauerstoff
Kapillare	„Haargefäß", kleinstes Blutgefäß
Kontraindikation	Gegenanzeige, Umstand der die Anwendung eines Medikamentes oder einer Heilmethode verbietet.
Lichtemitterdiode	wandelt elektrische Energie in Licht um
Mitochondrien	Als „Kraftwerke der Zelle" bezeichnet. Orte der Kohlenhydrat- und Lipidoxydation zu CO_2 und H_2O unter O_2-Verbrauch in der Zelle.
ML	mechanische Leistungsreserve: maximale Leistung einer Person in Watt, die von ihr für die Dauer von 2 Minuten erbracht werden kann.
Mol	soviel Gramm einer chemischen Verbindung, wie deren Molekulargewicht angibt
Normalperson	Person mit 70 kg Gewicht (Masse)
normobar	unter normalem Umgebungsluftdruck
Passivvariante	Sauerstofftherapie ohne körperliche Belastung
Phagozyten	Weiße Blutzellen: Frei bewegliche oder festsitzende Fresszellen in der Blutflüssigkeit oder in dem Gewebe, die Fremdstoffe unschädlich machen
Phagozytose	die durch Phagozyten bewirkte Auflösung und Unschädlichmachung von Fremdstoffen im Organismus
Physiologie	Lehre von den Grundlagen des allgemeinen Lebensgeschehens, besonders von den nor-

	malen, nicht krankhaften Funktionen des menschlichen Organismus.
pO_2	Partial- oder Teildruck des Sauerstoffes. In Gasgemischen üben einzelne Gase einen ihrem prozentualen Anteil entsprechenden Druck, den Partialdruck aus.
ppm	Parts per million (Teile pro einer Million)
Probanden	Testpersonen
Prozess	eine einzelne Sauerstoffbehandlung bzw. eine einzelne Sauerstofftherapiedurchführung innerhalb einer aus mehreren Behandlungen bestehenden Sauerstofftherapie
PWC- Test	Test, Messung der PWC (**P**hysical **W**orking **C**apacity), des physischen Leistungsvermögens einer Person bei einer bestimmten Pulsfrequenz PWC_{120} bedeutet PWC- Test bei Puls 120.
Responder	Proband oder Patient, bei dem die Therapie oder das Medikament wirkt (anspricht)
RR	RR steht für den Namen **R**iva-**R**occi, den Entdecker des Blutdruck-Messverfahrens mit Manschette
SMK	Sauerstoff-Komplex-Therapie
SMT	Sauerstoff-Mehrschritt-Therapie
Sympathikotonie	erhöhte Erregbarkeit des sympathischen Nervensystems
toxisch	giftig
Vagotonie	verminderte Erregbarkeit des sympathischen Nervensystems
Vagotoniker	Person mit verminderter Erregbarkeit des sympathischen Nervensystems
Vasodilatation	Erweiterung von Blutgefäßen infolge der Erschlaffung der glatten Gefäßmuskulatur unter dem Einfluss des vegetativen Nervensystems
Venen	große Blutgefäße die das sauerstoffarme Blut von den Organen und Geweben zum Herzen führen
WHO	Welt- Gesundheits- Organisation (WHO: **W**orld **H**ealth **O**rganization)
Ziliaren	Wimpern

30 Stichwortverzeichnis

G

H

I

K

L

M

N

O

P

R

S

T

U

V

W

Z